针余漫记

于致顺六十年头针经验

审　定　于致顺

主　编　孙忠人

副主编　吴建丽　袁　珍

编　委　杨添淞　刘凌宇　仇立波

　　　　王德龙　李超然

全国百佳图书出版单位

中国中医药出版社

·北京·

图书在版编目（CIP）数据

针余漫记：于致顺六十年头针经验／孙忠人主编．——
北京：中国中医药出版社，2023.3
ISBN 978 – 7 – 5132 – 6029 – 9

Ⅰ．①针…　Ⅱ．①孙…　Ⅲ．①针灸疗法–中医临床–
经验–中国–现代　Ⅳ．①R246

中国版本图书馆 CIP 数据核字（2019）第 293805 号

中国中医药出版社出版

北京经济技术开发区科创十三街 31 号院二区 8 号楼
邮政编码　100176
传真　010 – 64405721
廊坊市佳艺印务有限公司印刷
各地新华书店经销

开本 710×1000　1/16　印张 24.75　字数 429 千字
2023 年 3 月第 1 版　2023 年 3 月第 1 次印刷
书号　ISBN 978 – 7 – 5132 – 6029 – 9

定价　86.00 元
网址　www.cptcm.com

服 务 热 线　010 – 64405510
购 书 热 线　010 – 89535836
维 权 打 假　010 – 64405753

微信服务号　zgzyycbs
微商城网址　https://kdt.im/LIdUGr
官 方 微 博　http://e.weibo.com/cptcm
天猫旗舰店网址　https://zgzyycbs.tmall.com

如有印装质量问题请与本社出版部联系（010 – 64405510）

于致顺教授简介

于致顺（1931—），男，汉族，中共党员，教授，博士研究生导师。我国现代著名针灸学家，黑龙江中医药大学针灸系、针灸学科创始人，全国第一批国务院政府特殊津贴获得者，全国第一、二、三、四、五批老中医药专家学术经验继承工作指导老师。

于致顺教授于 1947 年（16 岁）考入大连第二中学主修西医学课程，从此开始踏上学医之路。1949 年被分配在关东医院（现大连医院附属医院）内科实习。1950 年以优异成绩被分配到原松江省富锦县战勤医院工作。1952 年，在工作期间，他发现西医治疗许多疾病的效果并不好，而针灸能很快解除患者的病痛，由此对中医产生了浓厚的兴趣。1956 ~ 1958 年在天津中医研究班第一届西学中班学习。1959 年开始在黑龙江中医学院（现黑龙江中医药大学）工作。1968 年下农村巡回医疗，1969 年到兴隆镇分院工作，1973 年调回到黑龙江中医学院工作至离休。1981 年获聘为针灸学硕士研究生导师，1987 年获聘为针灸学博士研究生导师。他曾历任黑龙江中医学院针灸系副主任、主任，黑龙江中医学院附属第二医院副院长，兼任国务院学位委员会学科评议组（中医学科）成员，中国针灸学会理事、针法灸法分会常务理事，黑龙江省学位委员会委员，黑龙江省针灸学会副会长。离休后返聘为学校督导员，继续为针灸教学、科研服务。

于致顺教授自 1973 年回到黑龙江中医学院工作以来，一直从事针灸临床、教学和科研工作。他博览群书，严谨治学，精通针灸基本理论和操作技术，临床经验丰富，对神经内科疾病，特别是针灸治疗中风偏瘫、排尿障碍、头昏、头痛、过敏性哮喘、颈椎病以及眼、耳等五官科疾病都有深入的研究。于致顺教授从事头针治疗中风病多年，不断进行大胆探索研究，提出"针场"学说，形成了于氏头穴七区划分法的头针治疗新理论，创立了头穴丛刺法、透刺、长留针的头针新技术，提出了头穴疗法等治疗急性中风病的新理念，并创造性研制出电锟针帽、电锟针、头穴脉冲磁针、头穴分区电锟丛针及电锟针灸罐等新针具，填补了头针器械的空白，推动了针具的变革，丰富了针具的种类。在针刺技术研究领域，于致顺教授总结各家经验，出版的《针灸配方概论》一书不但作为本院教材，也用于国外进修学生研习，受到了临床医生及同行的广泛认可。

于致顺教授先后主持国家级课题5项、省级课题12项，获黑龙江省科技进步二等奖1项、中国针灸学会科技进步三等奖两项、黑龙江省教学成果奖1项、实用新型专利4项，出版专著11部（离休前4部，离休后7部），参编国家规划教材4部，发表学术论文100余篇，培养博士研究生12名，硕士研究生13名。

于　序

　　邓小平同志说："发展才是硬道理。""实践是检验真理的唯一标准。"胡锦涛同志提出科学发展观，毛泽东同志更强调"实事求是"。任何一门科学与事物都应该发展，中医是科学，中医也要发展。中医如何发展，既要通过实践，也要改革、要创新。不同岗位的人，应在不同岗位发挥其相应的作用。我在针灸岗位上从事临床、教学和科研工作近60年，积累了一定的经验。虽然现在已经离休，但我仍然愿意为实现"将祖国建设成具有中国特色社会主义强国"的"中国梦"做点力所能及的事情。

　　首先是在教学方面。我从教已50余年，我认为改革是当前教学工作的重要任务之一。在中医基础理论教学中可以推广"对比教学法"。此法是通过对知识的归纳、分类，对比出概念与含义间的区别和联系，帮助学生发现规律，从而增强记忆，提高学习效率。中医基础理论的特点是"辨证论治"，采用"对比教学法"符合教学和学习规律，临床也可尝试使用"对比教学法"，我的《中医临床辨证论治丛书》就是以此为指导进行编写的。活到老，学到老，学习是永无止境的事。我在当督导员的10年时间里，再次系统学习了中医临床各科基础知识，我以"对比教学法"为指导，编写了《中医临床辨证论治丛书》，包括《肝胆病辨证》《六淫病辨证》《脾胃病辨证》《心肺肾病辨证》《气血津液病辨证》5本，将来打算继续编写《中医内科病辨证论治》《中医妇科病辨证论治》《中医儿科病辨证》《中医外科病辨证》《中医五官科病辨证》等，为"对比教学法"的应用做准备。当然，这只是我的一种想法。

　　其次在医疗方面。我梦想使广大人民群众都可以方便、经济、安全无损伤地使用针、灸、罐来防治疾病。常言道：扎针、拔罐，病不好也去一半。世界卫生组织也曾计划普及针灸，让世界人民更好地防治疾病，故在中国成立了"国际针灸培训中心"，并开办了多期培训班。2010年，中医针灸已经被列为"世界非物质文化遗产"，但是要推广应用针灸技术走进家庭，进行保健仍面临一些瓶颈，主要是没有较为方便的工具和方法。基于这个想法，我们经多年研究认为，用电锃针有助于解决这一难题。现在这项工作已经有了一些基础，也进行了电锃针系列临床研究，获得了电锃针、电锃头针、电锃针罐等实用专利，正在积极进行下一步研究。希望今后可以将这些工具推广应用，推广到全国乃至全世界，帮助人们尤其是贫苦百姓解除疾病的痛苦。

我已至耄耋之年，是一位将近60年党龄的老党员，虽然已经离休，但我认为仍然可以为党、为国家干点力所能及的工作（老有所为），希望用我的余热对学校的教育教学、临床医疗、科学研究、著书立说等做点工作，也愿为中医药事业贡献一点微薄之力。

于致顺
2022年10月

编 写 说 明

本书为于致顺教授60余年教学、临床及科研经验和成果的总结。于致顺教授以中医针灸基本理论为指导，将西医神经系统解剖学——大脑功能定位理论引入头针治疗中风病的研究，基于头部腧穴相互间的作用，研究透经、透穴到一经带多经、一穴带多穴的整合作用，创造性地提出了头穴七区划分法、"针场学说"新理论，形成了头穴丛刺、长留针针法的新技术，改变了头穴重复针刺的弊端，增强了针刺效应，减少了患者的痛苦，开创了头针治疗的新局面。他还提出头穴透刺治疗急性中风病的新理念，实现了中风急性期"禁针"到"可针"的突破，完成了针灸治疗中风病从"后遗症期"到"急性期"的飞跃。同时，他创造性研制出电锃针帽、电锃针、头穴脉冲磁针、头穴分区电锃丛针、电锃针灸罐等新型针具，获得国家实用新型专利4项，填补了头针治病器具缺乏的空白。

本书系统整理了于致顺教授提出的针灸穴位配方规律，特别是对时间配穴法的研究成果，旨在为实验教学和临床实践提供参考。于致顺教授为中医针灸学事业的进步和发展做出了突出贡献，是黑龙江省针灸学科的开创者和推动人。

本书共三篇十三章。上篇于致顺头针疗法，共七章。第一章介绍头穴的古代应用、现代头针流派及其发展；第二章介绍脑部的神经解剖、血液供应与传导通路；第三章介绍头部的经络和腧穴；第四至第六章介绍于氏头针治疗中风病的相关研究及头针治病的针场假说的理论；第七章介绍于氏头穴的分区、治疗方法及临床应用。中篇针灸配穴与处方，共四章。第八章介绍针灸配穴的原则和常用的配穴方法；第九章介绍特定穴的应用；第十章介绍子午流注、灵龟八法及飞腾八法等时间针法；第十一章介绍常用基础配穴处方的释义和应用。下篇临证医案与医话杂谈，共两章。第十二章典型医案，以使读者对某一疾病的针灸治疗有清晰的了解；第十三章介绍于致顺教授的读书体会、临床实践心得和针灸科研思路等。后附于致顺教授大事记。全书较为系统地总结了于致顺教授 60 余年的临床和科研经验，介绍了他对针灸学存在的问题及未来发展的个人见解。书中所列医案多为于致顺教授在临床中治疗而有效的真实案例，可供中医药院校广大师生、针灸临床医师及针灸爱好者参考。

本书由黑龙江中医药大学针灸学科骨干联合编写，孙忠人负责策划和统稿，于致顺教授亲自审定。上篇第一章至第五章由吴建丽编写，第六章、第七章和第九章由袁珍编写；第八章由杨添淞编写，第十章由仇立波编写，第十一章由王德龙编写，第十二章由李超然编写，第十三章和于致顺教授大事记由刘凌宇编写。本书编写得到梁吉、祁美慧硕士的大力支持与帮助，在此表示感谢。

《针余漫记——于致顺六十年头针经验》编委会

2022 年 10 月

目　　录

中篇　针灸配穴与处方

第八章　针灸配穴规律 ························ 175

下篇　临证医案与医话杂谈

于志顺大事记

上篇
于致顺头针疗法

第一章　头针概况

头针疗法是指利用针刺方法刺激脑皮层（包括大脑、小脑、脑干），在头皮上相应投影区的腧穴或治疗区，以治疗和预防脑源性疾病为主的一种方法，简称头针，又称头皮针疗法。头针疗法是以中医传统针灸学脏腑经络腧穴理论为基础，同时又结合了现代神经解剖学的大脑皮质功能定位在头皮的投影理论、神经生理学及生物全息论的相关理论形成而发展起来的，是中西医学理论相结合的产物。

第一节　古代头穴应用

头针疗法的提出和发展仅有几十年的历史，但应用头部腧穴治病已有几千年的历史。《史记》记载：先秦时期名医扁鹊（又名秦越人）在给虢太子治疗尸厥时，让弟子外取三阳五会（即现在百会穴）而使太子复苏，又令其弟子子豹用药物熨两胁下，而见太子坐起。这表明，早在先秦时期头穴就已被应用于临床。除史书记载外，我国古代医学典籍中也有许多关于头穴治疗疾病的记载。

战国时期，《黄帝内经》一书系统地论述了经络腧穴理论、针灸技术和临床治病的方法。该书中就有利用头部腧穴治疗疾病的记载。如《素问·骨空论》云"风从外入，令人振寒、汗出、头痛身重、恶寒，治在风府"，介绍了风府穴可用于治疗外感头痛。《灵枢·热病》载："偏枯，身偏不用而痛，言不变，志不乱，病在分腠之间，巨针取之，益其不足，损其有余，乃可复也。"其阐述了针刺治疗中风病的基本原则，当邪气尚浅，患者语言流利、神志清楚时，采用针刺方法能补其不足，泻其有余，从而使疾病向愈。《灵枢·厥病》云"厥头痛，项先痛……先取天柱，后取足太阳"，说明天柱穴可以用于治疗头痛、项痛。《灵枢·五乱》曰"气乱于头，则为厥逆，头重眩仆……气在于头者，取之天柱、大杼"，说明头部的腧穴能够治疗邪气乱于头所引起的厥逆、眩仆、神昏等。汉代道教典籍《太平经》载，"灸刺者，所以调安三百六十脉，通阴阳之气而除害者……外出周旋身上，总于头顶，内系于脏"，指出了采用头穴治疗内在脏腑疾病的方法。

晋代皇甫谧的《针灸甲乙经》采用头部腧穴治疗疾病的记载更多。据不完全统计，有五十余处，加上配合躯体腧穴就更多了，治疗范围也比较广泛，可治疗头面五官疾病，如"青盲，远视不明，承光主之"；"上齿龋肿，目窗主之"；"耳鸣，百会主之"；"咽肿难言，天柱主之"等。头穴还可治疗精神及神经系统疾病，如"癫疾呕沫，神庭、兑端及承浆主之"；"癫疾，大瘦，脑空主之"；"项直不可顾，暴挛足不任身，痛欲折，天柱主之"；"脊强、反折、瘛疭、癫疾、头重，五处主之"。头穴亦可治疗全身性疾病，如"头痛身热、鼻塞喘息不利，烦满汗不出，曲差主之"；"热病汗不出，而呕苦，百会主之"；"小便赤黄，完骨主之"；"寒热骨病，玉枕主之"。此外，头穴尚可治疗肢体及外科病，如"足不仁，刺风府"；"痈疽，窍阴主之"。这些记载均对后世医家认识和发展头部腧穴治疗癫痫、咽喉病、耳聋耳鸣、项部强直、足部麻木等疾病提供了理论依据。

唐代孙思邈所著的《备急千金要方》中记载，"治大风，灸百会七百壮"；"治……半身不遂，失音不语者，灸百会，次灸本神……风府"；"治久风、卒风、缓急诸风，卒发动不自觉知……或半身不遂，即灸神庭一穴七壮"；"曲鬓、冲阳主齿龋"；"脑户、通天、脑空主头重痛"；"风池、脑户、玉枕、风池、上星主目痛不能视"，说明在唐代，艾灸头部腧穴可治疗中风后的言语不利、半身不遂之症，还有一部分头部腧穴可治疗头痛、目痛等疾患。王焘的《外台秘要》认为，"浮白……主足缓不收，痿不能行，不能言"，指出浮白穴可用于治疗言语不利、四肢痿弱不能行走。

宋代王唯一的《铜人腧穴针灸图经》（以下简称《铜人》）曰："百会，治小儿脱肛久不瘥、风痫、中风、角弓反张……"提示百会穴的功能主治还可以用于治疗小儿脱肛、惊风等经气逆乱疾病；又云："天柱，治足不任身体，肩背痛欲折。"该条文提及了中风病的治疗。头穴既可以治疗偏瘫日久、耗伤精血导致的肌肤消瘦、痿软不能行走，又可治疗偏瘫患者下肢瘫痪，行走艰难，上肢筋骨拘急、屈伸不利等。此外，书中还记载有头临泣可治疗卒中风不识人、目眩鼻塞、目生白翳、多泪；曲差可治疗心中烦满；承光可治疗呕吐、心烦等。《圣济总录》明确指出："诸风发动……半身不遂，或口噤不言，涎唾自出……灸神庭一处七壮……次灸曲差二处，次灸上关二处……次灸囟会一处，次灸百会穴一处……"详细阐述了采用艾灸头部腧穴治疗中风半身不遂、口角流涎的处方和灸法，为后世采用灸法治疗中风病提供了依据。

明代高武的《针灸聚英》记载，"头维穴主……偏风，视物不明"；"风府穴主头痛、项强、不得回顾，偏风半身不遂"，说明头维和风府穴可以用于治疗中风后的视力减退、半身活动不利。杨继洲在《针灸大成·卷九》中记载，"正头大痛（指全头痛）及脑顶痛，百会、合谷、上星……""本神，治……呕吐涎沫偏风"，说明头穴可以用于治疗头痛、中风病；又云"或针风，先向风府、百会中"等，说明头穴能够治疗全身疾病。《普济方》云"忽中风言语謇涩、半身不遂……风在左灸右，在右灸左，耳前发际……神效"，说明艾灸曲鬓穴可治疗中风言语不利、半身不遂。《席弘赋》曰："风府风池寻得到，伤寒百病一时消。"可见，风池和风府穴不但可以治疗感冒头痛等外感疾病，还能治疗全身性疾病。

"头者，精明之府。"头为诸阳之会，手足六阳经的循行路线均经过头部。手足阳明经分布于前额和面部，足阳明胃经"起于鼻，交頞中，旁约太阳之脉，下循鼻外……上耳前，过客主人，循发际、至额颅……"手足少阳经分布于头侧部，手少阳三焦经"……其支者，从耳后入耳中，出走耳前，过客主人，前交頞，至目锐眦。"足少阳胆经"起于目锐眦，上抵头角，下耳后，循颈行手少阳之前……"手足太阳经分布于头颊、头颈部，足太阳膀胱经"起于目内眦，上额、交颠；其支者，从颠至耳上角，其直者，从颠入络脑，还出别下项……"督脉"上至风府，入于脑，上颠，循额，至鼻柱"。六阴经中的少阴经和厥阴经也直接循行于头面部，尤其是足厥阴肝经在"循喉咙之后，上入颃颡，连目系，上出额，与督脉会与颠，其支者，从目系下颊里，环唇内……"除手少阴经与足厥阴经脉直接上行头面外，所有阴经的经别合入相表里的阳经之后均循行于头面部。因此，根据表里关系、同名经脉相通、经脉所过及主治规律等理论，人体的经气通过经脉、经别等联系集中于头面部，头部是经气汇集的重要部位，通过刺激头部腧穴可以治疗全身各种疾病。

在古代，采用头穴治疗疾病已成为临床常用的外治方法，古代医家已认识到头部腧穴治疗头面五官部疾病、神志病及寒热病的重要性，但随着时代的变迁和历史条件所限，至20世纪60年代前，头部腧穴的临床治疗没有更大的发展。近百年来，虽有采用头穴治病的报道，但多是配合肢体腧穴治病的医案，很少见到专用头穴治疗疾病的医案。如1927年创办的《针灸杂志》中有用百会、风府、神庭、上星、风池、率谷等穴配合躯体腧穴治疗疾病的报道，但专用头部腧穴治疗的病例十分罕见。当时认为头穴属于全身腧穴的一部分，头针疗法尚未形成独立的治疗体系。

第二节　现代头针流派

20 世纪 50 年代，针灸学得到快速发展。随着耳针疗法的兴起，耳郭形状像倒胎儿理论的提出为头针疗法的发展带来了启示。许多针灸学专家根据大脑皮质在头皮投射的特殊理论，开始研究头皮区与全身各部分的对应关系，如黄学龙先生 1953 年在《针灸新疗法与生理作用》中介绍了人体头部与大脑皮质的关系，并经过大量的临床实践和科学验证，逐渐形成了具有微刺头皮局部治疗全身疾病的头皮针治病设想。1958 年，日本的代田文志先生在《上海中医杂志》发表了一篇针刺百会、前顶穴治疗足底部疼痛的文章，遗憾的是，对头穴的重视和应用并未带来更大的促进作用。在针灸典籍、中医药院校教材以及各类杂志中，专门采用头部腧穴治疗的病例极为罕见。

头穴治疗疾病是选用脑的体表及其邻近的腧穴或治疗区，治疗和预防疾病的一种方法。因为它能调节脑的神经功能，所以以治疗脑源性疾病为主。虽然利用头穴治病古已有之，但大多与肢体腧穴同时应用，属于全身腧穴的一部分，直到 1971 年由山西的焦顺发先生所著的《头针疗法》出版后，头针疗法才被作为一个独立系统提出。焦顺发先生的《头针疗法》一书问世后，不到 5 年时间，焦氏头针就被推广到全国 20 多个省市，且适应证不断扩大，在治疗神经科、内科、眼科、妇科及传染病方面均取得了很好的效果。到 1989 年，十几年间，焦氏头针深受国内外医学界的重视。据不完全统计，其治疗病种可达 50 余种，有效率为 69% ~ 97%，基本痊愈达到 24% ~ 30%，公开发表的相关论文也有 400 余篇。与此同时，陕西方云鹏的"兰田头针"（后被称为"陕西头皮针"或"方氏头针"）、上海汤颂延的"汤氏头针"、陕西的"朱氏颅针"也相继问世。此后，全国各地相继出现了头针治病的报道，对头针的研究范围及深度也逐渐展开。

从 1973 年开始，于致顺团队开始采用头部腧穴，如前顶透健肢侧悬颅、百会透健肢侧曲鬓治疗脑血管病后偏瘫，并用 100 例患者的临床实践观察证实了头部腧穴治疗偏瘫的有效率可达 95%。在 1974 年，于致顺教授根据古人的记载及临床体会，提出了"头部透穴治疗脑血管病后偏身瘫痪"的观点。在此之后，他进行了系统的探索研究。他根据十四经穴可治疗十四经及五脏六腑疾病，以及十四经循行均可通达头部的理论，采用头部透经、透穴、一穴透多经、一穴带多穴的针刺方法开展了头针治疗中风病的研究，结果发现，头针不但可以治疗对侧偏瘫，亦可以治疗同侧偏瘫。

　　1979 年，北京中医研究院（现中国中医科学院）针灸研究所神经生理二室采用针刺百会、正营、悬颅治疗偏瘫患者收到了满意疗效，并发现针刺头部腧穴可促使患者微血管扩张，外周阻力减少，血流量增加，从而恢复肢体功能。1980 年，张育西选择针刺"优选区"治疗 16 种疾病共 106 例患者，结果有效率达到 96%，且提出运动区的特异性至少不只限于大脑前回投影区的理论。与此同时，山西焦顺发先生通过针刺生殖区上 3cm 处治疗尿崩症也提出了不同的观点。1981 年，高氏针刺上星、百会、五处、承光、通天、络却等穴治疗偏瘫 100 例，有效率达到 90% 以上。1983 年，在中国针灸学会主持下，全国知名针灸专家共同拟定了《中国头皮针施术部位方法标准化方案》，并于 1984 年在日本东京召开的世界卫生组织西太区会议上正式通过。1985 年，中医研究院针灸研究所与北京针灸学会在北京联合举办了"头皮针学习班"，详细介绍了头皮针的有关内容，把头针归于中医理论范畴。1988 年 1 月，"中国针灸学会腧穴研究会头穴研究组成立暨学术交流会议"在哈尔滨召开，从此头穴就有了自己的组织。这次大会在深入研究头穴治疗疾病的特点、主治范围和应用手法的基础上，扩大了头穴治疗疾病的适应范围，从会议收录的论文中可以看出，头穴能够治疗内、外、妇、儿、骨伤、神经内科、眼科及精神疾病等 40 余种病证，尤其是治疗急性病、脑出血、癫痫的最佳时机探讨，受到了代表们的一致好评。这次会议标志着对头穴的研究达到了一个新的高度。

　　根据使用头穴的实践经验和治病的角度不同，针灸学家们分别提出了自己的见解，确定了各自的头部穴区和功能主治，故而形成了诸多头针流派，根据问世的时间不同，现代头针流派主要有山西的焦顺发头针、陕西的方云鹏头针、上海的汤颂延头针、上海的林学俭头针、陕西的朱龙玉颅针、广州的刘炳权八卦头针、北京的朱明清头针等，其中应用最广、影响最大的是焦顺发先生所创立的"焦氏头针"。

一、焦顺发头针

　　20 世纪 70 年代初，山西运城的焦顺发先生根据大脑皮层在相应的头皮的投影理论，推测针刺相应的头皮可以调节其下的大脑皮层功能。他依据头颅的体表标志，设立前后正中线和眉枕线两条标准定位线，同时结合大脑皮层功能定位在头部皮上的投影部位来划分治疗区，根据皮层功能的投影部位确定和命名了 14 个刺激区。如运动区相当于中央前回部位的头皮，主治运动功能障碍；感觉区相当于中央后回部位的头皮，主治感觉功能障碍，此外还有舞蹈震颤控制区、血管舒缩区等。焦氏头针最初主要用于脑血管意外、脑外伤等疾病。在针刺方法上他还提出了进针快、捻针快和起针快的"三快针刺术"理论。1971年焦顺发出版了《头针疗法》一书。该书的出版标志着头针疗法从传统针灸学体系中分离出来，作为一个独立的针灸治疗体系，而且在治疗脑源性疾病方面取得了显著效果。1982年，焦顺发先生的头针理论惊动了全世界，获得了世界卫生组织的高度认可，焦氏头针开始在全世界推广应用。1984年，国家专项拨款为焦顺发先生在运城建立了全国第1个头针研究所，用以接收国内外的学员学习"头针"技术。

（一）刺激区的部位和主治

要准确掌握刺激区的定位，需首先确定两条标定线：前后正中线和眉枕线（图1-1）。前后正中线是从两眉之间至枕外隆凸下缘的头部正中线。眉枕线是从眉上缘中点至枕外隆凸尖端的头侧面连线。

1. 运动区

【部位】上点：在前后正中线中点向后移0.5cm处。下点：在眉枕线与鬓角发际前缘相交处。上下两点连线即为运动区（图1-2）。运动区又分上、中、下三部分，其中上1/5是下肢、躯干运动区；中2/5是上肢运动区；下2/5是头面运动区，也称言语一区。

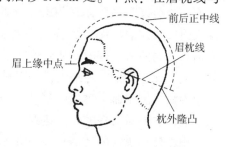

图1-1 焦氏头针标定线

【主治】运动区上1/5治疗对侧下肢及躯干瘫痪；运动区中2/5治疗对侧上肢瘫痪；运动区下2/5治疗对侧中枢性面神经瘫痪、运动性失语、流涎、发音障碍等。

2. 感觉区

【部位】在运动区向后移动1.5cm的平行线上，感觉区分上、中、下三部分，其中上1/5是下肢、头和躯干感觉区；中2/5是上肢感觉区；下2/5是面感觉区（图1-2）。

【主治】感觉区上1/5治疗对侧腰腿痛、麻木、感觉异常、后头部、颈项部疼痛、头晕和头鸣；感觉区中2/5治疗对侧上肢疼痛、麻木、感觉异常；感觉区下2/5治疗对侧面部麻木、偏头痛、颞颌关节炎等。

感觉区配合内脏（胸区、胃区或生殖区）可以用于有关部位外科手术的头针麻醉。

3. 舞蹈震颤控制区

【部位】在运动区向前移动1.5cm的平行线（图1-2）。

【主治】舞蹈病，帕金森病（一侧病变针对侧，两侧病变针双侧）。

4. 晕听区

【部位】从耳尖直上 1.5cm 处，向前及向后各引 2cm 的水平线（图 1 - 2）。

【主治】眩晕，耳鸣，听力减退等。

5. 言语二区

【部位】从顶骨结节向后下方 2cm 引一平行于前后正中线的直线，向下取 3cm 的长直线（图 1 - 2）。

【主治】命名性失语。

6. 言语三区

【部位】晕听区中点向后引 4cm 长的水平线（图 1 - 2）。

【主治】感觉性失语。

7. 运用区

【部位】从顶骨结节起分别引一垂直线与该线夹角为 40°的前后两线，长度均为 3cm（图 1 - 2）。

【主治】失用症。

8. 足运感区

【部位】在前后正中线的中点左右各旁开 1cm，向后引 3cm 的水平线（图 1 - 3）。

【主治】对侧下肢疼痛、麻木、瘫痪，急性腰扭伤，皮层性多尿、夜尿，子宫脱垂等。

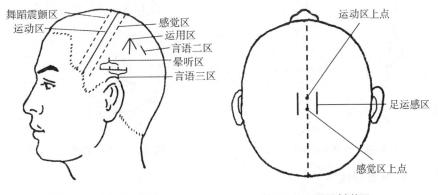

图 1 - 2　侧面刺激区　　　　　　图 1 - 3　顶面刺激区

9. 视区

【部位】在枕外隆凸水平线上，旁开枕外隆凸 1cm，向上引平行于正中线 4cm 长的直线（图 1 - 4）。

【主治】皮层性视力障碍。

10. 平衡区

【部位】在枕外隆凸水平线上，旁开枕外隆凸 3.5cm，向下引平行于前后正中线 4cm 长的直线（图 1-4）。

【主治】小脑疾患引起的平衡障碍、头晕，脑干功能障碍引起的肢体麻木、瘫痪。

11. 胃区

【部位】从瞳孔直上的发际处为起点，向上取平行于前后正中线 2cm 长的直线（图 1-5）。

【主治】胃痛及上腹部不适等。

12. 胸腔区

【部位】在胃区与前后正中线之间，发际上下各引 2cm 长的直线（图 1-5）。

【主治】胸痛，胸闷，心悸，冠状动脉供血不足，哮喘，呃逆，胸部不适等。

13. 生殖区

【部位】从额角处引平行于前后正中线 2cm 长的直线（图 1-5）。

【主治】功能性子宫出血，盆腔炎，白带多；配足运感区治疗子宫脱垂等。

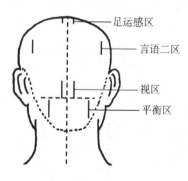

图 1-4 后面刺激区

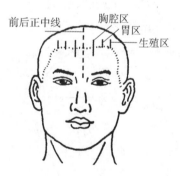

图 1-5 前面刺激区

14. 血管舒缩区

【部位】在舞蹈震颤控制区向前移动 1.5cm 的平行线。

【主治】原发性高血压及皮层性水肿。

（二）操作方法

根据临床体征选定刺激区，采取坐位或卧位，局部进行常规消毒，用

1.5~2.5 寸长的不锈钢毫针，针体与头皮呈 30°左右夹角，用挟持进针法刺入帽状腱膜下，达到应有的长度后，要求固定不提插。捻转时用食指桡面与手指掌侧面挟持针柄，以食指掌指关节连续伸屈，使针身左右旋转，每次 2~3 转，每分钟捻转 200 次左右，捻转 2~3 分钟，留针 15 分钟。捻针时或间隔时都要嘱咐患者或家属协助活动肢体，加强对患肢功能的锻炼。然后用同样的方法再捻针两次即可起针。起针刺后用干棉球按压针孔，以防止出血。瘫痪患者一般每日或隔日针 1 次，连续 10~15 次为 1 个疗程，然后休息 1~3 天，再开始下 1 个疗程。根据研究，头针对中风偏瘫的恢复治疗，每日针刺两次比针刺 1 次效果好。除用捻转法之外，现在也有采用提插法的，亦可收到较好效果。

二、方云鹏头针

据《头皮针》（方本正，陕西科学技术出版社，1994 年）一书记载，方云鹏先生于 1958 年用承灵穴治疗感冒，结果感冒好转后腰痛也得到了缓解。1970 年，方云鹏先生行路不慎，滑倒后伤及尾骶部右侧，次日疼痛加重，同时发觉头部右侧人字缝有压痛点。随即便针刺头部压痛点，结果不仅疼痛立即消失，而且尾骶骨疼痛也大为减轻。同年不久，又逢一社员大腿内侧被旋耕犁刺破约 2cm，伤口深达肌层，因剧烈疼痛出现休克，在包扎时方云鹏先生在人字缝尖外侧针刺了两针，患者立即清醒，且疼痛减轻，还自行走出医院。方云鹏先生在此基础上经过长期摸索和大量实践，于 1976 年正式提出"头皮针"治病理论：当疾病发生时，在头皮部位会有相应反应点，这些反应点就能治疗疾病。"方氏头针"理论也参考了大脑皮层功能定位在头皮上的投影理论和中医的经络学说，他认为，人的头顶上有一个俯伏的头前尾后的人体缩影，可将头部分成 7 个刺激区和 21 个穴位，由此提出了以伏象（总运动中枢）1 个、伏脏（总感觉中枢）两个、倒象（运动中枢）和倒脏（感觉中枢）各两个为主的头针体系（图 1-6）。

伏象沿着额骨、顶骨、枕骨交界部位及其两侧，有规律地分布着许多与全身部位相应的刺激点，如果将这些刺激点连接起来，会形成一个人体缩影位于冠状缝、矢状缝和人字缝的位置上。伏脏区在前额两侧构成一个从内向外的半侧人体内脏、皮肤缩影图。倒象和倒脏则在中央前回和中央后回的位置上。21 个穴位定位投影区在皮层中枢的头皮处，根据中枢的功能分别命名为思维、说话、听觉、嗅觉、平衡觉、书写和记忆、信号等穴，该学说对高血压、冠心病、中风等病应用较广，进针方法上以直刺或斜刺加捻转为主，并辅助以循按、提插、震颤、手动等手法。

（一）主要刺激区与主治

1. 伏象穴区（总运动区，简称总运)

【命名】在人体的颅外软组织内，沿着额骨、枕骨、顶骨交界处，对称地分布在颅骨骨缝两侧。在这个穴区内，有规律地分布着全身各部位相应的刺激点，将这些刺激点连接起来，便形成 1 个人体缩影，伏于冠状缝、矢状缝和人字缝的位置上。

【定位】冠状缝相当于左右上肢；矢状缝相当于躯干；人字缝相当于左右下肢；冠矢点为颈椎与胸椎交界处，前为头颈部；人字缝尖为尾骶尖部（图 1-6）。

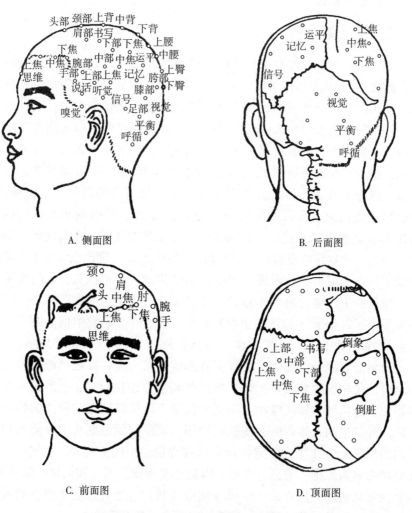

A. 侧面图　　　　　　　　　B. 后面图

C. 前面图　　　　　　　　　D. 顶面图

图 1-6　方氏头皮针穴区分布图

【作用】伏象为"总中枢"的一个重要核心部分，亦称"总运动中枢"或"总经络中枢"，是人体神经功能的集中反应区，它支配着全身的运动神经功能。如果人体某部位发生异常变化，在伏象中枢的相应部位就多会出现一定的异常理象。反之，伏象内某部位发生异常变化，人体被其所支配的相应部位亦有反应。因此，针刺头部伏象穴区的各个部位，可以用来治疗全身各个相应部位的疾病（同例）。特别是对于神经系统、血管系统、运动系统的疗效尤为显著。

伏象穴区是人体经络系统中功能联系的"阳中枢"。它总督一身阳经，亦称阳经之府。它统管和调节全身经气活动，保证气血的运行，使全身各个器官的功能活动得到维持和正常工作。所以，针刺伏象、伏脏总经络中枢，可以直接起到在中枢管理下调和阴阳、疏通气血的作用，达到调整人体生理功能、消除疾病的目的。

【主治】主要治疗神经系统、血管系统、运动系统疾病，如神经性头痛、偏头痛、多梦、耳鸣、耳聋、三叉神经痛、肋间神经痛、坐骨神经痛、周围神经炎、脑炎后遗症、脑震荡、神经衰弱、癔病、癫痫、失语症、自主神经功能紊乱、脑血管意外、高血压、低血压、冠心病、心律失常、脉管炎、贫血、截瘫、急性或慢性腰扭伤、腰肌劳损、风湿性关节炎、手术后遗症、腰椎间盘突出症、小儿麻痹、落枕、牙痛、腰背病、尿潴留、大小便失禁、腱鞘囊肿、乳腺炎及眩晕症等。

2. 伏脏穴区（总感觉中枢，简称总感）

【命名】从额正中线分别至左右两侧额角处，此区分布全身各部位的特异刺激点，连接两侧，各分别构成与人体左右相应的两侧人体内脏、皮肤缩影图。头向额正中，足向额角，横伏于发际的部位，担负着调节和控制"总中枢"中的全身总感觉功能的重要任务，附属于"总运动中枢"伏象穴区的皮肤系统、内脏系统，故称为"伏脏穴区"。

【定位】从额中线到额角总长为 6.5cm，分上、中、下三焦，上焦为 3.0cm，中焦为 1.5cm，下焦为 2.0cm。上焦主膈以上胸腔内脏、胸以上及上肢的皮肤感觉和大脑思维；中焦主脐以上、膈以下的内脏和皮肤感觉；下焦主脐以下腹腔内脏（包括泌尿、生殖系统）及其脐以下、下肢的皮肤感觉（图1–6）。

【作用】伏脏是全身感觉功能的集中反应区，尤其是对全身皮肤之痛、触、冷、热、麻、痒等不适之感有着明显的统管调节作用。伏脏穴区又为伏象之内脏功能部分，代表全身内脏的各种情况。特别对人的精神、情绪、记忆、思维等活动有紧密的联系和调节功能。故针刺伏脏穴区可以平衡阴阳，调节虚实，治疗全身皮肤感觉异常疾病及内脏疾患，改善人体的功能状态，使之趋于正常。

【主治】主要用于治疗内脏和皮肤感觉异常疾病，对全身皮肤的痛、触、冷、热、麻、痒、紧束之类不适感效果尤为明显。如胃痉挛、胆囊炎、腹泻、痛经、肠绞痛、月经不调、十二指肠溃疡、肝炎、痢疾、腹膜炎、肺炎、胸痛、三叉神经痛、龋齿、自汗、感冒、心悸、冠心病、心脏官能症、高血压、头昏、泌尿系结石、肾炎、膀胱炎、尿失禁、尿潴留、浮肿、自主神经紊乱、内分泌紊乱、子宫脱垂、皮肤瘙痒症、荨麻疹、神经性皮炎、酒渣鼻、湿疹、牛皮癣、鹅口疮、过敏性鼻炎等。

3. 倒象、倒脏穴区

【命名】倒象和倒脏穴区，实际上就是运动中枢和感觉中枢在头皮上的投影。倒象穴区，即运动中枢，共有两个区，分别位于左右两侧中央前回部位，以管理四肢、躯干运动功能为主。倒脏穴区，即感觉中枢，也有两个区，分别位于左右两侧中央后回部位，以管理四肢、躯干皮肤感觉和内脏功能为主。穴区内所有的刺激点基本上按照人体上、下倒置，不很规则地排列。

【定位】中央沟在头皮上的位置，眉顶枕线中点向后 1.25cm 为 A 点。眉耳线中点向前 1.25cm，再向上垂直 4cm 为 B 点。A、B 两点之间为中央沟的位置（图 1-6）。

中央沟前的 1.5cm 为中央前回的位置，即倒象穴区。中央沟后的 1.5cm 为中央后回的位置，即倒脏穴区。从眉顶枕线向左右旁开 1cm 开始，约 9cm。

倒象上部（下 1/3）为头颈部器官；中部（中 1/3）为上肢；下部（上 1/3）为躯干、下肢、肛门等器官。倒脏上焦（下 1/3）包括腹内消化道和头面部及其皮肤感觉器官；中焦（中 1/3）为上肢部位和皮肤感觉器官，下焦（上 1/3）为后头、颈、躯干、脑腔、生殖、泌尿系统和下肢部位及皮肤感觉器官。

【作用】倒象主要管理对侧各部器官和肢体的运动功能；倒脏主要管理对侧各部的内脏及皮肤感觉功能。

【主治】倒象与伏象基本相同，主要用于对侧躯干、四肢的运动功能障碍或异常。倒脏与伏脏基本相同，主要用于对侧半身的感觉功能障碍或异常。

（二）其他穴位刺激区与主治

大脑皮层除运动、感觉中枢外，还有很多功能中枢，分布在皮层各部，根据中枢的功能，定出 21 个穴位。

1. 思维

【定位】在额骨隆突之间，眉间上 3cm（图 1–6）。

【主治】智力减退、呆滞、癔病、幻听、精神分裂症、神经性头痛、高血压、共济失调、神志不清、神经官能症、胃溃疡等。

2. 说话

【定位】眉中与耳尖连线的中点（图 1–6）。

【主治】运动性失语、发音困难、口吃、舌肌麻痹、假性延髓性麻痹、唇肌麻痹、大脑发育迟缓、舌颤等。

3. 书写

【定位】冠矢点外后方（与矢状缝呈 45°角）3cm 处（图 1–6）。

【主治】舞蹈病、帕金森病、失语、失写症、高血压、低血压、肺气肿、皮层性浮肿等。

4. 记忆

【定位】人字缝尖前外方（与矢状缝呈 60°角）7cm 处（图 1–6）。

【主治】失读症、记忆力减退、头痛、耳鸣、心悸、腰酸腿痛、遗精、失眠、头晕、浮肿、气短、大脑发育迟缓、脑炎后遗症等。

5. 信号

【定位】耳尖与枕骨隆凸上 3cm 连线三折之前点（图 1–6）。

【主治】感觉性失语、癫痫、失眠、神经性头痛、癔病、精神病、理解能力减退、健忘性失语、大脑发育迟缓等。

6. 运平

【定位】人字缝尖前外方（与人字缝呈 30°角）5cm 处，即顶骨隆突上方（图 1–6）。

【主治】失用症、末梢神经炎、震颤性麻痹、脑血管意外（偏瘫）、共济失调、手指认识不能、肢端红痛症、风湿性关节炎等。

7. 视觉

【定位】枕外隆凸上 2cm，旁开 1cm（图 1–6）。

【主治】视觉障碍、幻视、视网膜炎、角膜斑翳、青光眼、视神经乳头炎、玻璃体混浊、急性或慢性结膜炎、白内障、眼睑痉挛、头痛、头昏、头晕、黑蒙等眼科病及鼻衄等。

8. 平衡

【定位】枕外隆凸下 2cm，旁开 3.5cm（图 1–6）。

【主治】偏瘫、眩晕症、全身性共济失调、眼球震颤、帕金森病、言语障碍等。

9. 呼循

【定位】枕外隆凸下 5cm，旁开 4cm（图 1-6）。

【主治】由心肺功能异常引起的咳嗽、哮喘、心慌、气短、呼吸困难及心动过速、心律不齐、风湿性心脏病、高血压、冠心病、肺气肿等。

10. 听觉

【定位】耳尖上 1cm 处（图 1-6）。

【主治】神经性耳聋、耳鸣、眩晕、癫痫、幻听、同侧偏盲、高血压、目痛、癔病、腹内胀满等。

11. 嗅味

【定位】耳尖前 3cm 处（图 1-6）。

【主治】嗅味觉迟钝、嗅味觉障碍或丧失、急性或慢性鼻炎、癫痫、记忆力减退、头晕、偏头痛、鼻窦炎、鼻衄、流涎。

（三）取穴与配穴方法

1. 取穴方法

（1）相应取穴法　某一部位有病在伏象、伏脏、倒象、倒脏的相应部位取穴。

（2）仿体针（传统腧穴）取穴法　根据病情需要传统腧穴的某穴，可在"伏象""伏脏"的腧穴部位取穴，如内关在手腕部、环跳在髋部。

（3）特定取穴法　根据病情，选用其中枢相应部位的穴位，如语言运动障碍选说话、书写。

（4）米字取穴法　左右肢体对称取穴；上下肢体重叠取穴；左上、右下，左下、右上交叉取穴，躯体折叠取穴。

2. 配穴方法

配穴方法主要有伏象与伏脏配合，倒象与倒脏配合，伏象与倒象配合，伏脏与倒脏配合，以及与其他中枢配合，与头部其他经穴、经外奇穴及传统腧穴配合，与耳针、手针、足针等其他针法配合。

（四）进针手法

根据进针角度不同，可采用直刺法和斜刺法；根据进针速度不同，可分为快针（飞针）和慢针（缓刺）。

（五）行针手法

1. 提插手法

用于斜刺，可直接提插针体，也可不直接提插针体，按针刺方向磨动头皮。

2. 捣啄手法

可用于斜刺，也可用于直刺，动作要准确有力，幅度小而数。

3. 捻转手法

要轻慢捻转，可与提插手法结合。

三、汤颂延头针

（一）汤氏头针的产生与演变

汤氏头针由上海针灸经络研究所已故针灸学家汤颂延教授所创立。汤颂延教授于 1973 年左右开始将焦氏头针运用于临床实践，但是发现，焦氏的十四个刺激分区并不能满足临床治病需要，于是结合自己的临床经验，确定了剑突点、命门点、大椎点、会阴点、脐点 5 个刺激点的定位和功效，又在此基础上确定了头部正中线两侧一寸五分之内的上焦区、中焦区、下焦区、腰荐区、背区、头项区的定位和功效。同时，汤颂延教授还认为，"血管舒缩区、运动一区、运动二区、感觉一区、感觉二区这五个刺激区彼此之间的性能有混合现象存在"，于是创造性地将这五区合称为"运感区"，再将"运感区"的上 1/3 分为趾踝、膝、髋臀区，中 1/3 分为指腕、肘、肩区，下 1/3 为头面部刺激区。然而，汤氏虽然解决了四肢、头面的分区问题，但躯干与头面、四肢之间是分离的。可见，早期的汤氏头针理论体系主要受到焦氏头针的影响。

1979 年，汤颂延教授对其头针理论进行了完善。他将人体假设为冠状切面，分为前后两个半身，等比例缩小成与头皮前后半部大小相等的前后两半缩影。他根据人体前为阴、后为阳，胸腹为阴、腰背为阳，以头皮顶耳线为分界，顶耳线之前属阴、顶耳线之后为阳，阳与阳配，阴与阴合；人体前半身的缩影属阴，倒悬仰卧于头皮的前半部，人体后半身的缩影属阳，倒悬俯卧于头皮的后半部，将头面、四肢与躯干的刺激区相互连接在一起，从而总结出躯干前半身的缩影倒悬仰卧于头皮的前半部，躯干后半身的缩影倒悬俯卧于头皮的后半部，最终形成了独特的"汤氏头针疗法"。

（二）汤氏头针的理论基础

汤氏头针在焦氏头针的基础上，不但将大脑皮层功能与头皮联系起来，还与中医学中的阴阳学说、脏腑学说、天人相应、微针系统诊疗法、方氏头皮针、高丽手指针等相结合，融合了生物全息理论，设计了意象头针模式，创立了汤氏头针体系。

汤氏认为，中医的阴阳理论可以阐明头针疗法的一部分作用和功能，阴阳学说以腰背为阳、胸腹为阴，在上、中、下三焦区和腰背区会阴点等的形成和发展中，汤氏以耳横线（即感觉一区）把头颅分为前后两半部，耳横线之前属阴，耳横线之后属阳。美国学者将耳针、手针、足针、面针、头针、鼻针等称为"微针系统"，认为这些疗法实际是人体的缩影。汤氏受微针理论启发，推测针刺时得气的疼痛感可能有提高疗效的功能，痛得越剧烈，效果越好，此与针刺耳穴的要求极为相似。此外，受高丽手指针的影响，汤氏认为，在头皮的映射区中分布着十四微经络系统，由此绘制出"汤氏头针微经络系统分布示意图"。

汤氏头针体系以"阴阳点"为中心加以划定，将人体头部表面的额部、颞部发际的皮区，以顶耳线为界，划分为前、后两个部分，认为头皮前半部穴区如人体仰卧于头部，此区域为"阴"，头皮后半部穴区如人体俯卧于头部，此区域为"阳"，前后二人的四肢均向左右两侧下垂。治疗时采用多针、短针，沿着头皮刺，应用提插手法，不捻转，久留针为主，除脑源性疾病外，还有广泛的适应证。

（三）汤氏头针重要的刺激点

汤氏早期用骨度分寸法代替公分制确定腧穴位置，后来又提出了"眶横径"的概念，即以目内眦眶骨缘至目外眦眶骨缘之间的直线长度来定穴。汤氏将眶横径定为一寸五分，认为其长度与躯干周围长度1/4的缩影相等。汤氏取穴时纵向定位使用骨度分寸，横向定位使用眶横径，这就避免了人为差错，实为一大创举。

汤颂延教授认为，在前后两半部头皮上共分布了53个映射区，9个映射点，合计62个映射区点。9个映射点（阴阳点、脐点、剑突点、天突点、阳关点、胃脊点、膈下点、大椎点、风府点）既可作为区分胸、腹、腰、背、颈、项等的标识，也可用于治疗局部疾患。正中线两侧眶横径（一寸半）之内，存有躯干的各刺激区，还有风区、静区和血压区3个特殊区。

1. 阴阳点

阴阳点位于前后正中线之中点，早期称为会阴点，后期改称阴阳点。汤氏认为，头皮上有十四经脉微经络系统。阴阳点是十四经脉微经络系统中任脉与督脉的交界会合点，从眉间至阴阳点之间的前正中线是任脉，属阴。从枕外隆凸下缘中央至阴阳点之间的后正中线为督脉，属阳。临床实践证明，阴阳点相当于人体的会阴部。在阴阳点上进行针刺治疗，向前刺可治前阴、生殖系统疾患，向后刺可治肛门、尾骨等疾患。

2. 风区

风区和静区在汤氏头针形成的早期就出现了，是汤氏临床的经验穴，后被纳入头针范围。早期风区的部位在耳枕线的1/2处起向下垂直延长一寸半的连线，有祛风息风的作用，此或为命名为风区之因。主治关节酸痛、失眠、神经衰弱、头痛、偏头痛等症。晚期风区部位改为从枕耳线1/2处起向上垂直延长至与风府点相等高度的线，有平肝息风之效，临床可治疗偏头痛、失眠、怔忡、记忆减退、失语、神经衰弱、脑发育不全等疾患。

3. 静区

静区系因其有镇静安眠之功而命名。早期静区部位在耳枕线的前1/4处向下垂直延长一寸半，主治失眠、神经衰弱等症。晚期静区部位被延长，在枕耳线的前1/4与后3/4交界点起，垂直上下延长之直线，下端在颅骨缘，上端平耳尖，主治失眠、神经衰弱、头晕、头痛、高血压病、烦躁易惊惧等疾患。

4. 血压区

血压区在枕耳线的后1/4与前3/4交界处向上垂直延长至风府点等高的直线区域。主治共济失调，可调整血压过高、过低等。世传本将血压区误作"血区"，又望文生义地以为有活血化瘀之功，有失严谨。至于降压作用，可能与其位于足太阳、足少阳经脉之上有关，而治疗共济失调，则是其下为小脑之故。

（四）汤氏头针的操作方法

汤氏发现，焦氏头针用长针针刺后，一针针刺到底，难以分清有哪一个刺激点对某种症状有明显效果，于是他逐步对焦氏的头针操作进行改革，形成了独特的汤氏操作方法。

汤氏头针的特色主要体现在针具和手法两个方面。针具一般采用0.32mm×15mm或0.32mm×25mm规格的毫针。针短便于留针，针体摇摆少，细针的刺激量相对较轻，1次针数可达数十根之多，而患者仍无难受的感觉。汤氏头针以多针轻刺为原则，既可减少晕针，又有利于辨证施治，多针便于数病同治，主次兼顾。

汤氏将毫针刺法运用到头针疗法上，进针时以左手按平所选的映射区、点，右手拇、食、中三指执持针柄，对准进针点，顺次按15°～30°角刺入头皮，做小幅度提插捻转，待指下有良好得气感时留针。针刺时，贵在柔和有劲。柔和是外形轻柔的意思，俗称"阴劲"，把指力运用到针尖上，使针体呈直线进退，针刺时强调必须"得气"。汤氏认为，效果的产生与得气之优劣呈正比，与捻转的速度影响则不显著。留针时间可长达30～40分钟，甚至1小时或以上，以提高疗效，此亦与焦氏有明显不同。

汤氏头针法应用时强调整体观念，注重辨证施治，尽量做到主次兼顾，以提高临床疗效。汤氏强调"扶正培元"在汤氏头针中有较重要的地位，因此多数患者针治1个阶段后，会达到增进食欲、睡眠转佳的效果。

四、林学俭头针

（一）林氏头针的产生过程

上海的林学俭教授是林氏头针的始创者。林学俭教授毕业于南京中央大学（现南京大学），后来一直在大学从事生物学的教学工作。由于教学条件有限，许多教学用的生物标本和图谱他都必须自己制作，这使他对动物解剖、人体解剖结构了解得非常透彻，为林氏头针的创立打下了坚实基础。"文革"期间，林学俭教授下乡时看到医生用针灸能很快地为农民们解除病痛，而且这种方法既安全可靠又价格低廉，很适合农民，于是她便萌发了为人治病的想法。她四处求学，参加学习班，亲自试针，很快就掌握了一些针灸基本技术。她凭借扎实的解剖学功底和深厚的生物学知识，完全靠自学，走出了一条以西医理论为指导的针灸学之路。

"文革"后，林学俭教授离开教学岗位，留在临床研究她的头针疗法。她的患者主要是小儿脑瘫患者，这使得她的头针方法和穴位定位有了用武之地。后来，她还到解剖教研室比较了动物大脑与人脑的结构异同，并在临床大胆尝试，逐渐将针灸用于其他神经系统疾病的治疗，如帕金森病、神经性耳聋、小脑共济失调、老年痴呆等，均取得了很好疗效。

退休后，林学俭教授仍坚持用头针疗法为患者服务。她结合神经解剖学资料，从脑功能与血流配位、轴突网络等原理中得到启发，提出了"静区"和"小脑新区"的概念。"静区"并不"静"，它可以影响对激活了的信息的加工和传递质量，从而增强疗效。针刺"小脑新区"对锥体外系疾病，包括帕金森病、扭转痉挛、舞蹈样动作、手足徐动、肌张力失调及精神疾病，如忧郁症、儿童自闭症等也有效。

至耄耋之年，林学俭教授觉得按以往的头针刺激区进行针刺，在选点上不够精确。如感觉区一般以下肢、上肢和头面来区分，如果患者主诉足中趾麻木，仅仅针刺感觉区上1/5区域是不够的，有时临床上也不能收到立竿见影的效果。因此，她开始探索用点穴笔寻找更为精确有效的刺激点，逐渐形成了一套完整的比刺激区更为精确的穴位选点，解决了患者的痛苦。

林氏头针理论的形成受到了焦氏头针的启发，二者的关系可以表述为焦氏头针运动区、感觉区＋静区＋小脑新区＝林氏头针。但在实际应用时两者还是有差别的，如穴名相同的穴区（如运动区、感觉区），两者的定位并不完全相同；穴名不同的穴区差异就更大，如焦氏的舞蹈震颤控制区与林氏头针中的运动前区定位相似，但运动前区定位区域比较大，主治范围也比较广，不局限于舞蹈病、帕金森病，它对肌张力也有调节作用。可以说，林氏头针的穴区是以焦氏头针为基础，加上静区和小脑新区而形成的，林氏头针是点、线、面相结合且可以精确定位的。

（二）林氏头针的常用刺激区

1. 大脑功能定位区

（1）运动区　以中央沟为后边界，向前平移 1 寸的狭长区域即为运动区。该区相当于大脑皮层中央前回在头皮上的投影。将运动区划分为五等分，即上 1/5、中 2/5、下 2/5，主要治疗对侧肢体的运动障碍。上 1/5 主要治疗对侧下肢瘫痪，中 2/5 主要治疗对侧上肢瘫痪，下 2/5 主要治疗对侧头面部运动障碍，如面神经麻痹、运动性失语、流涎、发音障碍。

（2）感觉区　以中央沟为前边界，向后平移 1 寸的狭长区域即为感觉区。该区相当于大脑皮质中央后回在头皮上的投影。将感觉区划分为五等分，即上 1/5、中 2/5、下 2/5，主治对侧肢体的感觉障碍。上 1/5 主要治疗对侧腰腿痛、麻木、感觉异常、后头痛、颈项部疼痛，中 2/5 主要治疗对侧上肢疼痛、麻木、感觉异常，下 2/5 主要治疗对侧面部麻木、疼痛、偏头痛、颞下颌关节功能紊乱症等。

（3）视区　为其下边界平枕外隆凸高点，左右旁开各 1 寸、高 2 寸的长方形区域，主要治疗皮质性视力障碍、白内障。

2. 静区

静区为大脑功能定位区（主要包括运动区、感觉区、视区和听区）以外的区域。由于这些区域既不能被感觉刺激所激活，也不参与控制运动的活动，故传统称为静区，又称联络区。经过近年的临床摸索，静区主要包括以下 12 个区域。

（1）运动前区　在运动区前面，向前平移 1 寸的狭长区域即为运动前区。该区相当于大脑皮质中央前回与额前回过渡区在头皮上的投影。将运动前区划分为五等分，即上 1/5、中 2/5、下 2/5。运动前区能对将要进行的动作进行设计，主治强直性脑瘫、肌张力增高、肌紧张。

（2）感觉后区　在感觉区后面，向后平移 1 寸的狭长区域即为感觉后区。将感觉后区划分为五等分，即上 1/5、中 2/5、下 2/5。主治肢体及头面的感觉障碍，尤其对感觉障碍较严重的患者，加用本穴区可增强治疗作用。

（3）情感智力区　以前发际后 2.5 寸为后边界，以前发际后 1 寸为前边界，两侧止于运动前区的扇形区域。主治情感障碍、智力低下、反应迟钝、记忆力差等，如小儿脑瘫有智力障碍者、忧郁症、失眠症。

（4）附加运动区　运动前区与情感智力区围成的菱形区域。该区域能反映大脑皮质深部中枢的功能，负责对运动程序的编制，给连续的随意运动制定程序。刺激此区可产生极复杂的双侧性影响，对易化兴奋运动区产生影响。

（5）胸腔区　情感智力区前宽 1 寸的狭长区域，前边界与前发际平，左右宽度为额角发际。将此区域划分为五等分，其中正中 1/5 区域为胸腔区，主治支气管哮喘、支气管炎、心肌炎、心绞痛、心律不齐及胸闷气短等胸腔部疾病。

（6）腹腔区　情感智力区前宽 1 寸的狭长区域，前边界与前发际平，左右宽度为额角发际。将此区域划分为五等分，其中胸腔区的两侧各 1/5 区域为腹腔区，主治急性或慢性胃炎、溃疡病等引起的疼痛及胃下垂、消化不良等腹腔部其他疾病。

（7）盆腔区　情感智力区前宽 1 寸的狭长区域，前边界与前发际平，左右宽度为额角发际。将此区域划分为 5 等分，其中腹腔区外侧各 1/5 区域为盆腔区，主治膀胱炎引起的尿急尿频、糖尿病引起的烦渴多尿，以及功能性子宫出血、子宫脱垂等盆腔部其他疾病，也可治男性阳痿、遗精等症。

（8）听理解区（原颞三针）　以大脑外侧裂为上边界，以顶骨结节下缘为基准点向前 3 寸、向下 1.5 寸的一长方形区域，前低后高，与水平线呈 10°～15°夹角，相当于颞叶（颞上、颞中、颞下三回）的后部在头皮上的投影。可针刺 3 针，第 1 针自顶骨结节下缘前方约 3 寸处，向后针刺 1～1.2 寸，相当于颞上回的投影。第 2 针在第 1 针的下方 0.5 寸，平行向后针刺 1～1.2 寸，相当于颞中回的投影。第 3 针在第 2 针下方 0.5 寸，平行向后针刺 1～1.2 寸，相当于颞下回的投影。三针间隔约 0.5 寸左右，沿头皮由前向后，略向上，与水平线呈 10°～15°夹角。主治同侧耳鸣、神经性耳聋、头晕、内耳性眩晕、皮质性听力障碍、幻听、颅脑外伤后遗症等，能增强感受性语言和记忆力的储存。

（9）声记忆区　位于顶骨结节下缘向后 1.5 寸、向下 1.5 寸的正方形区域，即顶骨结节的后下方，听理解区向后延伸 1.5 寸的正方形区域。相当于颞上回后部与颞中回后部在头皮上的投影，是治疗神经性耳聋的主穴区。

（10）言语形成区　位于耳后，声记忆区正中下方，宽 0.5 寸、高约 1

寸的垂直于水平线的平行四边形区域，其上端高度大约平耳尖。作用为语言形成。

（11）视联络区 位于视区两侧，与视区同高，为宽约两寸的长方形区域，左右各一。本刺激区具有分析物体形状、识别物体的功能，并与眼球高精度的运动有关。主治皮质性视力障碍、弱视。

（12）忧虑区 位于情感智力区中央偏左，由情感智力区前边界与前后正中线的交点为顶点，向后、向左各 1 寸的一个等腰三角形区域。相当于大脑皮质额前区的额上回和额中回偏左部分。主治自闭症、多动症、忧郁症、阿尔兹海默症、围绝经期综合征。临床上可结合情感智力区，增强治疗作用。

3. 小脑新区

此区为头针领域的最新发现，也是林氏头针的独到之处，主要包括小脑蚓区和小脑半球区。小脑蚓区位于视区正下方，为枕外隆凸高点向下 1.5 寸、左右旁开各 0.5 寸的长方形区域。主治复视、眼球震颤、听力减退、构音困难、失语、面神经麻痹、面肌痉挛、脑卒中后偏瘫、帕金森病、共济失调等。小脑半球区位于视联络区下方，与小脑蚓区平行，为小脑蚓区与耳后两侧中央宽约 1.5 寸的正方形区域，左右各一，相当于风池穴上方。主治同侧上肢和下肢共济失调，同时对肌张力增高、减弱以及乏力等症状有明显疗效。针刺必须达到骨膜，再用强刺激手法，方能奏效。

（三）林氏头针的取穴方法和特点

1. 按病证选穴

按病证选穴即患者功能定位区 + 相关静区 + 小脑新区。根据患者症状选定与疾病有关的主区后，还要考虑配以适当的静区与小脑新区。静区的选择是根据脑功能与血流关系来确定的，小脑新区的选择是根据患者的症状与小脑的关系来确定的。虽然静区和小脑新区与患者的症状没有直接联系，但从神经生理学观点看，它们可以增强大小脑神经网络的信息传递，扩大头针治疗范围，从而增强疗效。

以落枕为例，其主要症状是肩颈部疼痛，颈部活动明显受限，以至不能向健侧转动。其发病部位比较明确，主要是颈部无疑，但大多数患者也涉及肩部。发生落枕主要是因为患侧肩颈部的肌肉痉挛引起疼痛，以致不能转动头部，所以对侧感觉区的上 1/5（针对疼痛）和运动区的下 2/5（针对痉挛）是必取的穴位。若落枕时间较长，健侧的肌肉因长时间拉伸也会产生疲劳和酸胀，故根据实际情况在患侧病情好转后加刺另一侧感觉区的上 1/5 和运动区的下 2/5 的穴位，可以提高疗效。另外，如果是反复落枕，疼痛较轻，属虚证，刺激手法应轻，取补法。若是急性落枕，疼痛较重，属实证，刺激手法应重，取泻法。

2. 以线取穴为主

根据症状选取大脑皮质功能定位区、相关静区和小脑新区后，再按照该区域的大小、形状采取相应的毫针布局和多针刺法，如接力刺法、扇状刺法、平行刺法、齐刺法、交叉刺法等。

仍以落枕为例，虽然大多数患者以上述方法取穴治疗可见效，但部分患者仍可明显感觉患侧有一束肌肉痉挛和疼痛。这是什么原因呢？主要是因为取穴不够精确，可能已完全按照取穴的标准进行操作了，但是一个感觉区或运动区虽然仅有几个平方厘米，但对应的却是全身的关节和肌肉。同样是落枕，损伤的肌肉韧带可能是不一样的，因此对应穴区的位置就有差异，这个差异有可能就是导致疗效好坏的关键，所以现有头针的穴区虽然已经划分了几个区域可以对应治疗，但在这小小的区域中，即使取穴仅有毫米之差，其所对应的身体部位则会相差十几厘米，同样身体上明确的发病部位对应在这些头针区域内可能仅为几个点或一小段线。那么找到头针治疗区中相应的几个点或一小段线进行重点针刺，就能达到事半功倍的效果。

3. 以点定位为辅

如果多针刺法不能完全解决患者固定部位的病痛，就不能在同一区域大量增加针刺，一是因为它不能解决精确定位的问题，二是它可大大增加患者痛苦。为此应使用一个简便快捷的方法进行辅助，在相应区域内找压痛点或感觉异常点下针。只要患者能够精确指出具体的发病部位，术者就可在相应的头针穴区找到一条线或一个点进行针刺。

林学俭教授在多年的临床中发现，当人体患病时，头皮上压痛敏感点的分布是有一定规律的，而且痛点的形成和消失与疾病的发生、发展和转化有一定的关系。她受耳穴探压的启示，以点穴笔探压头皮相应区域的疼痛敏感点，并根据疼痛反应程度来判断病变的部位及病变在机体中发生、发展和转化的情况，然后在该点进行针刺，结果取得了确切疗效。特别是诊治一些年龄较小的患儿，他们不能准确地表述自己的病情，这时探压法就可以帮助进行诊断和鉴别诊断。操作时，术者在按压的同时需密切注意观察患儿的表情，以便精确找到疼痛的反应点。

五、于致顺头针

见本篇第四至第七章。

六、其他头针流派

（一）朱龙玉头针

朱龙玉将头顶看成是人体的一个缩影，是以矢状缝为中心，方法与方氏头针的伏象相反。其人体缩影是头朝后、尾部朝前、面朝上的分布，且四肢分布位置正好相反，上肢伏在人字缝上，下肢由前囟向左右分出，伏在冠状缝上。从前囟到后囟之间分为三等分，前1/3为下焦，中1/3为中焦，后1/3为上焦，因其设计与经络相联系，故针刺相应部位就可以治疗全身脏腑、经络、阴阳、表里疾病。

（二）刘炳权八卦头针

广州中医药大学的刘炳权教授将《周易》九宫八卦学说与头部经络腧穴相结合，在中医针灸理论的指导下，结合现代神经解剖学知识创立了八卦头针，用于治疗中风偏瘫、帕金森病、小儿脑瘫、小儿多动症等疾病。此头针流派的定位与其他头针的定位不同，既不设线，也不设带，而是以头部的某个腧穴或骨性标志为中心，然后从旁开适当距离的前后左右等八个方向呈八卦形向中心透刺，根据围刺范围的大小不同分为小八卦、中八卦和大八卦。

（三）朱明清头针

北京朱明清教授的头针穴名，在国际标准化方案的基础上，根据头部经穴循行交会与主治特点，结合长期的临床实践经验和治验病案总结出八条治疗带，分别为额顶带、顶枕带、顶颞带、额旁带、颞前带、颞后带、顶结前带、顶结后带。他还根据《针灸大成》"抽添法"提出抽气法、进气法等针刺方法。该方法操作简单，施术者不易疲劳，患者疼痛轻，短时间即可取得效应。此外，头针还采用缪刺、远道刺、傍针刺、对刺、交叉刺、齐刺、十字刺等多针刺法以治疗疾病。

七、头针新治疗区

在各家头针流派理论与实践的启发下，部分针灸工作者结合自身的临床心得和体会，自行划分了一些新的头针治疗区，用之于临床，取得了良好的疗效。主要有安神区、强壮区、鼻咽口舌区、精神情感区、制狂区、腰区等。

1. 安神区

【定位】眉间向上引2cm的线（图1-7）。

【主治】失眠。

2. 强壮区

【定位】从百会沿前后正中线，前后各刺3cm（前神聪透后神聪），（图1－12）。

【主治】神经官能症。

3. 鼻咽口舌区

【定位】前后正中线，发际上、下各2cm（即上星穴向下透刺，标准化方案中的额中线），（图1－7）。

【主治】呼吸道感染。

4. 精神情感区

【定位】在血管舒缩区与胸腔区之间，平行正中线，左右旁开2cm（图1－7）。

【主治】精神情感障碍。

5. 制狂区

【定位】从枕外隆凸外（相当于脑空穴）35°角向哑门，左右斜下至第二颈椎横突（图1－8）。

【主治】精神情感障碍。

6. 腰区

【定位】枕外隆凸上4cm，视区旁开1.5cm（图1－8）。

【主治】腰痛。

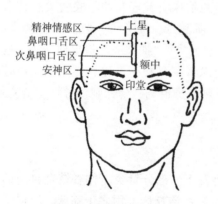

图1－7　前头部位治疗区

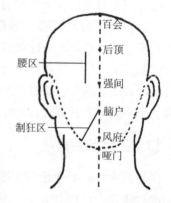

图1－8　后头部位治疗区

7. 癫痫区

【定位】晕听区上1cm（图1－9）。

【主治】癫痫小发作或大发作。

8. 通顶区

【定位】上星透百会（图1-10）。

【主治】用于针麻手术。

9. 通顶旁区

【定位】五处透通天（图1-10）。

【主治】用于针麻手术。

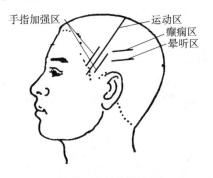

图1-9 侧头部位治疗区

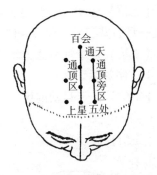

图1-10 通顶区与通顶旁区

10. 手指加强区

【定位】顶颞前斜线中2/5（上肢运动区）下段，双侧旁开1~1.5寸处（图1-9）。

【主治】手指运动功能障碍，刺激本区可促进上肢功能恢复。

11. 失算区

【定位】感觉区上点向后3cm，与前后正中线呈60°角，向后外刺5cm（图1-12）。

【主治】大脑计算功能障碍，刺激本区可提高识别数学符号的能力。

12. 锥体区

【定位】第二颈椎棘突向上1.5cm，左右旁开1cm，向下刺3cm。

【主治】肢体运动功能障碍，尤其对运动功能改善缓慢者效果更好。

13. 颞三针

【定位】第一针：顶骨结节下缘前方约1cm处，向后刺3cm；第二针：耳尖上1.5cm处，向后刺3cm；第三针：耳尖下2cm，再向后刺3cm。以上皆与水平线呈15°~20°角向后上方刺。部位是大脑外侧裂以下的额叶后部（图1-11）。

【主治】语言和记忆功能障碍。

14. 额五针

【定位】位于额叶前部、额前区的位置。前额发际上2cm与大脑外侧裂

（标志从外眼角后 3.5cm，再向上 1.5cm 处，至顶骨结节之连线）之间（不包括标志线），由前向后共刺五针，每针进针约 3cm，五针之间距离相等，呈扇形排列（图 1-11、图 1-12）。

【主治】由额前区病变引起的精神障碍，如感情淡漠，反应迟钝，对周围环境不注意或无兴趣，记忆力减退和智力减弱等。

15. 运动前区

【定位】运动区上点向前 4cm 处。向后刺 3cm，距中线左右各 1.5cm 处各扎一针，共三针（图 1-12）。

【主治】痉挛性肌张力增高和强握。

16. 附加运动区

【定位】位于运动前区之中心。在运动前区中线的两侧从前向后各一针（图 1-12）。

【主治】运动功能障碍。

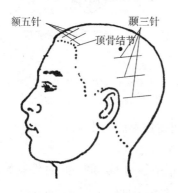

图 1-11　额五针和颞三针侧面图

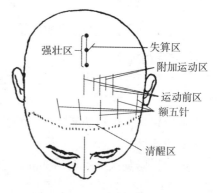

图 1-12　头顶部治疗区

17. 声记忆区

【定位】在顶骨结节的下方和后下方。该区较广泛，在该区交叉刺入两针（图 1-13）。

【主治】听觉失辨，此时患者能够听到声音但无法理解声音的意思。

18. 声音形成区

【定位】在声记忆区下方，乳突的后方（乳突上部后缘），向下刺 3cm（图 1-13）。

【主治】发音障碍。

19. 言语区

【定位】在额下回后部，额五针的第一针，运动区下 2/5 的前方。

【主治】反应迟钝、失语、说话不清或讲话吃力。

20. 次鼻咽口舌区

【定位】在鼻咽口舌区下 2cm 处（图 1 - 7）。

【主治】眩晕症伴恶心、呕吐、纳呆（除器质性病变）。

21. 清醒区

【定位】在正中线入发际 2 ~ 4cm 处，横刺 2 ~ 6cm 宽（图 1 - 11）。

【主治】晕厥或昏迷。

22. 安宁区

【定位】在第二颈椎棘突旁开 2cm 处，直刺 2 ~ 3.5cm。

【主治】失眠、癫痫发作。

23. 制癫区

【定位】胸腔区向上刺 4cm（即精神情感区）。

【主治】精神障碍，癫痫小发作。

24. 哑穴

【定位】风池上 4cm 处。

【主治】假性延髓性麻痹。

25. 头三角

【定位】目内眦直上发际处（即伏脏上焦部位）。以此两点间的长度，从发际正中向上量（伏象的头部）冠矢点前 2 ~ 3cm 呈一等边三角形，此三点的进针点，名曰头三角。沿头皮进针 1cm（图 1 - 14）。

【主治】失眠。

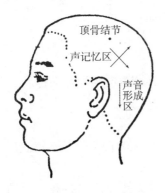

图 1 - 13　声记忆区和声音形成区

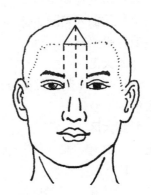

图 1 - 14　头三角

26. 治聋五穴

【定位】1 号穴：眉弓与耳尖连线中点向上 0.5cm 处，与此线呈 45°角向后上刺入 2cm（针尖至耳尖直上 2cm）。2 号穴：在 1 号穴针尖处与 1 号穴呈 90 度°角上 2cm 处进针，刺入到 1 号穴针尖处。3 号穴：在 1、2 号针尖（耳尖上 2cm）处，与 1、2 号针呈 45°角，向后方刺入 2cm。4 号穴：在顶骨最高点进针，向下平行刺 2cm。5 号穴：以耳尖上 0.5cm 与枕外隆凸 3.5cm 连线中点为进针点，向下刺 2cm（图 1-15）。

【主治】神经性耳聋。

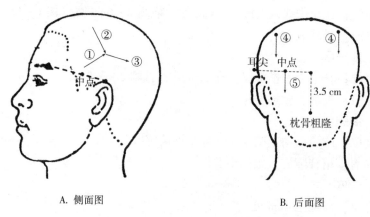

A. 侧面图　　　　　　　　　　　　B. 后面图

图 1-15　治聋五穴

27. 运动区透感觉区五针

【定位】与运动区呈 90°角，从运动区向感觉区透刺，从上至下等距离刺五针。

【主治】偏瘫。

28. 眼球协同运动中枢

【定位】前额入发际 2cm，中线旁开 2cm。

【主治】眼肌麻痹。

29. 颈膨大区

【定位】颈 4 至胸 1 棘突旁开 1.5cm，针刺方向与脊柱平行。

【主治】上肢瘫痪。

30. 腰膨大区

【定位】胸 10~腰 4 棘突旁开 1.5cm，针刺方向与脊柱平行。

【主治】下肢瘫痪。

此外，日本的山元敏胜博士在运用中国头针疗法的过程中，结合自身的临床经验，提出了新的头针体系。其主要特点是以针刺前头部穴位来治疗疾病，且在头部确定五个主要的刺激点。山元敏胜认为，与内脏器官和躯体各部联系密切的头穴几乎全部位于前头部，从阴阳关系来看，前头部为阳，后头部为阴。长期观察表明，山元氏头针在风湿性关节炎、疼痛性疾病、偏瘫和头部外伤后遗症方面疗效较好。

综上所述，根据诸家流派对头部腧穴刺激区划分方法的不同，头针流派大体可分为两类。

一类是以大脑和神经系统的生理、解剖为理论基础，选用头部的"刺激区"或"穴区"治疗疾病，认为头皮部的投影区可直接作用于相应的大脑皮层，从而起到治疗作用。如焦氏头针认为大脑皮层的功能与其相应的头皮有关。方氏头针根据大脑的生理解剖，将头部分成 7 个穴区和 21 个穴位。朱氏颅针认为，人体头部是整个人体的投影，针刺相应部位则全身脏腑、经络、阴阳、表里无所不治。以上都是以大脑的生理、解剖知识为理论基础，通过刺激相应的头皮而调节皮层功能。但相应的头皮刺激区通过什么途径作用于大脑皮层还不得而知。同时在临床中发现，一个刺激区有多种功能，如针刺中央前回后部位的头皮处（感觉区或称为倒脏区）可影响全身血液流速及脑血液流速，不但能治疗感觉障碍，还可治疗运动障碍，调节血压，治疗失语；不但对健侧的肢体具有治疗作用，对同侧的肢体也有治疗作用。

另一类是以传统头部腧穴代替刺激区作为治疗疾病的部位，即经络功能综合调节作用说。中医学把人体生命活动的物质称为气血，经络是人体气血运行的通路，与人体各部内联脏腑，外络肢节，将人体构成一个统一的整体，从而进行正常的生理活动。人体头部为十四经循行交会、汇聚之处，刺激头穴，可以通过气血、阴阳的综合调节作用，而达到治疗目的。通过透穴起到一经带多经、一穴带多穴的整合作用，从而调节大脑功能，不但可治疗对侧疾病，亦可治疗同侧疾病，而且不只局限于调节头皮直下的皮层中枢。1973 年，安韵声提出将运动区称为百阳穴（百会透太阳穴），将感觉区称为后顶区。后来还有学者将运动区上 1/5 称为百会穴，中 2/5 称为正营穴，下 2/5 称为头维穴。

总之，在头针的形成和发展过程中，各家头针流派均提出了自己的学术见解，形成了不同的头针穴名体系，产生了不同的流派风格。不同的理论和学说使得针刺部位存在穴、线、区、带的不同，在操作方法上也有捻转、提插、进退及快慢的区别，这为头针疗法的发展提供了丰富的内容。后来，许多科学家对头针疗法治疗疾病的作用机制进行了深入研究，分别从神经电生理学、形态学、免疫学、分子生物学等多个角度阐释刺激头穴所产生的理化效应。目前，头针疗法已经成为针灸治疗疾病的重要组成部分，有众多的医疗工作者和针灸爱好者学习头针疗法。头针成为国内外临床医生治疗疾病的常用方法之一，而且得到了欧美、日本、东南亚等几十个国家和地区的广泛认可。

第三节　头穴标准线的建立

针灸技术在公元 6 世纪被传到朝鲜和日本，16 世纪被传到欧洲，此后逐渐受到世界各国的重视，现已成为世界医学的一部分，世界各地的医学爱好者都纷纷学习这门治疗技术。外国人学习针灸的最大困难是无法正确理解腧穴名称的丰富含义。为了进一步规范针刺的部位，适应国际针刺疗法的学术交流需要，促进针灸学的更大发展，向全世界普及和推广针灸疗法，1981 年 9 月，在斯里兰卡最大的城市、科伦坡举办的"第七次国际针灸学术大会"上，中国率先提出了"关于穴名的国际标准化方案"。1982 年 12 月，世界卫生组织（WHO）西太平洋区域在菲律宾马尼拉召开的针灸穴名标准化工作组会议上，通过了《十四经穴名标准化方案》。同时，为了适应学术交流的需要，世界卫生组织也对"头针""耳针"的穴名提出了标准化要求。

一、标准头穴线建立的背景

头针疗法是在传统针灸学的基础上发展起来的，其所使用的穴区都与经络、穴位、脏腑有着密切的关系，因此，其穴名也必须反映经络、穴位等理论和特点。

为了完成世界卫生组织推广针灸技术而制定头针、耳针标准化方案的任务，中国针灸学会开始组织制定标准化方案，"耳针"部分由耳针组制定并通过。"头针"部分因各流派意见不统一，故标准方案久久制定不出。为了制定标准化方案，全国头针研究协作组根据中国针灸学会的要求，于1983 年邀请了部分非从事头针治疗的针灸学专家，在全国针灸学会的主持下，召开了头皮针工作专家会议。本着求同存异的精神和与经络腧穴接轨的原则，经过充分讨论，在焦氏头针的基础上拟定了由中国中医研究院针灸研究所原针法研究室主任、全国头针研究协作组组长陈克彦起草的《中国头皮针施术部位方法标准化方案》。该方案中的标准头穴线是以中医经络腧穴理论为基础，按照分区定经、经上选穴，并结合古代透刺穴位方法（一针透双穴或三穴）的原则加以制定，于昆明会议上通过。1984 年 6 月，在日本东京举办的世界卫生组织西太平洋区域针灸穴名标准化工作会议上，针灸专家们讨论并通过了《头针穴名国际标准化方案》，定名为《头皮针穴名国际标准化方案》。该方案于 1989 年 11 月，在世界卫生组织于日内瓦主持召开的国际标准针灸穴名科学组会议上正式通过。1991 年，WHO 将该方案颁布于世，向世界各国针灸界予以推荐。

该方案和《十四经穴名标准化方案》一样，也包括三要素，即由头穴名的英文字母和数字编码、汉字以及头穴名的汉字拼音组成，并附以相应的英文译文，以便于不懂汉字及拼音的人学习运用。如 MS1 额中线 ézhōngxiàn、MS2 额旁一线 épángxiàn Ⅰ、MS3 额旁二线 épángxiàn Ⅱ 等。其中 M 为英文 micro-system 的缩写，代表微针系统，S 为 scalp-points 的缩写，代表头部腧穴。

该方案制定了 14 条头针治疗线的具体部位，分属额区、顶区、颞区和枕区四个区，共 14 条标准治疗线（左侧、右侧、中央共 25 条），定位采用头颅骨的解剖名称及传统腧穴的位置连线，既融合了大脑皮层功能定位在头皮的投影，又体现了传统针灸经络的特点，具有一定的科学性和实践性。14 条标准线分属四个区域，分别为额区、顶区、颞区和枕区。

额区：标准线有四条，即额中线（中央 1 条）、额旁一线（左右侧各 1 条）、额旁二线（左右侧各 1 条）、额旁三线（左右侧各 1 条）。

顶区：标准线有五条，即顶中线（中央 1 条）、顶颞前斜线（左右侧各 1 条）、顶颞后斜线（左右侧各 1 条）、顶旁一线（左右侧各 1 条）、顶旁二线（左右侧各 1 条）。

颞区：标准线有两条，即颞前线（左右侧各 1 条）、颞后线（左右侧各 1 条）。

枕区：标准线有三条，即枕上中线（中央 1 条）、枕上旁线（左右侧各 1 条）、枕下旁线（左右侧各 1 条）。

《头皮针穴名国际标准化方案》中的标准线制定与焦氏头针的分区关系密切。可以说，该方案是在焦氏头针体系的基础上制定的。方案中的十四条头皮针标准治疗线中有八条治疗线与焦氏头针分区的位置一致或接近，只是标准线的定位是以头部经穴连线为主，标准线的命名是以头部解剖位置为主，而不是以解剖结构的功能命名。

1985 年，中医研究院针灸研究所与北京针灸学会在北京联合举办了"头皮针学习班"。学习班邀请了北京针灸界的著名专家讲授了《头皮针穴名国际标准化方案》的内容，详细论述了头针的生理、病理、解剖、经络、腧穴、辨证论治及临床治疗等，把头针归入中医理论范畴。

二、标准头穴线的定位和主治

1. 额中线

【定位】头顶部，督脉神庭穴向前引一条长 1 寸的线（图 1 – 16）。

【主治】癫痫、精神异常、鼻病等。

2. 额旁一线

【定位】在头前部，从膀胱经眉冲穴向前引一条长1寸的线（图1-16）。

【主治】冠心病、支气管哮喘、支气管炎、失眠及鼻病等。

3. 额旁二线

【定位】在头前部，从胆经头临泣穴向前引一条长1寸的线（图1-16）。

【主治】急慢性胃炎、胃及十二指肠溃疡、肝胆疾病等。

4. 额旁三线

【定位】在头前部，从胃经头维穴内侧0.75寸起向下引一条长1寸的线（图1-16）。

【主治】功能性子宫出血、阳痿、遗精、子宫脱垂、尿频、尿急等。

5. 顶中线

【定位】在头顶部，督脉百会穴与前顶穴之间的连线（图1-17）。

【主治】腰腿足病，如瘫痪、麻木、疼痛，以及皮层性多尿、脱肛、小儿夜尿、高血压、头顶痛等。

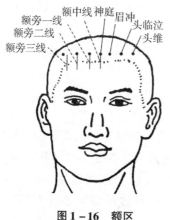

图1-16　额区

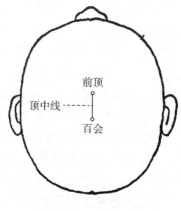

图1-17　顶区（a）

6. 顶颞前斜线

【定位】在头顶部、头侧部，头部经外奇穴前神聪与胆经悬厘之间的连线（图1-18）。

【主治】上1/5治疗对侧下肢和躯干瘫痪；中2/5治疗对侧上肢瘫痪；下2/5治疗中枢性面瘫、运动性失语、流涎、脑动脉硬化等。

7. 顶颞后斜线

【定位】在头顶部、头侧部，顶颞前斜线之后1寸，与其平行，督脉百会与胆经曲鬓穴之间的连线（图1-18）。

【主治】上 1/5 治疗对侧下肢及躯干感觉异常；中 2/5 治疗对侧上肢感觉异常；下 2/5 治疗头面部感觉异常。

8. 顶旁一线

【定位】在头顶部，督脉旁 1.5 寸，从膀胱经向通天穴向后引一条长 1.5 寸的线（图 1-19）。

【主治】腰腿病证，如瘫痪、麻木、疼痛等。

9. 顶旁二线

【定位】在头顶部，督脉旁 2.25 寸，从胆经正营穴向后引一条长 1.5 寸的线到承灵穴（图 1-19）。

【主治】肩、臂、手等病证，如瘫痪、麻木、疼痛等。

10. 颞前线

【定位】在头的颞部，胆经颔厌穴与悬厘穴的连线（图 1-19）。

【主治】偏头痛、运动性失语、周围性面神经麻痹和口腔疾病。

11. 颞后线

【定位】在头的颞部，胆经率谷穴与曲鬓穴的连线（图 1-19）。

【主治】偏头痛、耳鸣、耳聋、眩晕等。

12. 枕上正中线

【定位】在后头部，督脉强间穴至脑户穴之间的一条长 1.5 寸的线（图 1-20）。

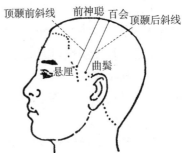

图 1-18　顶区（b）

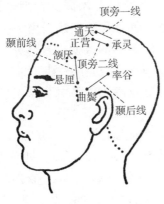

图 1-19　顶区与颞区

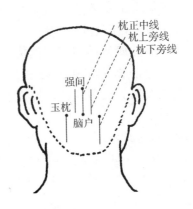

图 1-20　枕区

【主治】眼病、足癣等。

13. 枕上旁线

【定位】在后头部，由枕外隆凸督脉脑户穴旁开 0.5 寸起，向上引一条长 1.5 寸的线（图 1 - 20）。

【主治】皮层性视力障碍、白内障、近视等。

14. 枕下旁线

【定位】在后头部，从膀胱经玉枕穴向下引一条长 2 寸的线（图 1 - 20）。

【主治】小脑疾病引起的平衡障碍、后头痛等。

第四节 头针疗法的发展

目前，头针疗法已成为临床上常用的以治疗脑源性疾病为主的一种微创刺激疗法，经过几十年的孕育和经验的积累，除了理论体系的不断丰富和完善，还形成了国际上公认的《头皮针穴名国际标准化方案》，其刺激工具、适应证等方面也逐步得到创新。

头针疗法的针刺工具一般采用毫针进行，随着科技的不断进步及人类对针刺效果的不断探究，头穴的刺激方法也逐渐增多，例如穴位埋线、穴位注射、电针、磁针、火针、梅花针、艾灸、推拿等多种方法逐渐被应用。因此把利用针法、灸法及相关物理方法，刺激脑（包括大脑、小脑、脑干）的体表投影区及其邻近腧穴（或刺激区）治疗疾病的方法，称为头穴疗法。刺激方法的增多，也大大提高了临床治病的疗效。

许多临床工作者为了提高临床疗效，常常将各流派头针理论的穴、区、线、带进行综合取穴治疗，这些理论，加上刺激方法，由单一毫针刺激向多方法刺激的转变，促使了头针疗法名称的改变，有部分学者提出将头针疗法称为"头穴疗法"，以扩大头针疗法中"针"的应用范围，重点突出头皮覆盖区局部穴、区这一单独治疗体系对全身疾病的治疗特点。

随着头针疗法理论的不断更新，其治疗范围也不断扩大。从 20 世纪 70 年代起，头针主要治疗以脑源性疾病为主的 50 余种病证，如中风偏瘫、肢体麻木、失语、皮层性多尿、眩晕、耳鸣、癫痫、脑瘫、帕金森病、假性延髓性麻痹等，现在头针的治疗范围已经涵盖了内、外、妇、儿、五官、皮肤等科的几百种病证，头针疗法已经成为国内外临床医师广泛采用的治疗技术，是仅次于"耳穴疗法"的一种微针疗法。

第五节　头针理论走进针灸教科书

全国高等中医药院校的《针灸学》教材在第二版之前是没有头针内容的。从 1975 年的第三版教材开始才逐渐有头针的章节。1985 年以前出版的与针灸学有关的教材中，如全国高等中医药院校第五版《针灸学》和统编教材《刺法灸法学》中，头针各治疗区均是按焦顺发先生的"头针分区"理论进行划分的，主要分为十四个治疗区。1997 年以后的全国高等中医药院校第五版《针灸学》及《刺法灸法学》教材中头部治疗区的划分则采用的是《头皮针穴名国际标准化方案》中的分区画线方法。2002 年出版的《针灸推拿学》一书中则仍用"焦氏头针"的分区方法。

"焦氏头针"与标准化方案中关于头针治疗区的划分有几个共同点：①主治单一：有的部位只叙述了治疗运动障碍、感觉障碍疾病等。②主治交叉：右部头穴治疗左侧疾病，左部头穴治疗右侧疾病。③额部发际上下：治疗与内脏有关的疾病。④项部治疗区未提及。

第二章　解剖生理学基础

神经系统包括颅腔内的脑、椎管内的脊髓以及与脑、脊髓相连的脑神经和脊神经，其中脑和脊髓属于中枢神经系统，脑神经和脊神经属于周围神经系统。脑位于颅腔内，由大脑、间脑、小脑和脑干四个部分组成。间脑主要包括丘脑和丘脑下部，脑干自上而下由中脑、脑桥和延髓组成。

第一节　头皮与颅骨

颅骨表面的软组织，主要包括颅顶部头皮和颞部头皮两部分，两部分在结构上稍有不同。

一、颅顶部的头皮

颅顶的软组织从浅入深分为五层，依次为皮肤、浅筋膜、颅顶肌与帽状腱膜、腱膜下疏松结缔组织及颅骨外骨膜，其中浅部三部分紧密连接，难以将其各自分开，因此，常将此三层合称为头皮。深部两层连接疏松，较易分离（图 2 - 1）。

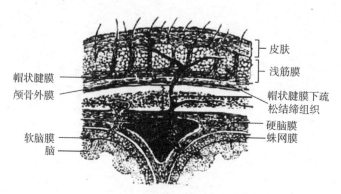

图 2 - 1　颅顶部头皮的解剖层次（额状断面）

（一）皮肤

颅顶部皮肤厚而致密，除额部外都有头发，且含有大量的毛囊、汗腺和皮脂腺，是疖肿和皮脂腺囊肿好发的部位。此外，还含有丰富的血管和淋巴管。外伤时出血较多，但伤口愈合也很快。

（二）浅筋膜

浅筋膜即皮下组织，由坚韧而致密的结缔组织组成，含有血管、神经末梢和脂肪，脂肪的多少因人的胖瘦而异。结缔组织形成许多垂直的纤维隔，连于皮肤与帽状腱膜之间，将脂肪分成无数小格。小格除脂肪外还有神经和血管，所以此层在炎症时渗出物不容易扩散蔓延，红肿多局限于局部。但因神经末梢受压，在炎症早期可引起剧烈头痛。血管在此与结缔组织相遇，外伤时血管不易收缩，因此出血较多，需要用压迫血管与结缔组织的方法才能达到止血目的。

颅顶部的血管和神经在浅肌内，多由基底部向颅顶部走行，可分为耳前组和耳后组（图2-2）。

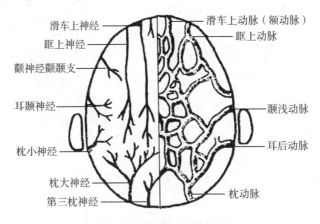

图2-2　颅顶部的神经和动脉

1. 颅顶部的血管

颅顶部的血管皆自周围部向颅顶呈辐射状走行。颅顶部的动脉可广泛地吻合，不但左右相互吻合，颈内动脉系统与颈外动脉系统也相互联系。耳前组有三对，包括滑车上动静脉、眶上动静脉和颞浅动静脉。耳后组有两对，包括耳后动静脉和枕动静脉。

（1）滑车上动静脉　距中线约2.0cm，是眼动脉的终支之一，与滑车上神经伴行，绕额切迹至额部。滑车上动脉在滑车上神经的内侧。

（2）眶上动静脉　距中线约2.5cm，是眼动脉的分支，与眶上神经伴行。在眶上孔绕过眶上缘到达额部。眶上动脉在眶上神经的外侧。

（3）颞浅动静脉　与耳神经伴行，穿出腮腺上缘，跨过颧弓到达颞区。颞浅动脉为颈外动脉的两终支之一，位置恒定，管径粗大，搏动可在耳屏前方触及，且具有较大的扩张性，是颈内动脉系统缺血做颅内外动脉吻合时理想的供血动脉。

（4）耳后动静脉 耳后动脉细小，分布于耳郭外侧面及其后上方皮肤。由于该动脉口径细，故不适合做颅内外吻合术的供血动脉，但与颞前动脉及枕动脉吻合多，是耳后区代蒂游离皮瓣的轴血管，也是全额瓣的补充血管。耳后静脉汇入颈外静脉。

（5）枕动静脉 枕动脉粗大，起于颈外动脉，于上项线处在枕大神经的外侧传出斜方肌和深筋膜，分布于真皮，其外径 > 1.1mm，体表投影在枕外隆凸下方 2 ~ 3cm，正中线 3 ~ 4cm。由于位置恒定，主干和分支管径粗大，在椎 – 基底动脉缺血时，常选用枕动脉与小脑下后动脉进行吻合。

2. 颅顶部的神经

颅顶部的神经有十对。耳前有五对，包括滑车神经、眶上神经、颧颞神经、面神经颞支和颞神经。耳后有五对，包括耳后神经、耳大神经、枕小神经、枕大神经和第三枕神经，其中有一对运动神经和四对感觉神经。

（1）滑车神经 为三叉神经第一支眼神经发出的额神经的一条终支，距中线 2.0cm。

（2）眶上神经 为额神经的另一终支，经眶上切迹到达前额和颅顶，至人字缝处皮肤。其与滑车神经均是眼神经的分支，所以三叉神经痛患者在眶上缘的内中 1/3 处有压痛。

（3）颧颞神经 细小，发自上颌神经的颧骨支，分布于颞区前部的皮肤。

（4）面神经颞支 在腮腺前上方发出小支至额肌、耳上肌、耳前肌及眼轮匝肌上部，并与三叉神经、颧颞神经相连。

（5）颞神经 为下颌神经的分支，分布于耳郭上部、外耳道、鼓膜前部、颞区及头侧部的皮肤，可在耳轮脚前方进行局部阻滞麻醉。

（6）耳后神经 为面神经出茎乳孔发出的小支，分布于枕肌、耳后肌及耳上肌的一部分。

（7）耳大神经 来自第2、3颈神经，分布于耳郭后面、耳郭下份前后面和腮腺表面皮肤。

（8）枕小神经 来自第2、3颈神经，分布于颈上部、耳郭后面及邻近的颅顶皮肤。

（9）枕大神经 粗大，来自第2颈神经后支的皮支，在据枕外隆凸外侧约 2.5cm 处斜穿斜方肌和深筋膜，分布于头后部大部分的皮肤。

（10）第三枕神经 细小，是第3颈神经后支的皮支，穿过斜方肌，分布于项上部和枕外隆凸附近的皮肤。

颅顶部的神经都行于皮下组织内，彼此间相互吻合，而且分布相互重叠，故而局部麻醉一支神经常得不到满意效果，需要多处注射麻醉药，扩大阻滞的范围。同时麻醉药必须注射到浅筋膜内，如误注入腱膜下间隙则达不到麻醉效果。

（三）颅顶肌与帽状腱膜

颅顶肌包括前方的额肌和后部的枕肌。额肌和枕肌以帽状腱膜相连。额肌起自于眉及鼻根处的皮肤和皮下组织，与眼轮匝肌相连，在冠状缝稍前方与帽状腱膜相连。枕肌起自于枕外隆凸和上项线的外侧部，行向前上方，止于帽状腱膜的后缘。此两块肌肉属于皮肌。帽状腱膜坚韧而厚，在正中部向后凸出，附着于枕骨隆凸，在两侧作为耳上肌和耳前肌的起点，但向两侧至颞区则变薄，成为颞筋膜，附着于颧弓，犹如一顶紧扣在头顶的帽子。

（四）腱膜下疏松结缔组织

腱膜下疏松结缔组织是位于帽状腱膜与颅骨骨膜之间的薄层疏松结缔组织。它是一层潜在性间隙的蜂窝组织，前至眶上缘，后达上项线，两侧达到颧弓。头皮借此与颅骨外膜疏松连接，故移动性大。开颅时可经此间隙将皮瓣游离后翻起，头皮撕脱伤也多沿着此层分离。此层有导血管通过，连接头皮静脉、颅骨板障静脉、颅内硬膜静脉窦，是头皮的危险区。头皮的静脉借导血管与颅内静脉窦相通，如果导血管因头皮感染发生血栓，即有将血栓带入颅内的可能。此外，在此层内发生瘀血、积脓或积液时都可迅速蔓延整个颅顶，甚至眼睑，形成较大的血肿，瘢痕可出现于鼻根和上眼睑皮下。

（五）颅骨外膜

颅骨外模由致密结缔组织构成，借少量结缔组织与颅骨表面相连，二者容易剥离。但在骨缝及颞窝处与骨紧密连接成骨缝膜，并与硬膜外层延续。其他处骨膜与颅骨间有疏松结缔组织存在，骨膜下如发生积脓或出血，因受骨缝的限制，常限于一块骨之骨膜下方。此种情况与腱膜下疏松组织不同。严重的头皮撕脱伤，可将头皮连同部分骨膜一并撕脱。

二、颞部的头皮

颞部的头皮由浅入深依次为皮肤、皮下组织、颞筋膜浅层、颞筋膜深层、筋膜下结缔组织、颞肌和骨膜，共六层。颞部的头皮较薄，含脂肪较多，移动性较大，而头皮皮下组织含脂肪较少。颞部的筋膜有深浅两层，均起于上颞线，分别止于颧弓的浅面和深面。颞部筋膜下结缔组织较为疏松，向下在颧弓深面与颞下间隙相通，向前与面颊相连。颞下间隙感染时，常波及蔓延至面部，因此针刺颞部时需注意防止感染。颞肌为一扇形的扁肌，较厚，止于下颌骨的冠突。颞骨颅外骨膜较薄，与颞骨连接紧密，不易分离。

三、脑颅骨

颅骨分为脑颅骨和面颅骨两部分。通常以眶上缘与外耳门连线作为分界线。脑颅骨位于颅骨的后上部分，呈卵圆形，由八块扁骨组成，分别为额骨1块、枕骨1块、颞骨2块、顶骨2块、蝶骨1块和筛骨1块。它们共同组成颅顶、颅底和颅腔，其中额骨、顶骨、枕骨和颞骨组成颅盖骨，与头针关系密切（图2-3）。

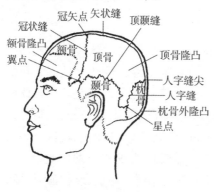

图2-3 颅骨及骨缝

颅盖骨前部为额鳞，后部为枕鳞，中间有两块顶骨，两侧为蝶骨大翼及颞鳞部。颅盖骨从外向内包括外板、板障和内板三层。外板厚，内板薄，二者之间的板障内含有骨髓，有许多板障静脉。

骨与骨之间的交界线称为骨缝。如两顶骨之间的骨缝为矢状缝，额骨与顶骨之间的骨缝为冠状缝，枕骨与顶骨连接处的骨缝为人字缝，顶骨与蝶骨连接处的骨缝为蝶顶缝。婴幼儿时期，骨缝较为明显，骨缝间隙较大称为囟门，冠状缝与矢状缝连接处的菱形囟门为前囟门，在1~2岁时才闭合。矢状缝与人字缝的囟门为后囟门，常在出生3个月后闭合。囟门未完全闭合时，禁止针刺。

第二节　脑的解剖结构

一、大脑

大脑也称端脑，由左右两个大脑半球组成，两侧半球之间的裂隙为大脑纵裂，借胼胝体相连。大脑半球表面的一层灰质，称为大脑皮质，简称皮质，由神经细胞组成。皮质的深面为大脑髓质，简称髓质，由神经纤维组成。白质内埋有灰质团块，称为基底核。半球内还有左右对称的腔隙，称为侧脑室。

（一）大脑半球的外形和分叶

1. 大脑半球的外形

大脑半球分为三个面，四个极。大脑半球表面凹凸不平，有许多浅、深的沟，沟与沟之间的隆起，称为大脑回。

（1）三个面　上外侧面、内侧面和下面。

（2）四个极　额极、颞极、枕极和岛极。

2. 大脑半球的主要沟裂

大脑半球外侧面主要有中央沟、外侧沟和顶枕沟三条深沟（图 2 - 4）。

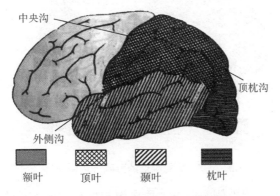

图 2 - 4　大脑半球的分叶（外侧面）

（1）中央沟　位于大脑半球的上外侧面近中间部分，自半球上缘中点稍后，向下前斜行，几乎到外侧裂上，前为额叶，后为顶叶。

（2）外侧沟　位于半球的上外侧面，此沟较深，从脑底开始，由前向后斜行，上方为额顶叶，下方为颞叶。

（3）顶枕沟　位于半球内侧面的后 1/3 部，由前下向后上，并略转至半球上外侧面。顶枕裂至枕前切迹连线后方为枕叶。

3. 大脑半球的分叶

大脑半球被上述的三条沟分为六个叶：额叶、颞叶、顶叶、枕叶、岛叶和边缘叶（图 2 -5）。

（1）额叶　位于外侧沟以上与中央沟之前。外侧面由中央前沟、额下沟和额上沟分成中央前回、额上回、额中回和额下回。在中央沟与中央前沟之间为中央前回，在其前方的额上沟和额下沟相间的分别是额上回、额中回和额下回。额下回的后部有外侧裂的升支和水平分支，分为眶部、三角部和盖部，额叶前端为额极。底面有眶沟界出的直回和眶回，其中最内方的深沟为嗅束沟，容纳嗅束和嗅球。嗅束向后分为内侧嗅纹和外侧嗅纹，其分叉界出的三角区称为嗅三角，也称为前穿质，前部脑底动脉环的许多穿支血管由此入脑。内侧面在扣带回以上，是中央前、后回延续的部分，称为旁中央小叶。主要功能与随意运动和高级精神活动有关，负责思维、计划、问题解决、动机、行为程序制定、人格、记忆、情绪等高级认知活动。

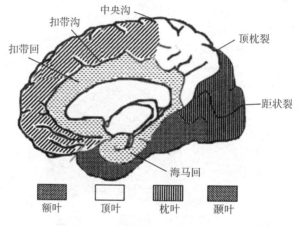

图 2-5　大脑半球的分叶（内侧面）

（2）颞叶　位于外侧沟以下，顶枕沟与枕前切迹连线前方，颅中窝和小脑幕之上，其前方为额叶，上方为额顶叶，后方为枕叶。外侧面由颞上沟、颞中沟、颞下沟将颞叶分为颞上回、颞中回、颞下回，颞上回的尾端斜行卷入外侧裂，为颞横回。底面由颞下回转到底部，颞下沟与侧副裂之间为梭状回，侧副裂与海马裂之间为海马回，海马回钩位于小脑幕之上，靠近小脑幕切迹的边缘。主要功能与听觉、语言、记忆存储和情绪的调节有关。

（3）顶叶　位于大脑半球中部，外侧面的前界是中央沟，后界是顶枕沟与顶枕沟到枕前切迹的连线，下界为外侧沟向后至顶枕线的延线，顶间沟将其除后中央回以外的部分分为顶上小叶和顶下小叶。顶下小叶包括围绕外侧裂末端的缘上回和围绕颞上沟末端的角回。缘上回为运动中枢，角回在优势半球，为阅读中枢，中央后回为感觉中枢。内侧面是中央沟沿线，顶枕沟以前的部分，扣带回顶下沟上有旁中央小叶的后半部和楔前回。功能主要是响应疼痛、触摸、品尝、温度、压力的感觉。该区域与数学符号运算和逻辑相关。

（4）枕叶　外侧面位于顶枕沟和枕前切迹之后，钩回不恒定。内侧面在顶枕沟后，由距状裂分成楔回和舌回，主要负责处理视觉信息。

（5）岛叶　位于外侧沟的深处，无法直接从大脑的外部观察到，四周有环形沟，额叶覆盖其表面，主要参与高级神经、精神（情绪和记忆）和内脏活动。

（6）边缘叶　也称边缘系统，主要包括扣带回、海马回、钩回、隔区和梨状叶等，几乎呈环形围绕在大脑与间脑交界处的边缘，故称边缘叶。边缘叶与嗅觉、内脏活动、情绪反应和记忆活动等密切相关，因此又称为内脏脑。

4. 大脑半球外侧面的沟和回

在中央沟的前方有一条与之平行的中央前沟，两沟之间为中央前回。由中央前沟向前，有上、下两条平行的沟，称为额上沟和额下沟，两沟将额叶皮质自上而下分为额上回、额中回和额下回。

在中央沟后方有一条与其平行的中央后沟，两沟之间为中央后回。在顶叶下方，围绕外侧沟末端周围的脑回为缘上回，围绕颞上沟末端的脑回为角回。

在外侧沟下方有一条与其平行的沟，称颞上沟。颞上沟上侧的回，称为颞上回。在外侧沟深处的颞上回上壁上有几条短而横向的脑回，称颞横回（图2-6）。

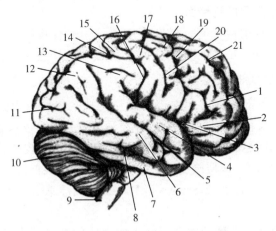

1. 额下沟；2. 额下回；3. 外侧沟；4. 颞上回；5. 颞上沟；6. 颞中回；7. 颞下回；8. 颞下沟；9. 延髓；10. 小脑；11. 枕横沟；12. 角回；13. 缘上回；14. 顶上沟；15. 顶上小叶；16. 中央后沟；17. 中央后回；18. 中央前回；19. 中央前沟；20. 中央沟；21. 额上沟

图2-6　大脑半球外侧面的沟和回

5. 大脑半球内侧面的沟和回

在大脑半球的内侧面，中央前回、后回自半球上外侧面延续到半球内侧面的部分称为中央旁小叶。在胼胝体的后方，有一条向后走向枕叶后端的深沟，称为距状沟，此沟与顶枕沟中部相遇。在胼胝体与半球上缘之间，有一条与两者平行的沟，称为扣带沟。扣带沟与胼胝体之间的回为扣带，其后端变窄，并弯向前方，连接海马旁回。海马旁回的前端弯成钩形，称为钩（图2-7）。

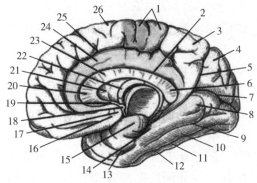

1. 中央旁小叶；2. 胼胝体沟；3. 楔前叶；4. 楔叶；5. 顶枕沟；6. 胼胝体压部；7. 距状沟；8. 舌回；9. 侧副沟；10. 枕颞内侧回；11. 枕颞沟；12. 枕颞外侧回；13. 嗅脑沟；14. 海马旁回；15. 钩；16. 胼胝体下区；17. 终板旁回；18. 前联合；19. 胼胝体嘴；20. 胼胝体膝；21. 透明隔；22. 穹隆；23. 胼胝体干；24. 扣带回；25. 扣带沟；26. 额上回

图2-7　大脑半球内侧面的沟和回

6. 大脑半球下面的沟和回

在额叶下面的前内侧有一椭圆形的嗅球，内有嗅细胞，接收嗅神经。它的后端变细，为嗅束，嗅束向后扩大，为嗅三角（图2-8）。

（二）大脑半球的皮层结构

大脑半球由外部的皮质和内部的髓质构成。皮质由大脑神经元构成，颜色为灰色，故又称为灰质，是中枢神经系统发育最为复杂和完善的部位。大脑表面的沟和回起伏增加了大脑的表面积。人类大脑皮质总重量约600g，总面积约为2200cm^2。皮层厚度在1.5~4.5mm（中央前回最厚，枕叶距状裂底最薄），平均厚度为2.5mm，其中1/3暴露于表面，2/3位于沟壁和沟底。

大脑皮质由许多类型的神经元和纵横交错的神经纤维组成，内还嵌有大量的神经胶质细胞。据统计，人类的大脑皮质大约有140亿个神经元，它们按照一定的规律排成一个整体。据估计，脑细胞每天要死亡约10万个，且越不用脑，脑细胞死亡越多。神经胶质细胞的数量约为神经元的10倍，胶质细胞也有凸起，属于多突细胞，根据形态功能不同，主要分为星状胶质细胞、少突胶质细胞和小胶质细胞。神经纤维成分中，多数为联络神经元发出的负责两半球之间或同半球之间的联系纤维，少数为传入神经末梢纤维，还有少数传出神经元把皮层整合后的冲动传到各个系统的传出纤维。

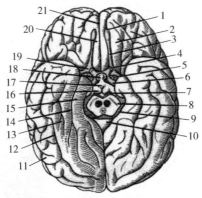

1. 嗅球；2. 眶回；3. 嗅束；4. 视神经；5. 前穿质；6. 视束；7. 动眼神经；8. 中脑；9. 海马沟；10. 胼胝体压部；11. 枕颞外侧回；12. 枕颞沟；13. 枕颞内侧回；14. 侧副沟；15. 海马旁回；16. 乳头体；17. 灰结节；18. 垂体；19. 嗅三角；20. 直回；21. 大脑纵裂

图 2-8　大脑半球下面的沟和回

1. 大脑皮质神经元分类

大脑皮质的神经元根据细胞的形态不同，可分为锥体细胞、颗粒细胞（又称星状细胞）和梭形细胞三大类。锥体细胞是大脑皮质的主要投射神经元。颗粒细胞是大脑皮质的中间神经元，构成皮质内信息传递的复杂微环路。梭形细胞数量较少，大小不一，大梭形细胞主要发出轴突，组成投射纤维或联合纤维。此外，还有一些小型细胞，位于皮层内部各层的联系中。

2. 大脑皮质的六层结构

根据进化时间的前后，大脑皮质分为原皮质、旧皮质和新皮质。原皮质包括海马回和齿状回，旧皮质为嗅球，二者发生的时间较古老，神经元排列为三层结构。新皮质在大脑半球的顶层，是最晚进化出的部分，是与智能相关的最主要部分，基本为六层结构（图 2-9）。

第 I 层为分子层，神经元小而少，主要是水平细胞和星形细胞，还有许多与皮质表面平行的神经纤维，约占皮层全厚度的 10%。

第 II 层为外颗粒层，主要由许多星形细胞和少量小型锥体细胞构成，约占全皮层厚度的 9%。

第 III 层为外锥体细胞层，此层较厚，由许多中小型锥体细胞和星形细胞组成，约占皮层全厚度的33%。

第Ⅳ层为内颗粒层，与外颗粒层相似，细胞密集，多数是星形细胞，除感觉区较厚外，其他通常为皮层全厚度的10%。

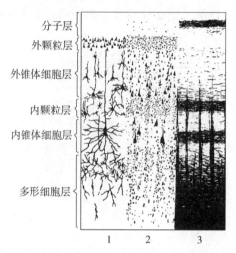

1. 银染法示神经元的形态；2. 尼氏染色示6层结构；3. 髓鞘染色示神经纤维的分布

图2-9 大脑皮质的六层结构

第Ⅴ层为内锥体细胞层，又称节细胞层，由中型和大型椎体细胞组成。在中央前回运动区，此层有巨大锥体细胞，胞体高120μm、宽80μm，称Beta细胞。其顶树突伸到分子层，轴突下行到脑干和脊髓，约占皮层全厚度的20%。

第Ⅵ层为多形细胞层，以梭形细胞为主，还有锥体和颗粒细胞，约占皮层全厚度的20%。

一般认为，Ⅰ~Ⅲ层具有皮层与各皮层之间的联络和联合功能，第Ⅳ层为接收上行纤维的冲动，第Ⅴ~Ⅵ层为传出纤维，完成传出效应。

3. 大脑皮质的功能分区

大脑皮质是脑的最重要部分，机体各种功能活动的最高中枢都与大脑皮质有定位关系，形成许多重要中枢，但这些中枢只是执行某种功能的核心部分。除了一些具有特定功能的中枢外，还存在广泛的脑区，它们不局限于某种功能，而是对各种信息进行加工和整合，完成高级的神经精神活动，被称为联络区。

由于大脑皮质各层的神经元和神经纤维的数量和分布不完全相同；有学者根据这种组织结构差异做出了大脑皮质构筑分布图，将大脑皮质分成若干个分区，每个区的大小范围不同。其中，最常用的分区是 Brodmann

（1909 年）分区。其将大脑皮质分为 52 个区，分别用数字表示，如第一躯体感觉区为 1、2、3 区，第一躯体运动区为 4 区，嗅区为 34 区，头眼运动区为 8 区，听区为 41、42 区等。Brodmann 分区的范围与皮质的沟回范围不完全相同，但大致相当（图 2–10、图 2–11）。

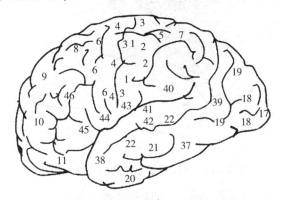

图 2–10　大脑皮质 Brodmann 脑功能分区示意图（外侧面）

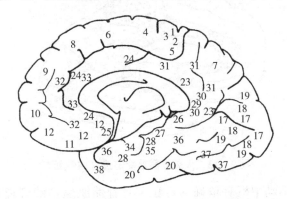

图 2–11　大脑皮质 Brodmann 脑功能分区示意图（内侧面）

（三）大脑皮层的主要功能定位

大脑皮质是调节各种功能的最高部位，不同部位调控着不同的功能，其功能定位与 Brodmann 分区大致相对应，主要有躯体运动中枢、躯体感觉中枢、视觉中枢、语言中枢、听觉中枢等（图 2–12、图 2–13）。

1. 躯体运动中枢

（1）第一躯体运动皮质中枢　在中央前回和中央旁小叶的前部，相当于 Brodmann 的 4 区。主要接收来自中央后回、小脑、丘脑腹外侧核、对侧胼胝体的部分纤维、联络和联合纤维。传出纤维有锥体束（皮质脊髓束和皮质脑干束）及锥体外系的皮质红核脊髓束、皮质顶盖脊髓束等。

主要功能：主对侧半身骨骼肌随意运动；中央旁小叶对肛门和膀胱有作用；深感觉也可至运动区。

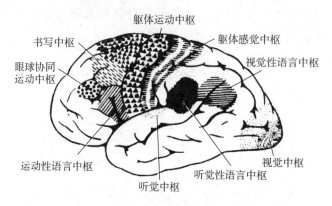

图2-12　大脑皮质功能定位（外侧面）

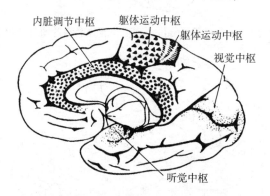

图2-13　大脑皮质功能定位（内侧面）

第一躯体运动中枢有精确的定位，对骨骼肌运动的管理有以下特点：①左右交叉：一侧运动中枢支配身体对侧骨骼肌，但眼外肌、上部面肌、咀嚼肌、咽喉肌等是双侧支配。②上下颠倒：即中央前回上部及中央旁小叶前部支配下肢肌，中央前回中部支配上肢肌和躯干肌，中央前回下部支配头颈肌。运动中枢与身体各部有一定的对应关系，犹如头在下、脚在上的人形，但头面部的投影是正位的（图2-14）。③身体各部位投影的大小与各部位形体大小无关，与运动的精细复杂程度有关。例如，手的皮质所占面积较其他部分相对大得多。

（2）运动前中枢　位于中央前回上部和额上回后上部，相当于Brodmann的6区，为锥体外系皮质中枢。它发出纤维至丘脑、基底核、红核、黑质等，与联合运动和姿势动作协调有关，也具有自主神经皮质中枢的部分功能。

（3）头眼运动中枢　位于额上回和额中回的后部，相当于 Brodmann 的 8 区，刺激此区可引起两眼同侧偏向运动，头转向对侧。

（4）运用中枢　位于顶下小叶的缘上回，相当于 Brodmann 的 40 区，主管精细的协调功能。

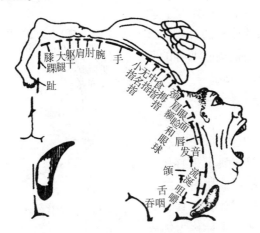

图 2 – 14　人体各部在皮质运动区的定位分布

2. 躯体感觉中枢

（1）第一躯体感觉中枢　位于中央后回和中央旁小叶的后部，相当于 Brodmann 的 3 区、1 区、2 区。此中枢接收来自背侧丘脑腹后核传来的纤维，管理躯体四肢的痛觉、温觉、触压觉等浅感觉和位置觉、运动觉等深感觉。

人体各部位在躯体感觉区的定位特点：①左右交叉：一侧中枢接收对侧身体的感觉冲动。②上下倒置：感觉冲动传入的皮质投射也是倒置的，与躯体运动中枢相似。③代表区的大小与身体各部感觉的灵敏程度相关，如手、指、唇等感觉灵敏部位的代表区面积大，而躯干的代表区面积小（图 2 – 15）。

（2）第二躯体感觉中枢　位于中央前回和中央后回的最下端，大脑外侧沟的上壁，相当于 Brodmann 的 43 区。刺激此区与刺激第一躯体感觉区相似。它代表双侧体表，以对侧为主，但尚未证明有面、口和喉部的代表区。

3. 视觉中枢

视觉中枢位于枕叶内侧面的距状沟上、下的皮质部，相当于 Brodmann 的 17 区，肉眼可见白色条纹，又名纹状区。接收来自外侧膝状体的投射，距状沟上唇接收来自视网膜上象限的投射，下唇接收视网膜下象限的投射。

视网膜中央部的黄斑投射到沟两侧皮质的后部。其特点是一侧视觉中枢接收同侧视网膜颞侧半和对侧视网膜鼻侧半的视觉冲动。

4. 听觉中枢

听觉中枢位于颞叶的颞横回部，相当于 Brodmann 的 41 区、42 区。接收内侧膝状体来的纤维。其特点是一侧听觉中枢接收两耳的听觉，以对侧为主。因此，一侧听觉中枢受损时不会引起全聋。

5. 语言中枢

语言表达是人类所特有的能力，在人类的大脑皮质上也有相应的语言中枢。一般习惯用右手的人语言中枢在左侧，因此，把具有管理语言和劳动技能的半球称为优势

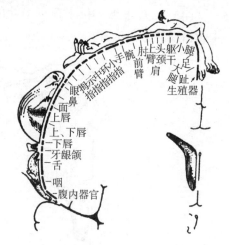

图 2-15 人体各部在皮质感觉区的定位分布

半球。正常语言的表达与听觉、视觉、运动觉、视空间功能和运动功能的完整性有关，因此，优势半球内有说话、听话、书写和阅读 4 种语言中枢（图 2-12、图 2-13）。

（1）运动性语言中枢 也称说话中枢，位于额下回后部。损伤时患者丧失说话能力，可以听懂他人的语言，与发音有关的肌肉并未瘫痪，尚能发音，临床上称为运动性失语症。

（2）书写中枢 位于额中回的后部，紧靠中央前回，管理上肢肌和手肌的运动区。损伤时患者失去写字、绘画等能力，但其他的运动功能不受影响，临床上称为失写症。

（3）视觉性语言中枢 也称阅读中枢，位于顶叶的角回。此区受损患者视觉无障碍，但看不懂已认识的文字，不理解句子的意思，从而不能阅读，称为失读症。

（4）听觉性语言中枢 也称听话中枢，位于颞上回的后部。此区能调整自己的语言和理解他人的语言。受损时患者听觉无障碍，也能说话，但不能理解他人讲话的意思，故不能正确回答问题，临床上称为感觉性失语症。

6. 嗅觉中枢

在海马旁回、钩的附近。

7. 内脏运动中枢

一般认为在边缘叶。

8. 其他中枢

（1）额叶　主肌张力和姿势、共济运动、头眼转动运动、思维、高级智力、感觉及自主神经调节功能。

（2）顶叶　主味觉、自身位置认识、精巧功能运动。

（3）颞叶　主记忆、平衡。

（4）边缘系统　与嗅觉、味觉、情绪、记忆及内脏活动有关。

（四）大脑皮层损害的定位诊断

1. 额叶损害的定位诊断

（1）精神症状：额叶损害所出现精神症状的特点为最早时记忆力减退，尤其以近记忆力减退能明显，还表现为情感冷漠、迟钝，缺乏自制性，注意力不集中。久之，出现智力明显下降，人格衰退，可见欣快症，表现喜欢开玩笑，极易激怒，行为粗鲁，有时候又出现马马虎虎，衣衫不整洁，对时间、地点及人物的定向力形成障碍，重则导致昏睡。

（2）中央前回病变：刺激性病变为痉挛发作（产生对侧上肢、下肢、面部抽搐、Jackson 癫痫）；破坏性病变表现为单瘫，上部受损产生下肢瘫痪，下部受损产生面、舌或上肢瘫痪。

（3）头眼同向运动障碍：为额中回后部及其纤维损伤，刺激性病变时，头眼转向病灶对侧；破坏性病变时，头眼转向病灶侧。一般症状不持久，当意识清楚时，其症状多不存在。

（4）运动性失语：为优势半球额下回后部受损伤。

（5）反射：有抓握反射、摸索反射、猁犬反射、勒李反射及梅尔反射减弱或消失、紧张性跖反射。

（6）违拗现象：为双侧额叶损伤。

（7）额叶性共济失调：与躯干性共济失调表现相似，主要为直立与行走障碍。原因为额叶与小脑的联系被破坏。

（8）丧失书写能力：额中回后部损伤。

（9）木僵状态：表现为紧张症。

（10）额叶底部症状：Foster-Kennedy 综合征（一侧味觉、视力下降，视神经萎缩，对侧视盘水肿）；双侧视盘水肿，突然一侧视力下降；额极肿瘤，压迫眶及眶上裂，可损伤Ⅲ、Ⅳ、Ⅶ对脑神经及三叉神经第一支，并可出现单侧凸眼。

（11）孤立性中枢性面瘫。

（12）自主神经功能障碍：偏瘫肢体浮肿、皮温变化等。

（13）前回转发作：对侧肌肉痉挛，头眼转向病灶对侧，意识障碍。

（14）旁中央小叶受损：影响双侧下肢运动区，产生痉挛性截瘫，尿潴留和感觉障碍。

2. 颞叶损害的定位诊断

（1）感觉性失语　颞上回后部病变。

（2）听觉障碍　刺激性病变为幻听，破坏性病变为听力减退。

（3）味觉、嗅觉障碍　颞叶钩回病变。钩回发作，是一种颞叶癫痫，刺激性病变为味、嗅幻觉，常具有不愉快的性质，做舔舌、咀嚼动作双侧破坏性病变可出现味觉、嗅觉减退。

（4）命名性失语　颞中、下回后部病变。

（5）共济失调　躯干性共济失调。

（6）视野变化　病灶对侧上象限盲。

（7）眩晕发作　为颞叶弥散性病变。

（8）音乐障碍　颞上回前部。

（9）双侧颞叶损害引起的精神症状　主要表现为记忆障碍、人格改变、情绪异常、精神迟钝及表情淡漠，见于脑炎后遗症或脑变性疾病。

（10）自动症　为叶癫痫的一种，发作时出现不受意识支配的活动，如伤人、毁物、自伤、冲动、裸体等精神兴奋表现，以及其他无目的的活动，如口唇乱动、咀嚼、吞咽、头眼扭转、摄食行为异常等。

颞叶癫痫症状复杂，可出现神志恍惚、语言错乱、精神运动性兴奋、情绪和定向力障碍、幻觉、错觉、记忆力缺损等。基本症状为记忆力障碍，其他还可出现梦幻感、惊恐、复视、色视症、环境熟悉感、环境生疏感等，均为颞叶癫痫。

3. 顶叶损害的定位诊断

（1）中央后回病变　为皮质感觉中枢，受损以感觉症状为主。

刺激性病变：为感觉性皮层性癫痫，对侧身体局限的感觉性癫痫发作，常为针刺、电击或疼痛从一处向邻近部位扩展或扩展至中央前回运动区，这里感觉短暂反复发作。

破坏性病变：为皮层（复杂）感觉障碍引起的精细感觉障碍，包括两点辨别觉、实体觉、触觉滞留、皮肤定位觉倒错等。

（2）体像障碍　病变在非优势半球的顶、枕叶交界处损害，患者视觉、痛温觉和本体觉完好，却不能感知躯体各部位的存在、空间位置及各组成部分间的关系，表现为偏侧忽视、痛觉缺失、手指失认、幻肢现象等。

（3）失用症　为优势半球顶叶缘上回损伤，复杂技能障碍。

（4）失读症　优势半球顶叶角回损伤，在顶叶与颞叶交界处，多合并健忘性失语。

（5）触觉忽略　任意一侧的顶叶病变，表现为对侧半身感觉异常发作。

（6）病灶对侧象限性偏盲　顶叶病变损害视辐射上部。

4. 枕叶损害的定位诊断

（1）距状裂周围的皮质受损　①刺激性病变：不成形的幻视发作，如闪光、暗影、色斑、白点等。②破坏性病变：两眼对侧视野同向偏盲或象限盲（一侧损害有黄斑回避），对光反射不消失。

（2）视中枢周围区病变　①刺激性病证：成形的幻视发作。②破坏性病变：视觉失认，可有对侧视野中物体的视觉忽略。

（3）头眼同向运动障碍　刺激性病变头眼转向病灶对侧，一般很少出现。

（4）皮质盲　两侧枕叶病变，表现为视觉完全丧失，强光刺激不瞬目，对光反射存在，眼底正常。常见于窒息或脑缺氧后的病变。

5. 岛叶损害的定位诊断

岛叶的功能与内脏感觉运动有关，刺激人的岛叶可以引起内脏运动的改变，如唾液分泌增加、恶心、呃逆、胃肠蠕动增加饱胀感等。该叶损害多引起内脏运动和感觉障碍。

（五）大脑半球的内部结构和功能

大脑皮质的深面为大脑髓质，又称白质，是由大量的神经纤维构成的。白质内埋有许多神经细胞组成的灰质核团，称为基底节。半球内还有左右对称的腔隙，称为侧脑室。

1. 大脑白质内神经纤维的分类

根据纤维长短和行走方向的不同，大脑白质内的神经纤维可分为三类。

（1）联络纤维　为同侧半球皮质各部分间相互联系的纤维。

（2）连合纤维　为连接左、右大脑半球皮质的横行纤维，其中最主要的为胼胝体。

（3）投射纤维　为大脑皮质与皮质下结构的上、下行纤维，大多经过内囊。

2. 基底核

基底核是埋藏在大脑底部白质内的灰质核团，包括尾状核、豆状核和杏仁体等。尾状核和豆状核合称为纹状体。

尾状核长而弯曲，蜷伏在背侧丘脑上方，分为头、体、尾三部分。豆状核位于岛叶的深部，背侧丘脑的外侧，被白质分为内外两部分，内侧颜色较浅，称为苍白球，是纹状体中古老的部分，又称旧纹状体；外侧颜色较深，称为壳核，壳核和尾状核在进化上较新，合称为新纹状体。纹状体是锥体外系的重要组成部分，参与躯体的随意运动调节，不仅可下调节肌张力，还可调节体温和糖代谢，管理丘脑下部的自主神经中枢。旧纹状体损伤时表现为肌肉强直，随意运动减少，面部肌肉呈无表情状态，头部或肢端出现震颤，即帕金森病。新纹状体病变时表现为肌张力减退、出现不自在的无规律的过多过快震颤，称为舞蹈症。

杏仁体位于海马旁回钩内，与尾状核的尾部相连接。杏仁体为边缘系统的皮质下中枢，与调节内脏活动和情绪有关。

3. 内囊

内囊是位于尾状核、豆状核和背侧丘脑之间的上、下纤维密集而成的白质区。在大脑半球的水平切面上，呈"＞＜"，可分为内囊前肢、内囊膝部和内囊后肢三部分。内囊前肢位于尾状核与豆状核之间；内囊后肢较长，位于背侧丘脑与豆状核之间；内囊膝部是前后肢相交的拐角处。脑干、脊髓的上、下行传导束在内囊部有定位关系，如经过内囊前肢的投射纤维主要有额桥束；经过内囊后肢的投射纤维有皮质脊髓束、皮质红核束、丘脑皮质束，后肢的后部有听辐射和视辐射。当内囊发生病变时，可出现对侧半身运动瘫痪、感觉障碍和对侧同向偏盲（图2-16）。

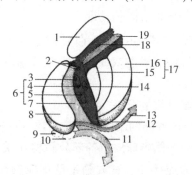

1. 尾状核头；2. 皮质核束；3. 上肢；4. 躯干；5. 下肢；6. 皮质脊髓束；7. 丘脑中央辐射；8. 背侧丘脑；9. 内侧膝状体；10. 外侧膝状体；11. 视辐射；12. 顶枕颞桥束；13. 听辐射；14. 皮质红核束；15. 苍白球；16. 壳核；17. 豆状核；18. 额桥束；19. 丘脑前辐射

图2-16　内囊模式图

4. 侧脑室

侧脑室左右各1个，位于大脑半球的内部，延伸至半球的各个叶内，经左右室间孔与第三脑室相通。室腔内有脉络丛，可产生脑脊液。

二、间脑

间脑位于中脑与大脑半球之间，由于大脑半球高度发达，间脑除了腹面的一部分露出于脑底外，其余部分皆被大脑半球所掩盖。间脑的外侧与大脑半球的实质相连，在间脑中间有一个矢状裂隙，称为第三脑室，向下通中脑水管，向上经室间孔与侧脑室相通。间脑主要包括背侧丘脑、后丘脑和下丘脑三个部分。

（一）背侧丘脑

背侧丘脑又称丘脑，是间脑的背侧部一对卵圆形的灰质团块，其外侧紧邻内囊，下方与下丘脑相连接。丘脑是所有感觉传导的中继站，全身的感觉冲动，除了嗅觉和视觉外，都要先传入丘脑的腹侧核群中的腹后核，更换神经元后，再传到大脑皮质，因此，丘脑是皮质下高级感觉神经中枢。一侧丘脑受损害时，常见的症状是对侧半身感觉丧失、过敏或伴有剧烈的自发疼痛。

（二）后丘脑

后丘脑位于背侧丘脑后面的外下方，包括两对小隆起，称为内侧膝状体和外侧膝状体。它们分别是听觉和视觉传导的中继站。内侧膝状体接收听觉纤维，发出听辐射分布到颞叶的听觉中枢。外侧膝状体接收视束纤维，发出视辐射到枕叶的视觉中枢。

（三）下丘脑

下丘脑位于背侧丘脑的前下方，构成第三脑室的底和侧壁下半。在脑底面，下丘脑的范围从前至后为视交叉、灰结节、乳头体。下丘脑内含有许多核团，但界限不明显，界限清楚的有视上核、室旁核、下丘脑背侧内核、下丘脑腹侧内核、下丘脑后核、乳头体核等（图2-17）。灰结节向下方深处的细蒂称为漏斗，漏斗下端连接垂体。下丘脑是自主神经系统皮质下中枢，前面是副交感神经中枢，后面是交感神经中枢。同时，下丘脑与物质代谢、体温及内分泌互动的调节有密切关系。

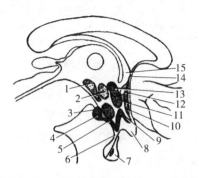

1. 下丘脑后核；2. 下丘脑背内侧核；3. 下丘脑腹内侧核；4. 乳头体核；5. 漏斗核；6. 漏斗；7. 垂体；8. 视交叉；9. 视上核；10. 视前区；11. 下丘脑前核；12. 前联合；13. 室旁核；14. 终板；15. 穹隆

图2-17 下丘脑内的主要核团

三、脑干

脑干由延髓、脑桥和中脑组成，位于颅底内面的斜坡上，上接间脑，下与脊髓相续。脑干从上向下依次与第Ⅲ至第Ⅻ对脑神经相连，中脑含第Ⅲ、Ⅳ对脑神经及核团；脑桥含有第Ⅴ、Ⅵ、Ⅶ、Ⅷ对脑神经及核团；延髓含有Ⅸ、Ⅹ、Ⅺ、Ⅻ对脑神经及核团。

（一）脑干的外形

脑干被分为腹侧面和背侧面两个面。延髓腹侧面正中有一前正中裂，裂上部两侧各有一隆起，称为锥体。锥体下方形成锥体交叉。脑桥腹侧面宽阔而膨隆，称为基底部，正中的沟称为基底沟。中脑腹侧面有一对纵行柱状结构，称为大脑脚（图2-18）。

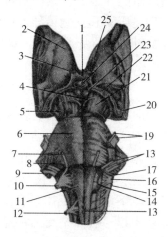

1. 视交叉；2. 尾状核；3. 视神经；4. 动眼神经；5. 滑车神经；6. 脑桥；7. 展神经；8. 小脑神经；9. 前庭蜗神经；10. 舌下神经；11. 锥体；12. 第1颈神经；13. 锥体交叉；14. 橄榄；15. 副神经；16. 迷走神经；17. 舌咽神经；18. 面神经；19. 三叉神经；20. 外侧膝状体；21. 大脑脚；22. 视束；23. 乳头体；24. 垂体；25. 背侧丘脑

图2-18　脑干的腹侧面

延髓背侧面下部有两对隆起，内侧为薄束结节，外侧为楔束结节。延髓上部和脑桥背侧面有一菱形窝。中脑背侧面有两对隆起，上方的称为上丘，是视觉反射中枢；下方的称为下丘，是听觉反射中枢（图2-19）。

（二）脑干的内部结构

脑干由灰质、白质和网状结构组成。

1. 灰质

脑干内的灰质由神经细胞构成，分散成团块，称为神经核。其中与脑神经相连的称为脑神经核，不与脑神经直接相连的统称为非脑神经核（图2-20）。

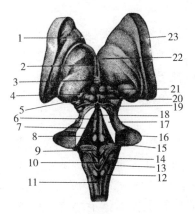

1. 尾状核；2. 第三脑室；3. 松果体；4. 内侧膝状体；5. 外侧膝状体；6. 正中沟；7. 内侧隆起；8. 面神经丘；9. 髓纹；10. 舌下神经三角；11. 后正中沟；12. 薄束结节；13. 楔束结节；14. 前庭区；15. 前庭区；16. 小脑中脚；17. 小脑上脚；18. 蓝斑；19. 滑车神经；20. 下丘；21. 上丘；22. 背侧丘脑；23. 内囊

图 2-19　脑干的背侧面

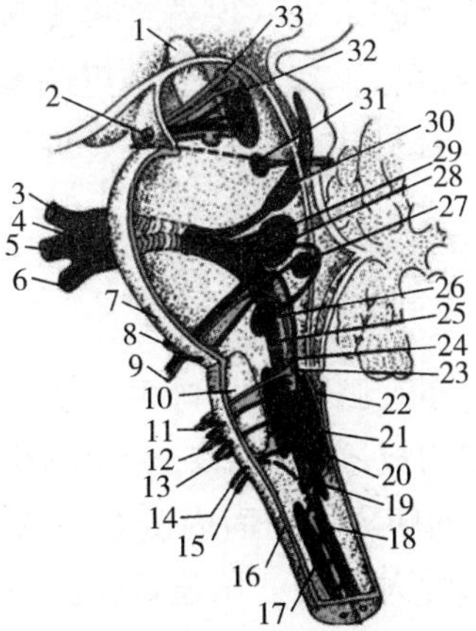

1. 红核；2. 动眼神经；3. 眼神经；4. 三叉神经；5. 上颌神经；6. 下颌神经；7. 脑桥；8. 展神经；9. 面神经；10. 橄榄核；11. 舌咽神经；12. 迷走神经；13. 副神经颅根；14. 舌下神经；15. 副神经脊髓根；16. 脊髓；17. 副神经核；18. 脊髓灰质后柱；19. 孤束核；20. 舌下神经核；21. 疑核；22. 迷走神经背核；23. 下泌涎核；24. 上泌涎核；25. 三叉神经脊束核；26. 面神经核；27. 展神经核；28. 三叉神经运动核；29. 三叉神经脑桥核；30. 三叉神经中脑核；31. 滑车神经核；32. 动眼神经核；33. 动眼神经副核

图 2-20　脑干神经核的分布

脑神经核分为运动核和感觉核，感觉核又分为躯体感觉核和内脏感觉核，运动核又分为躯体运动核和内脏运动核。这些脑神经核都位于脑干的背侧，其中躯体感觉核在最外侧，向内依次为内脏感觉核、内脏运动核和躯体运动核。

非脑神经核主要有薄束核和楔束核，位于延髓背面，是传导意识性本体觉和精细触觉的第二级神经元。黑质是大脑脚底的灰质带，内富含多巴胺，黑质病变使多巴胺缺乏是导致震颤麻痹（帕金森病）的主要原因。红核位于中脑上丘水平，因在新鲜脑干切面上显现红色而得名。

2. 白质

白质由上下行的纤维束组成。上行的纤维主要有内侧丘系、脊髓丘脑束、三叉丘脑束。下行的纤维为锥体束，是大脑皮质运动中枢发出支配骨骼肌随意运动的传导束。锥体束一部分纤维止于脑干的脑神经躯体运动核，即皮质核束，其余大部分纤维在锥体下端交叉到脊髓外侧索，即皮质脊髓侧束，少部分纤维不交叉至脊髓前索，即皮质脊髓前束。

3. 脑干网状结构

脑干内还有许多分散的神经纤维，它们纵横交织成网。网眼内散有许多神经细胞，称为脑干网状结构。网状结构是一个比较复杂的区域，联系比较广泛。网状结构进化比较古老，保持许多突触联系的形态特征，可接收来自各种感觉传导束的信息。其传出纤维可联系到中枢的各级水平，是中枢神经内一个重要的整合机构，参与躯体、内脏及睡眠、觉醒等多种机体活动。

四、小脑

小脑位于颅后窝内，在大脑半球枕叶的下方，延髓与脑桥的后方，由两侧的小脑半球和小脑蚓构成。小脑借三对小脑脚与中脑、脑桥和延髓相联系。小脑上面平坦、下面膨隆，下面内侧有一凸出部分称为小脑扁桃体。当颅内压升高时，可挤入骨大孔内，压迫延髓而危及生命，临床称为小脑扁桃体疝或枕骨大孔疝。

小脑表面的灰质称为小脑皮质，皮质深部为白质，也称小脑髓质。髓质内有四对神经核，最大的为齿状核。根据小脑上的原裂和后外侧裂，可以分为前叶、后叶和绒球小结叶。

绒球小结叶主要与前庭神经核和前庭神经联系，称为前庭小脑或原小脑，主要功能是维持身体的平衡，损害时可出现平衡失调、站立不稳。小脑蚓和半球中间区组成旧小脑，接收脊髓的信息，主要是调节肌张力。小脑外侧接收脑桥的信息，进化最晚，称为新小脑，主要是协调骨骼肌的随意运动，损害时常伴有旧小脑损伤，出现共济失调、意向性震颤、肌张力降低等（图2-21、图2-22）。

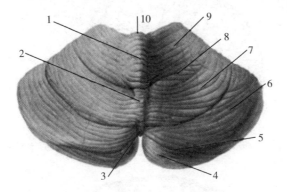

1. 山顶；2. 山坡；3. 蚓叶；4. 下半月小叶；5. 水平裂；6. 上半月小叶；7. 方形小叶（后部）；8. 原裂；9. 方形小叶（前部）；10. 中央小叶

图2-21　小脑上面观

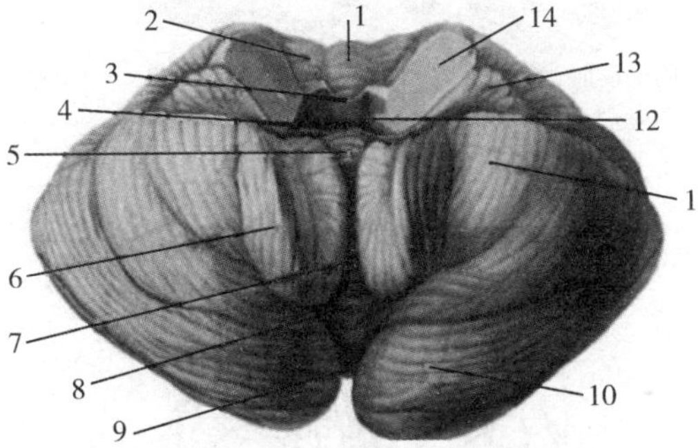

1. 中央小叶；2. 中央小叶翼；3. 前髓帆；4. 后髓帆；5. 小结；6. 扁桃体；7. 蚓垂；8. 蚓垂体；9. 蚓结节；10. 下半月小叶；11. 二腹小叶；12. 小脑上脚；13. 绒球；14. 小脑中脚

图2-22　小脑下面观

第三节　脑的血管与脑脊液循环

一、脑的动脉

脑的动脉血供来自两大系统，分别为颈内动脉系统和颈外动脉系统。供应大脑半球的动脉分支可分为皮质支和中央支。皮质支主要分布于大脑的皮质及其深面的浅层髓质。中央支穿入脑实质，供应深部的髓质，如内囊、基底节和间脑等（图2-23~图2-25）。

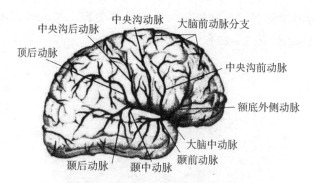

图2-23 大脑半球外侧面血液供应分布

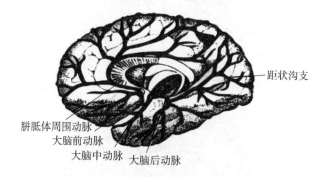

图2-24 大脑半球内侧面血液供应分布

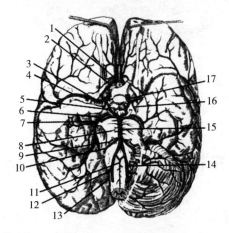

1. 前交通动脉；2. 大脑前动脉；3. 豆纹动脉；4. 大脑中动脉；5. 后交通动脉；6. 大脑后动脉；
7. 小脑上动脉；8. 脑桥动脉；9. 迷路动脉；10. 小脑下前动脉；11. 脊髓动脉；12. 小脑下后动脉；
13. 脊髓后动脉；14. 椎动脉；15. 基底动脉；16. 脉络丛前动脉；17. 颈内动脉

图2-25 大脑半球底面血液供应分布

（一）颈内动脉

颈内动脉通过颈动脉孔进入颅腔，供应大脑半球的前 2/3 及间脑的前部。其主要发出眼动脉供应眼睛及附属结构，发出大脑前动脉供应大脑的侧面，发出大脑中动脉供应大脑的上外侧面，并连接左右大脑前动脉的前交通动脉。此外颈内动脉还发出后交通动脉及脉络丛前动脉，前者连接左右大脑后动脉，后者则组成脉络丛进入脑室，供应内囊和尾状核。在颈内动脉的各分支中，大脑中脉是颈内动脉干的直接延续，大脑半球所需血液的 80% 都来自此动脉，供应的区域有躯体运动、躯体感觉和语言等许多重要中枢，其中央支还供应尾状核、豆状核及内囊等处。

（二）椎动脉

椎动脉穿过颈椎横突孔，经过枕骨大孔进入颅腔，在脑桥合成基底动脉。基底动脉供应大脑半球的后 1/3、间脑后部、脑干和小脑。其主要发出小脑下前动脉和小脑下后动脉供应小脑的下面和延髓，发出小脑上动脉供应小脑的上面，发出迷路动脉及桥支供应脑桥及第Ⅷ颅神经。此外还发出大脑后动脉，皮质支供应枕叶、颞叶底面，中央支供应背侧丘脑、内外膝状体及下丘脑等。

（三）大脑动脉环

大脑动脉环又称 Willis 环，是由两侧大脑前动脉起始段、两侧颈内动脉末端、两侧大脑后动脉起始段借前交通动脉、后交通动脉共同在颅底部形成的一个动脉环。Willis 环使颈内动脉和椎 – 基底动脉沟通，当某一动脉系统血流减少或阻塞时，血液可经另一动脉系统得到代偿。

二、脑的静脉

脑静脉不与脑动脉伴行，静脉可分为深浅两种。大脑浅静脉位于脑的表面，收集皮质及皮质下白质的静脉血。浅静脉主要分为大脑上静脉、大脑中静脉和大脑下静脉三组。大脑深静脉收集大脑深部的静脉血，包括大脑内静脉和基底静脉。浅、深两组静脉血液均注入附近的硬脑膜窦，最后经乙状窦由颈内静脉出颅。颅内主要的静脉窦有上矢状窦、下矢状窦、直窦、海绵窦、横窦和乙状窦（图 2 – 26、图 2 – 27）。

三、脑脊液循环

脑室是脑内部的腔隙，包括侧脑室、第三脑室和第四脑室。每个脑室内均有脉络丛，能产生脑脊液，其中约有 95% 的脑脊液是由侧脑室的脉络

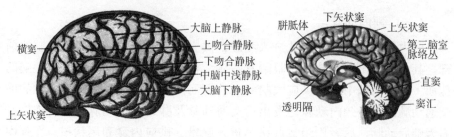

图2-26　大脑半球外侧面静脉分布　　　图2-27　大脑半球内侧面静脉分布

丛产生的。脑脊液是无色透明的液体，充满于脑室和脊髓周围的蛛网膜下腔中，形成一层水垫，具有保护脑和脊髓免受外力震荡的作用，并可维持颅内的压力。同时，脑脊液对中枢神经系统还有调节作用，可以给脑和脊髓输送营养物质，并带走其代谢产物。双侧脑室的脉络丛产生脑脊液后，经室间孔进入第三脑室，与第三脑室产生的脑脊液一起，经中脑导水管流入第四脑室，然后与第四脑室脉络丛产生的脑脊液一起，经过第四脑室正中孔和两外侧孔流入蛛网膜下腔，再经蛛网膜颗粒吸入上矢状窦，回流入静脉（图2-28）。正常情况下，脑脊液的产生和吸收是平衡的。成年人的脑脊液总量约为150mL，如果脑脊液循环的通路发生阻塞，可引起颅内压升高或脑积水。

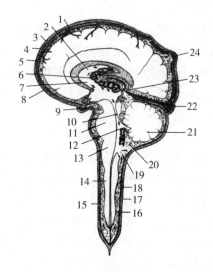

1. 上矢状窦；2. 侧脑室；3. 软脑膜；4. 蛛网膜下腔；5. 脑蛛网膜；6. 脉络丛；7. 室间孔；8. 硬脑膜；9. 垂体；10. 中脑水管；11. 脑桥；12. 第四脑室；13. 延髓；14. 脊髓；15. 蛛网膜下腔；16. 软脊膜；17. 脊髓蛛网膜；18. 硬脊膜；19. 正中孔；20. 小脑延髓池；21. 小脑；22. 窦汇；23. 大脑大静脉；24. 蛛网膜粒

图2-28　脑脊液循环模式图

第四节　神经系统的传导通路

传导通路是指高级中枢与感觉器或效应器之间的传导神经冲动的通路。由感觉器传至大脑皮层的神经通路称为感觉传导通路或上行传导通路，由大脑皮层传至效应器的通路称为运动传导通路或下行传导通路。

一、感觉传导通路

感觉包括一般感觉和特殊感觉两大类。一般感觉包括本体感觉（深感觉）、痛温觉、粗触觉和压觉（浅感觉）。特殊感觉包括视觉、听觉和平衡觉。

（一）深感觉

深感觉是指来此肌肉、肌腱和关节等运动器官在不同状态时产生的感觉。根据传导行程和功能的不同，可分为意识性本体感觉和非意识性本体感觉（图2-29）。

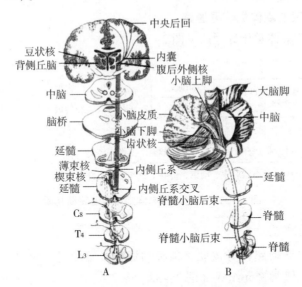

A. 意识性本体觉和精细触觉传导通路；B. 非意识性本体感觉传导通路

图2-29　深感觉传导通路

意识性本体感觉，即躯干和四肢的本体觉，包括位置觉、运动觉和振动觉，传导通路由三级神经元组成。本通路还传导精细触觉，如两点辨别觉和物体的大小、形状、粗细和纹理等。

非意识性本体感觉又称反射性深部感觉，为传入小脑的深感觉，传导通路由二级神经元组成。小脑接收冲动后，经锥体外系反射性地调节肌紧张力和协调运动，维持身体姿势和平衡。

1. 意识性本体觉和精细触觉传导通路

此通路若在内侧丘系交叉的下方或上方的不同部位发生损伤，患者在闭眼时则不能确定损伤同侧（交叉下方损伤）和损伤对侧（交叉上方损伤）关节的位置、运动方向及两点间的距离（图2－30）。

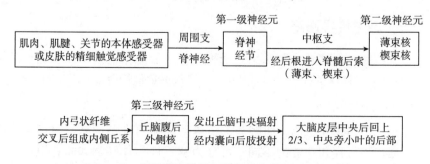

图2－30 意识性本体觉和精细触觉传导通路简化图

2. 非意识性本体觉传导通路

非意识性本体觉传导通路见图2－31。

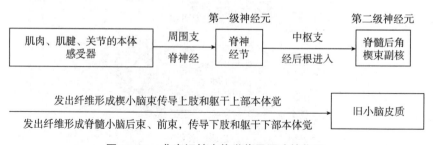

图2－31 非意识性本体觉传导通路简化图

（二）浅感觉

浅感觉传导通路传导皮肤、黏膜的痛觉，温度觉，粗触觉和压觉信号的冲动，由三级神经元组成（图2－32、图2－33）。

若脊髓丘脑侧束和脊髓丘脑前束一侧受损，受损平面以下1～2节段以下的对侧皮肤痛觉、温度觉会减弱或消失。因为后索也传导粗触觉，因而对粗触觉影响不大。

（三）头面部痛温觉、触压觉传导通路

此通路若在交叉以上损伤，对侧头面部会出现浅感觉障碍，若在交叉以下损伤，则同侧会出现浅感觉障碍（图2－34）。

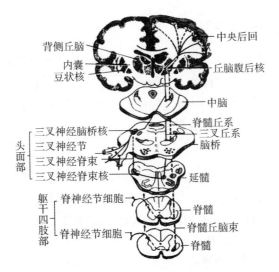

图 2-32　浅感觉传导通路

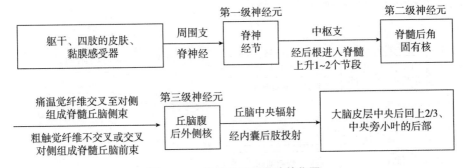

图 2-33　浅感觉传导通路简化图

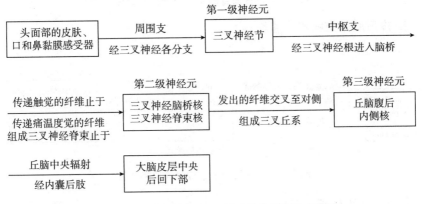

图 2-34　头面部痛温觉、触压觉传导通路简化图

二、运动传导通路

运动传导通路由上运动神经元和下运动神经元两级神经元组成。其传导通路主要为锥体系和锥体外系。锥体系主要管理全身骨骼肌的随意运动。锥体外系是调节肌张力，协调各肌群的运动，维持和调整体态姿势，保持身体平衡及执行一些粗大的随意运动。

（一）锥体系

锥体系位于中央前回和中央旁小叶前部，由巨型锥体细胞和其他锥体细胞及额、顶部的锥体细胞组成。上述神经元的轴突组成锥体束，其所发出的纤维下行到脑神经运动核的纤维束称为皮质脑干束（也称皮质核束），下行到脊髓的纤维束称为皮质脊髓束。

1. 皮质脊髓束的传导通路

若一侧皮质脊髓束在锥体交叉前受损，可引起对侧肢体瘫痪，但对躯干肌运动没有明显影响（图 2－35）。

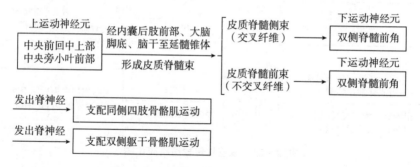

图 2－35　皮质脊髓束传导通路简化图

2. 皮质脑干束的传导通路

见图 2－36。

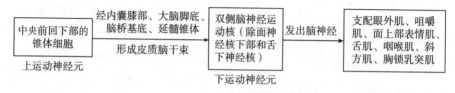

图 2－36　皮质脑干束传导通路简化图

（二）锥体外系

锥体外系是指锥体系以外影响和控制躯体运动的传导路径，结构十分复杂，包括大脑皮质、红核、黑质、背侧丘脑、纹状体、脑桥核、小脑和脑干网状结构等。锥体外系的纤维最终经红核脊髓束、网状脊髓束下行，终止于脑神经运动核和脊髓前角细胞（图 2 - 37）。

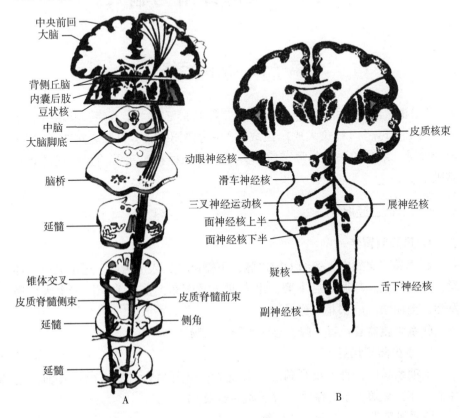

中央前回
大脑

背侧丘脑
内囊后肢
豆状核

中脑
大脑脚底

脑桥

延髓

锥体交叉
皮质脊髓侧束

延髓

延髓

皮质脊髓前束

侧角

A

皮质核束

动眼神经核
滑车神经核

三叉神经运动核
面神经核上半
面神经核下半

展神经核

疑核

舌下神经核

副神经核

B

A. 为皮质脊髓束传导通路　　B. 为皮质脑干束传导通路

图 2 - 37　锥体束传导通路

第三章　头部经络与腧穴

第一节　头部经络

《灵枢·邪气脏腑病形》云："十二经脉，三百六十五络，其血气皆上于面而走空窍。"《针灸大成》记载，"头为诸阳之会，百脉之窍"，说明头部与经脉、络脉的联系非常密切，头部经脉的循行是头针治疗疾病的理论基础。

一、十二经脉

1. 足阳明胃经

起于鼻，交頞中，旁约太阳之脉，下循鼻外，入上齿中，还出夹口，环唇，下交承浆。却循颐后下廉，出大迎，循颊车，上耳前，过客主人，循发际，至额颅。(《灵枢·经脉》)

联系脏腑器官：胃、脾、心、小肠、大肠。

2. 手少阳三焦经

上项系耳后，直上出耳角……其支者，从耳后入耳中，出走耳前，过客主人前，交颊，至目锐眦。(《灵枢·经脉》)

联系脏腑器官：三焦、心包络。

3. 足太阳膀胱经

起于目内眦，上额交颠，其支者，从颠至耳上角。其直者，从颠入络脑，还出别下项。(《灵枢·经脉》)

联系脏腑器官：膀胱、肾、脑。

4. 足少阳胆经

起于目锐眦，上抵头角，下耳后，循颈……其支者，从耳后入耳中，出走耳前，至目锐眦后，其支者，别锐眦，下大迎，合于手少阳……(《灵枢·经脉》)

联系脏腑器官：肝、胆。

5. 足厥阴肝经

连目系，上出额，与督脉会于颠。(《灵枢·经脉》)

联系脏腑器官：肝、胆、胃、脑、肺。

二、奇经八脉

1. 督脉

督脉者，上额交颠上，入络脑，还出别下项。（《素问·骨空论》）

督脉者，起于下极之俞，并于脊里，上至风府，入属于脑。（《针灸甲乙经》加上颠循额至鼻柱）（《难经·二十八难》）

联系脏腑器官：脑、肾、心、膀胱。

2. 阳跷脉

阳跷脉者，起于跟中，循外踝上行，入风池。（《难经·二十八难》）

足少阳之筋……上过右角，并绕脉而行，左络于右，故伤左角，右足不用，命曰维筋相交。（《灵枢·经脉》）

跷脉者，少阴之别，入频，属目内眦，合于太阳，阳跷而上行。（《灵枢·脉度》）

阳跷脉……与手足太阳、阳明、阳跷五脉会于睛明穴，从睛明上行入发际，下耳后入风池而终。（《奇经八脉考》）

联系脏腑器官：无直接联系，但通过交会穴与膀胱、胆、小肠、胃发生联系。

3. 阳维脉

其在头也，与足少阳会于本神，阳白，上临泣，上至正营，循于脑空，下至风池；其与督脉会，则在风府与哑门。（《十四经发挥》）

上循耳后，会于足少阳与风池，上脑空、承灵、正营、目窗、临泣，下额，与手足少阳、阳明五脉会于阳白，循头入耳，至本神而止。（《奇经八脉考》）

联系脏腑器官：无直接联系，但通过交会穴与膀胱、胆、小肠、三焦发生联系。

三、经别

1. 足太阳之正

从膂上出于项，复属于太阳。（《灵枢·经别》）

2. 足少阴之正

复出于项，合于太阳。（《灵枢·经别》）

3. 足少阳之正

以上夹咽，出颐颔中，散于面系目系，合少阳于目外眦也。（《灵枢·

经别》）

4. 足厥阴之正

合于少阳，与别俱行。（《灵枢·经别》）

5. 足阳明之正

出颒顄，还系目系，合于阳明也。（《灵枢·经别》）

6. 足太阴之正

合于阳明，与别俱行，上结于咽贯舌中。（《灵枢·经别》）

7. 手少阳之正

别入颠，入缺盆。（《灵枢·经别》）

8. 手心主之正

少阳完骨之下。（《灵枢·经别》）

四、经筋

1. 足太阳之筋

其直者，结于枕骨，上头下颜，结于鼻……其支者，入腋下，上出缺盆，上结于完骨。（《灵枢·经筋》）

2. 足少阳之筋

循耳后，上额角，交颠上，下走颔。（《灵枢·经筋》）

3. 足少阴之筋

上至项，结于枕，与足太阳之筋合。（《灵枢·经筋》）

4. 手太阳之筋

循颈，出走太阳之前，结于耳后完骨。其支者，入耳中，直者，出耳上。（《灵枢·经筋》）

5. 手阳明之筋

上左角，络头，下右颔。（《灵枢·经筋》）

五、络脉

督脉之别，名曰长强，夹膂上项，散头上。（《灵枢·经脉》）

六、头部交会穴

1. 手足三阳、督脉之会：百会穴。

2. 督脉、足太阳、阳维之会：风府穴。

3. 督脉、足太阳之会：脑户穴。

4. 督脉、阳维之会：哑门穴。

5. 督脉、足太阳、阳明之会：神庭穴。

6. 足少阳、阳明、阳维之会：头维穴。

7. 足少阳、阳明之会：颔厌穴。

8. 足太阳、少阳之会：曲鬓、天冲、头窍阴、完骨。

9. 足少阳、阳维之会：本神、目窗、正营、承灵、脑空。

10. 手足少阳、阳明、阳维之会：阳白。

11. 足太阳、少阳、阳维之会：头临泣。

12. 手足少阳、阳维、阳跷之会：风池。

13. 手足少阳、手阳明之会：角孙。

第二节 头部腧穴

一、头穴的取穴标准

关于头穴的取穴标准，《灵枢·骨度》篇中记载为"发所复者，颅至项，尺二寸"；"耳后当完骨者，广九寸"；"项发以下至背骨长二寸半"。目前临床多以《针灸甲乙经·卷三》为依据定位头顶部、前头部、侧头部及后头部的腧穴（图3-1~图3-4）。

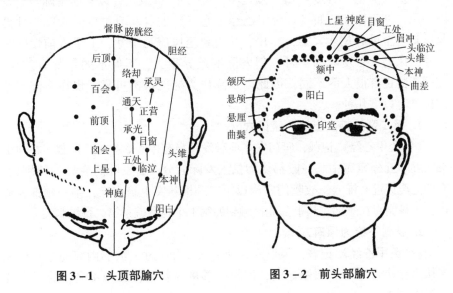

图3-1 头顶部腧穴　　　　　图3-2 前头部腧穴

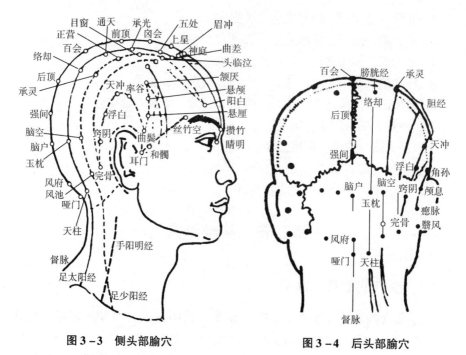

图 3 – 3　侧头部腧穴

图 3 – 4　后头部腧穴

（一）头部直寸

根据《灵枢·骨度》篇"颅至项，尺二寸"，取穴皆以从前发际至后发际一尺二寸为标准。如《针灸甲乙经·卷三》的《头直鼻中入发际一寸循督脉却行至风府凡八穴第二》中，从上星至风府为十寸，上星入前发际为一寸，风府入后发际为一寸，但发际的差异很大，不但不同年龄有差异，相同年龄也有很大的不同，因此以发际作为标准很不可靠。现在头部定寸的标准有以下几种。

1. 第二颈椎棘突上缘为哑门穴

《针灸甲乙经》记载，哑门穴在项后发际宛宛中。《铜人》记载，在项中央入发际五分宛宛中。一般都认为是入发际五分。后发际的变异性特别大，有的甚至接近大椎穴，故哑门穴当以第二颈椎棘突上缘为准，第一颈椎为寰椎，无棘突。在颈部，从上部能接触到的第1个棘突就是第二颈椎棘突。

2. 枕骨下缘为风府穴

《针灸甲乙经》记载，风府穴在项上入发际一寸，大筋内宛宛中。现在多认为在枕骨与第一颈椎之间，因第一颈椎无棘突，触摸不到，故当在枕骨下缘取之。

3. 枕骨隆凸是取穴的主要标志

枕骨隆凸，古人称之为枕骨。《医宗金鉴》曰："后山，即头后枕骨也。

其骨形状不同，或如品字，或如山字，或如川字，或圆尖，或月牙形，或偃月形，或鸡子形，皆属于枕骨。"《针灸甲乙经》记载："脑户，在枕骨上，强间后一寸五分。"

4. 百会在头部取最高点

百会穴在两耳自然方向连线中点，或顶骨结节连线中点，在前囟门后三寸，在枕骨隆凸前四寸半。百会穴是常用穴，不少经外奇穴以百会穴为取穴标准。《针灸甲乙经》记载：百会在前顶后一寸五分，顶中央毛中。前顶前半寸为囟会，故百会至囟会当为三寸。

5. 囟会穴是前头部穴位的取穴标准

囟会穴即前囟门。《针灸甲乙经》记载：在上星后一寸，骨间陷者中。骨间指额骨与顶尖结合处，小儿骨未合时称为囟门，长成后多留一凹陷或其他痕迹。

6. 囟会至眉间为五寸

上星、神庭等当以此为准。

（二）头部横寸

《针灸甲乙经》记载，耳后当完骨者，广九寸。其可作为头部横寸标准，但临床应用较少。从神庭至头维为四寸半。《针灸甲乙经》记载，头维在额角发际（《铜人》作入发际），夹本神两旁，各一寸五分。因额角发际的变异很大，因此不宜作为取穴标准。在神庭与头维之间，头临泣穴直对瞳孔，因此可认为两瞳孔之间为四寸半，以此长度测量，正好是从眉间棘至额骨颧突的外缘，相当于丝竹空穴处，故头维穴在丝竹空穴直上。

二、经穴

（一）督脉

1. 哑门——督脉、阳维之会

【别名】喑门、舌横、舌厌、舌根、厌舌、横舌、舌肿。

【位置与取法】《针灸甲乙经》："在后发际宛宛中。"《铜人》："项中央，入发际五分宛宛中。"哑门在第一二颈椎之间，第一颈椎无棘突，能触摸到的是第二颈椎棘突，其上缘是哑门穴。《头皮针穴名国际标准化方案》中的枕下旁线为玉枕透天柱。哑门穴与天柱穴一平，故将哑门、风府、风池、天柱皆列为头部腧穴。

【主治】①舌缓不语，喑哑。②头痛，头重。③寒热。④脊强反折，风痉，癫痫。⑤中风，尸厥。⑥衄血。⑦痰核，瘰疬。⑧善噫，呕吐。

2. 风府——督脉、足太阳、阳维之会

【别名】舌本、鬼枕、鬼穴、鬼林、热府、惺惺。

【位置与取法】《针灸甲乙经》："在项上入发际一寸，大筋内宛宛中，疾言其肉立起，言休其肉立下。"当枕骨下缘与第一颈椎之间取之。

【主治】①外感头痛，寒热，颈项强痛。②目眩，眩晕。③咽喉肿痛。④暴喑。⑤呕吐。⑥鼻衄。⑦黄疸。⑧癫狂。⑨中风不语、半身不遂。

3. 脑户——督脉、足太阳之会

【别名】会额、合颅、西风、迎风、仰风。

【位置与取法】《针灸甲乙经》："在枕骨上，强间后一寸五分。"《医宗金鉴》："风府上一寸五分。"当枕骨隆突上缘取之。

【主治】①恶寒，头痛，头重，头肿。②风眩。③目痛，目赤，不能远视。④癫，狂，痫，瘛疭。⑤喑哑。⑥足癣。

4. 强间

【别名】大羽。

【位置与取法】《针灸甲乙经》："在后顶后一寸五分。"从百会至脑户分三等份，中间两个穴，从下向上为强间、后顶。

【主治】①头痛，项强。②癫，狂，瘛疭。③口喎。④眩晕，心烦，呕吐。⑤足癣。

5. 后顶

【别名】交冲。

【位置与取法】《针灸甲乙经》："百会后一寸五分，枕骨上。"取法见强间穴。

【主治】①头痛，项强，恶风寒。②癫，狂，瘛疭。③目眩。

6. 百会——督脉、手足三阳、足厥阴之会

【别名】三阳五会、颠上、顶山、天满、泥丸宫、维会、鬼门、天山、岭上、三阳、五会、顶上回毛、顶上旋毛、螺纹。

【位置与取法】《针灸甲乙经》："前顶后一寸五分，顶中央旋毛中，陷可容指。"《神农经》："去前发际五寸，后发际七寸。"《医宗金鉴》："两耳尖顶陷中，当头部最高点。"耳自然方向直上中点。

【主治】①头痛，风头重，顶上痛。②癫，狂，痫，痉。③中风，半身不遂，失语，尸厥。④耳聋，耳鸣，眩晕，鼻塞。⑤脱肛，阴挺。⑥惊悸，健忘，痴呆。⑦疟疾，泄泻，痢疾。⑧脱发。⑨崩漏。

7. 前顶

【位置与取法】《针灸甲乙经》："在囟会后一寸五分，骨间陷者中。"

当百会与囟会之间取之。

【主治】①癫，狂，痫，瘛疭，小儿惊风。②头顶痛，恶风寒。③中风。④眩晕。⑤失眠，健忘。⑥鼻多清涕。

8. 囟会

【别名】鬼门、顶门、囟门、囟上。

【位置与取法】《针灸甲乙经》："在上星后一寸五分，骨间陷者中。"在冠状缝与矢状缝交点，即囟门处取之。

【主治】①头痛，颈痛，恶风寒，头皮肿。②癫，狂，痫，急慢惊风，多睡。③鼻塞，鼻痛，鼻痔，衄血，面肿。④眩晕。⑤中风，风痱，振掉。

9. 上星

【别名】鬼堂、神堂、名堂。

【位置与取法】《针灸甲乙经》："在颅上直鼻中央，入发际一寸陷者中，可容豆。"发际与囟会之间取之。发际变异或不明显，当以眉间至囟会五寸计算。

【主治】①头痛，热病，疟。②癫，狂，痫。③目痛不能远视，鼻衄，鼻中息肉。④眩晕。⑤中风。

10. 神庭——督脉、足太阳、阳明之会

【别名】发际。

【位置与取法】《针灸甲乙经》："在发际，直鼻。"《外台秘要》："在发际五分直鼻。"

【主治】①头痛，寒热。②癫，狂，痫，惊悸，不寐，痴呆。③中风，半身不遂，口噤不言，流涎自出。④目肿，目翳，目泪出，目不能视。⑤鼻衄、清涕。⑥腹胀，胸闷，胸痹，喘喝。⑦腰脊痛。⑧阴囊瘙痒。

（二）足太阳膀胱经

1. 眉冲

【别名】小竹。

【位置与取法】《针灸大成》："直眉头上，神庭、曲差之间。"

【主治】古代对此穴记载甚少，现代头针多用于治疗上焦病，也可用于治疗眩晕及脑病。

2. 曲差

【别名】鼻冲。

【位置与取法】《针灸甲乙经》："夹神庭两旁各一寸五分。"在发际，神庭至头维为四寸半，穴在内1/3交点处。

【主治】①头痛，身热汗不出。②目不明，视物不清。③鼻衄，鼻塞，鼻疮。④项肿。⑤喘息不解。⑥中风及其他风邪。

3. 五处

【别名】巨处。

【位置与取法】《针灸甲乙经》："在督脉旁，去上星一寸半。"上星入发际一寸，当曲差上五分取之。

【主治】①痉，瘈疭，癫，狂，痫。②头风，头重，头热，目眩，目不明。

4. 承光

【位置与取法】《针灸甲乙经》："在五处后二寸（《铜人》：为一寸五分）。"距中线一寸半，入发际二寸半取之。

【主治】①头痛，热病汗不出。②鼻塞流涕。③青盲，远视不明，目生白膜。④中风，风眩。⑤口㖞。⑥呕吐、心烦。

5. 通天

【别名】天血、天旧、天伯。

【位置与取法】《针灸甲乙经》："在承光后一寸五分。"

【主治】①头痛，头重，面肿。②鼻塞，鼻衄，鼻痔。③颈项强。④中风，口㖞。⑤癫狂。⑥瘿气。⑦眩晕。

6. 络却

【别名】强阳、脑盖、络郄。

【位置与取法】《针灸甲乙经》："在通天后一寸三分（《千金翼方》等均为一寸五分）。"

【主治】①癫，狂，痫，瘈疭，恍惚不乐。②头眩，耳鸣。③青风内障，目无所见，目妄见。

7. 玉枕

【位置与取法】《针灸甲乙经》："在络却后七分（《铜人》作一寸五分），夹脑户旁一寸三分，起肉枕骨。当天柱直上，平脑户取之。"

【主治】①头痛，头重，项强痛，恶风，寒热。②目痛不能视。③癫，狂，痫。④眩晕，呕吐。⑤鼻塞。

8. 天柱

【位置与取法】《针灸甲乙经》："夹项后发际，大筋外廉陷者中。平哑门，斜方肌外缘。"

【主治】①头痛，头重，热病汗不出。②颈、项、背、腿痛。③癫，狂，痫，暴卒，小儿惊痫。④目痛，泣出。⑤咽肿难言。⑥鼻塞。⑦诸风。

（三）足阳明胃经

头维——足阳明、少阳、阳维之会

【别名】颡大。

【位置与取法】《针灸甲乙经》："在额角发际，夹本神两旁各一寸五分。"《针灸大成》："神庭旁四寸五分。"《经穴概要》："咀嚼时动处取之，当丝竹空直上，平神庭。"

【主治】①偏头痛。②目痛，视物不清，眼睑眴动。③喘逆烦满呕吐。④脱发。⑤中风，失语，难言。

（四）足少阳胆经

1. 角孙——手足少阳、手阳明之会

【位置与取法】《针灸甲乙经》："在耳郭中间上，开口有孔。"《经穴纂要》："将耳翼前折取穴于耳角处。"

【主治】①偏头痛。②耳病。③牙齿疾病。

2. 颔厌——手足少阳、足阳明之会

【位置与取法】《针灸甲乙经》："在曲角颞颥上廉。"《经穴纂要》："欲求此穴则先定头维与曲鬓穴，而后得之，即以绳当头维、曲鬓穴截断之后，第一折处是颔厌，第二折处是悬颅，第三折处是悬厘。"

【主治】①头痛身热，偏头痛。②眩晕。③目无所视。④耳鸣。⑤惊痫。⑥颈痛，手腕痛，厉节风。⑦失语。

3. 悬颅

【别名】髓空。

【位置与取法】《针灸甲乙经》："曲角颞颥中。"取法见颔厌。

【主治】①偏头痛、引目外眦，头痛。②热病烦满汗不出。③齿痛，鼽，目昏，瞑目，面赤肿。④眩晕。⑤中风失语。

4. 悬厘——手足少阳、足阳明之会

【位置与取法】《针灸甲乙经》："在曲角颞颥下廉。"取法见颔厌。

【主治】①热病。②偏头痛，目锐眦痛。③齿痛。④癫疾。⑤眩晕，耳鸣。⑥失语。

5. 曲鬓——足太阳、少阳之会

【别名】曲发。

【位置与取法】《针灸甲乙经》："在耳上，入发际曲隅陷者中，鼓颔有空。"当耳前鬓发后缘直上，平角孙处取之。

【主治】①头痛，项强。②牙痛，口噤不开，口喝。③暴喑。④中风半身不遂。⑤眩晕，失语。

6. 率谷——足太阳、少阳之会

【别名】蟀谷、耳角、率角。

【位置与取法】《针灸甲乙经》："在耳上入发际一寸五分。"《针灸大成》："嚼而取之，当耳尖直上，颞肌上缘。"

【主治】①头痛，偏头痛。②醉酒风。③膈胃寒痰。④小儿急慢惊风。⑤目眩，烦满呕吐，失语。

7. 天冲

【别名】天衢。

【位置与取法】《针灸甲乙经》："在耳上角前三分。"《十四经发挥》："耳后发际上二寸。"耳根后发际直上平率谷。

【主治】①癫疾风痉。②惊悸。③头痛。④瘿气。

8. 浮白——足少阳，太阳之会

【位置与取法】《针灸甲乙经》："在耳后入发际一寸。"从天冲至完骨共有两穴，其上折为浮白，其下折为窍阴。

【主治】①头痛，寒热。②喉痹。③牙痛，目痛，耳聋，耳鸣。④肩背不举，足缓不收。⑤胸满咳逆喘息。⑥颈项痛肿及瘿气。

9. 头窍阴——足少阳、太阳之会

【位置与取法】《针灸甲乙经》："在完骨上、枕骨下。"取法见浮白。

【主治】①头痛，项痛，四肢转筋。②目痛，耳痛，耳鸣。③喉痹，舌强。④胁痛咳嗽，口苦。⑤痈疽。

10. 完骨——足少阳、太阳之会

【别名】枕骨。

【位置与取法】《针灸甲乙经》："在耳后入发际四分，乳突后下缘取之。"

【主治】①头痛，颈项强痛。②口㖞，牙痛，口噤，耳后痛，颊中、头面肿。③足痛不收，失履。④癫，狂，疟。

11. 本神——足少阳、阳维之会

【别名】直耳。

【位置与取法】《针灸甲乙经》："在曲差两旁各一寸五分，在（《铜人》作入）发际，在神庭旁三寸取之。"

【主治】①头痛，颈项强痛。②目眩。③癫疾，小儿惊痛。④胁肋痛。⑤偏风。⑥崩漏，遗尿。

12. 阳白——手足阳明、少阳、阳维之会

【位置与取法】《针灸甲乙经》："在眉上一寸，直瞳子。"

【主治】①头痛，项强，发热恶寒。②目痛，目赤红肿，雀目，远视。

13. 头临泣——足太阳、少阳、阳维之会

【别名】临泣。

【位置与取法】《针灸甲乙经》："当目眦直（王冰作瞳子直）上入发际五分陷中，当头维与神庭之间取之。"

【主治】①眉头痛。②恶寒，身痛。③目眩。④鼻塞。⑤目痛，目翳，多泪。⑥疟。⑦中风。⑧惊病。⑨胃肠病。

14. 目窗——足少阳、阳维之会

【别名】至荣、至营。

【位置与取法】《针灸甲乙经》："在临泣后一寸。"瞳孔直上，入发际一寸半。

【主治】①头痛，头面浮肿。②目瞑青盲，目赤痛，目翳，目眦赤痛。③眩晕。④龋齿肿。⑤热病汗不出。⑥中风。

15. 正营——足少阳、阳维之会

【位置与取法】《针灸甲乙经》："在目窗后一寸。"

【主治】①头痛，恶风寒。②齿痛。③目眩。④中风。

16. 承灵——足少阳、阳维之会

【位置与取法】《针灸甲乙经》："在正营后一寸五分。"正中线与顶骨节结之间，入发际四寸。

【主治】①头痛，恶寒。②鼻塞鼽衄。③目痛。④中风。

17. 脑空——足少阳、阳维之会

【别名】颞颥。

【位置与取法】《针灸甲乙经》："在承灵后一寸五分，夹玉枕骨下陷者中。"《素问·气府论》注云："夹枕骨后，枕骨上。风池直上平脑户。"

【主治】①头痛，偏头痛，颈项强。②眩晕。③目痛。④鼻痛，鼻管疽。⑤劳疾羸瘦，心悸。⑥癫疾。

18. 风池——手足少阳、阳维、阳跷之会

【别名】热府。

【位置与取法】《针灸甲乙经》："在颞颥后发际陷者中。"《类经图翼》："耳后陷中，后发际大筋外廉。"当枕骨下缘，胸锁乳突肌与斜方肌之间取之。

【主治】①热病，温病。②腰痛，颈痛，项强。③目赤痛，多眵䁾，目内眦赤痛。④鼽衄，耳塞。⑤癫，狂，痫。⑥眩晕，中风。⑦疟，瘿。

三、经外奇穴

1. 四神聪

【位置与取法】百会前、后、左、右各一寸。

【主治】①头痛，眩晕。②失眠，健忘。③癫，狂，痫。④中风，半身不遂。⑤耳鸣。

2. 前（后）神聪

【位置与取法】百会前（后）一寸。

【主治】①头痛，眩晕。②失眠，健忘。③癫痫，中风。

3. 大门

【位置与取法】枕外隆凸上一寸。

【主治】猥腿风。

4. 天聪

【位置与取法】入前发际二寸七分。一说以绳量鼻至发标，折两段，取一段，从发际上量尽处是穴。

【主治】伤寒。

5. 额上

【位置与取法】入前发际一寸二分。

【主治】小儿暴痫。

6. 督脉

【位置与取法】入前发际二寸（即囟会穴）。

【主治】小儿暴痫，小儿身强，角弓反张。

7. 囟中

【位置与取法】入前发际一寸五分。

【主治】小儿暴痫。

8. 天庭

【位置与取法】入前发际五分（即神庭穴）。

【主治】头部疔疮。

9. 前发际

【位置与取法】前发际正中。

【主治】头风，眩晕，痫久不愈。

10. 额中

【位置与取法】印堂上一目寸。

【主治】眩晕，呕吐，面痛，口㖞。

11. 目飞

【位置与取法】入发际一分。

【主治】衄血，烦痛，心悸，怔忡，鼻衄，流泪。

12. 印堂

【位置与取法】眉间。

【主治】头重，头痛，鼻疾，小儿惊风，产后血晕，目疾，眩晕。

13. 明堂

【位置与取法】哑门与风府之间。

【主治】头项痛，衄血，感冒，癫狂。

14. 寅门

【位置与取法】以绳量鼻至发际，折三段，取一段从前发际上量，尽处是穴。

【主治】马黄，黄疸。

15. 颞颥

【位置与取法】眉梢与外眦之间。

【主治】温病时邪，头痛且晕，口㖞，一切目疾。

16. 太阳

【位置与取法】眉梢与外眼角之间后一寸。

【主治】偏头痛，一切目疾。

17. 侧发际

【位置与取法】目锐眦直上入发际。

【主治】头眩，目眩，偏头剧痛，视物不清。

18. 插花

【位置与取法】额角直上入发际一寸五分。

【主治】头面疔疮，偏头痛。

19. 目明

【位置与取法】瞳孔直上入发迹处。

【主治】太阳连头痛，目赤，视物不明。

20. 夹上星

【位置与取法】上星旁开三寸。

【主治】鼻中息肉。

21. 当阳

【位置与取法】瞳孔直上入发际一寸。

【主治】头痛眩晕，目赤肿痛，感冒鼻塞，不省人事。

22. 耳上

【位置与取法】耳上发际。

【主治】瘿气。

23. 阳维

【位置与取法】耳后根之中央。

【主治】耳鸣，耳聋。

24. 翳明

【位置与取法】翳风后一寸。

【主治】目疾，耳聋，失眠。

25. 安眠

【位置与取法】翳风穴与风池穴之间。

【主治】失眠，眩晕，头痛，心悸，精神病。

26. 凤岩

【位置与取法】耳垂与哑门中点前五分。

【主治】癫狂。

第四章　于氏头针治疗中风病的穴位选择

在众多头针疗法理论的流派中，"焦氏头针"的影响最大，应用也最广，《头皮针穴名国际标准化方案》的制定也是在"焦氏头针"分区的基础上起草的。焦顺发先生是一位西医的神经科医生，他在临床实践中结合大脑的神经解剖结构和生理功能，以大脑皮层神经功能定位投射于头皮的刺激区或穴区作为针刺部位，从而达到治疗疾病的目的。焦顺发先生对于头针疗法体系的形成和发展起到了巨大的推动作用，功不可没。但关于"焦氏头针"刺激区中的胸腔区、胃区、生殖区等刺激区的划分，于致顺研究团队提出了一些质疑。"假说"须要实践来验证，于致顺教授在临床实践中发现，"焦氏头针"分区中的有些内容与事实不相符合。因此，该团队进行了系统的头针研究。

从1972年起，于致顺团队开始用"焦氏头针"中相应的治疗区治疗中风偏瘫，取得了满意的效果。但在治疗中发现，治疗区的主治与实际有不同之处：不但针刺健肢侧的"运动区"和"感觉区"治疗瘫痪效果良好，刺激患肢侧相同部位也取得了良好的效果。由此，于致顺教授对"焦氏头针"中刺激区的划分、主治开始产生疑问，并对分区、命名及治疗方法的选择等进行了大量、系统的研究。经查阅文献发现，早在《普济方》中有这样的记载："忽中风言语謇涩，半身不遂……百会、耳前发际……神效。"《乾坤生意·中风瘫痪针灸秘诀》（转引自《针灸大成》）中有"中风风邪入腑，以致手足不遂，百会、耳前发际"等记载。于致顺教授先后选择了百会透曲鬓穴、前顶透悬颅穴等治疗中风病，并进行了系统研究，如透刺研究、时效关系研究等。经过几代人的不懈努力，结合特定的丛刺方法，"于氏头穴丛刺法"逐渐形成。"于氏头穴丛刺法"是于致顺教授头穴丛刺系列研究的总结和深化，是以中医经络理论和西医学神经解剖理论为基础建立起来的以在头部相应治疗区进行"丛式"的针刺治疗，是以尖端行针和长留针为特点的治疗脑梗死的头穴针刺方法。于致顺教授在多年的临床和科研中发现，在相应的刺激区采用丛刺、长留针、间断捻转的方法治疗中风偏瘫，可显著提高临床疗效。现将于氏头穴治疗中风病的相关研究介绍如下。

第一节　于氏头穴与皮质功能区的位置关系

研究头针治疗中风病的疗效及作用，首先要弄清大脑皮质运动区和感觉区等刺激区与头部某些腧穴在位置上的关系。为此，于氏团队进行了两次临床随机测量，以明确刺激区与头部腧穴在头部外表的关系。第 1 次纳入 25 例患者，观察百会和前顶穴与头针刺激区上点的关系；第二次纳入 30 例患者，观察曲鬓穴和悬颅穴与头针刺激区下点的关系。按"焦氏头针"分区标准确定运动区和感觉区的位置，按《针灸学》二版教材确定前顶、百会、悬颅、曲鬓穴的位置，所有测量结果均取平均值。

结果表明，前后正中线（眉心至枕外隆突尖端下缘经过头顶的连线）约 32.6cm，眉心至前发际约 5.6cm，前发际至后发际约 31.6cm，眉枕线（眉中点上缘和枕外隆突尖端的头侧面连线）约 24.75cm。百会穴距感觉区上点 1.78cm，前顶穴距运动区上点前 1.05cm 处，曲鬓穴距感觉区下点 1.75cm 处，悬颅穴距运动区下点 0.58cm 处。由此可知，百会透曲鬓的连线在感觉区的后部，前顶透悬颅的连线则与运动区交叉（表 4 - 1、表 4 - 2、图 4 - 1）。

表 4 - 1　头针刺激区与百会、前顶穴的位置关系（$\bar{x}$, n = 25）　单位：cm

起算点	运动区上点	前顶穴	感觉区上点	百会穴
距前发际	11.14	10.09	12.64	14.42
距百会穴	3.28	4.33	1.78	0
距前顶穴	1.05	0	2.55	4.33

表 4 - 2　头针刺激区与悬颅、曲鬓穴的位置关系（$\bar{x}$, n = 30）　单位：cm

起算点	运动区下点	悬颅穴	感觉区下点	曲鬓穴
距眉中上缘	6.40	6.98△ 7.56*	7.9	9.65
距悬颅穴	0.58	0	0.92	2.82
距曲鬓穴	3.25	2.67	1.75	0

注：△表示前顶透悬颅穴的透针下端与眉枕线相交点和起算点的距离；＊表示悬颅穴的垂直线与眉枕线相交点和起算点的距离。

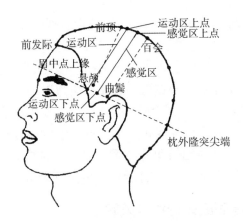

图 4 - 1 百会、前顶、曲鬓及悬颅穴与运动区和感觉区的位置关系

注：运动区上点在前后正中线中点向后移 0.5cm 处，下点在眉枕线与鬓角发际前缘相交处。上下两点之间的连线即为运动区，运动区向后移 1.5cm 的平行线为感觉区。

后又经 3 例尸体解剖检查进一步验证上述头部腧穴直下皮层与运动区、感觉区的直下皮层对应关系，结果发现，感觉区在中央后回的部位，百会透曲鬓在中央后回的后部；运动区和前顶透悬颅在头皮不完全重合，但二者都位于中央前回的部位。也就是说，运动区和前顶透悬颅在运动中枢的部位，而感觉区在感觉中枢的部位，百会透曲鬓则在感觉区的后部。

假设头针疗效是"头皮相应区"的针感冲动透过颅骨直接作用于"皮层相应区"而取得的，那么前顶透健侧悬颅的刺激部位与头针运动区基本重合，同位于中央前回的投影部，可以为治疗中风偏瘫提供依据。然而百会透健侧曲鬓的刺激部位与运动区相距较远，理论上不能治疗中风偏瘫，但临床实际却表明，上述两种透穴方法又均有治疗意义。因此，我们提出头针刺激区和头部腧穴的针感冲动传导路可能如下：从针刺的局部开始，沿着三叉神经或枕大神经传入同侧的半月神经节，继而传入脑干或脊髓颈段，再到三叉神经感觉核或薄束核，经过感觉丘系而交叉到对侧，止于对侧丘脑的后腹外侧核，再上行到对侧大脑皮层中央前回与中央后回的下部。

第二节 于氏头穴治疗中风病的特异性研究

中风在古代医书中被称为"偏枯""偏风""大厥""薄厥""厥证""仆击""半身不遂""风痱""喑痱""眩晕"等，因发病急骤，病情变化迅速，与风善行而数变的特点相似，故称为中风。现代多指脑血管疾病导致的以局部神经功能缺失为特征的疾病，主要分为缺血性疾病（脑梗死、短暂性脑缺血发作等）和出血性疾病（脑出血、蛛网膜下腔出血）两大类，也称脑卒中。

脑卒中是临床常见的危害百姓健康的一种多发病，是危及人类生命的三大死因之一，也是导致出现偏瘫、肢体功能障碍的主要疾病，给家庭和社会造成了极大的经济和生活负担。因此，积极预防和治疗中风，具有非常重要的现实意义。临床研究发现，头针治疗中风病具有特殊的疗效，而且选取的头穴不同，其作用效果也不同，具有头部穴位特异性。近年来，本团队对于氏头穴治疗中风病的穴位特异性进行了研究。

一、百会透健侧曲鬓治疗中风偏瘫

1973 年，于氏团队开始用"焦氏头针"治疗脑血管疾病偏瘫得到了满意的效果，但在实际治疗中发现，头部针刺部位的选择并不像"焦氏头针"那样严格。因此，1975 年后，于致顺教授又采用传统的头部腧穴治疗中风病，也收到了同样的效果。

（一）病例选择与分析

黑龙江中医药大学附属第二医院病房有住院患者 500 例，其中男 365 例，女 135 例；年龄 19～81 岁，平均 50 岁。病程两小时至 6 个月以上。缺血性脑血管病组均符合缺血性脑血管病的诊断标准，共 362 例，其中高血压、脑动脉硬化、脑血栓形成 312 例，分布于颈内动脉系统 297 例，椎－基底动脉系统血栓形成 15 例；脑栓塞 38 例，均定位于颈内动脉系统；脑血管内膜炎 12 例，均定位于颈内动脉系统。病程两小时至 15 天的 97 例，15～30 天 102 例，1～3 个月的 94 例，3～6 个月的 51 例，6 个月以上的 18 例。脑出血组均符合脑出血病的诊断标准，共 138 例。其中高血压脑出血 104 例（包括内囊 93 例，皮层下白质 6 例，其他 5 例）；蛛网膜下腔出血 26 例；脑血管畸形 8 例。病程 7～30 天的 38 例，1～3 个月的 67 例，3～6 个月的 26 例，6 个月以上的 7 例。

（二）观察方法

1. 穴位选择

选择瘫痪对侧的头部，即"百会透曲鬓穴"。两穴间的连线为针刺部位。

2. 操作方法

选用 28～30 号 1.5～2.0 寸毫针，消毒后沿头皮下从百会向曲鬓方向，连续分段刺入三针，约 1.5 寸深。施行快速捻转手法 200 次左右/分，连续捻转 5 分钟，休息 5 分钟；重复 3 次，约 30 分钟出针。每日 1 次，15 次为 1 个疗程，3 个疗程后评价结果。

3. 观察指标

针刺前停用与本病有关的任何药物与疗法。部分患者投以安慰剂，如维生素组。所有患者均经两个以上专科医师检查，记录其症状（头痛、眩晕）、体征（肌力、语言、感觉）、血压、脑血流图，血脂、心电、血液流变学等各项指数，分别评价针刺后即刻效应（即针刺后 5 ~ 30 分钟）与远期效应（即针刺后 30 ~ 45 天）。同时，评价肌力改善即刻效应的特点。

用单盲法选择发病不超过 7 天的 20 例脑血栓形成患者为研究对象，症状与体征基本相同。随机分为针刺组和脉通（低分子右旋糖酐）组，每组 10 人，观察两组的即刻效应。针刺组采用百会透曲鬓治疗，评价针刺后 5 分钟、10 分钟、30 分钟后肌力、症状、血压、脑血流图。脉通组静脉滴注 6 ~ 12 小时后评价症状、体征（肌力、语言、感觉）、血压、脑血流图变化，对比两组的即刻效应。

另采用单盲法随机选择 30 例患者（脑血栓形成、脑出血各 15 例）为研究对象，分为运动区组和百会透曲鬓组，均使用同样手法，45 天后评价远期效应，对比两组的症状、体征、血压及脑血流图变化。

（三）结果分析

1. 症状评价

头痛者 143 例，针刺后有效 134 例；眩晕者 131 例，针刺后有效 127 例，针刺后总有效率分别为 94% 和 89%（表 4 - 3）。

表 4 - 3　针刺百会透曲鬓对头痛和眩晕的影响（例）

症状	例数	消失	改善	无效	总有效率（%）
头痛	143	59	75	9	94
眩晕	131	45	72	14	89

2. 体征评价（肌力、语言、感觉）

（1）肌力评价　500 例患者均患有程度不同的偏瘫，针刺后除 22 例无效外，478 例均有程度不同的改善，总肌力恢复率为 90%，伴随肌力的改善，生活技能也相应得到恢复。结果：87 例患者恢复工作，占 17%；151 例患者生活可自理，占 30%，总痊愈率达 47%。肌力 0 级组，改善幅度 0 ~ Ⅲ级以上者 130 例，Ⅰ ~ Ⅱ级者 52 例；肌力 Ⅰ 级组，改变幅度 0 ~ Ⅲ级以上者 96 例，Ⅰ ~ Ⅱ级 18 例；肌力 Ⅱ 级组，改善幅度 Ⅲ级以上者 112 例；74 例肌力 Ⅲ级者针刺后达 Ⅲ 或 Ⅲ级以上者 70 例（表 4 - 4）。

表4-4　针刺百会透曲鬓对肌力的影响（例）

肌力级别	针刺前				针刺后			有效例数	总有效率（%）
	上下肢	上肢	下肢	合计	上下肢	上肢	下肢		
0级	59	96	28	183	0	1	0	182	36
I级	44	58	19	121	2	3	2	114	23
II级	54	34	34	122	3	4	3	112	23
III级	44	11	19	74	2	1	1	70	14

肌力改善即刻效应的特征：478例肌力不同程度改善的患者中，针刺后即刻效应者195例，肌力恢复幅度从0级升至III级以上者77例，占39%。这种肌力大幅度的恢复与病因、病程、血管损害的定位以及针刺手法等因素有密切关系。

肌力即刻效应的另一特点为针刺后的肌力改善多数维持1~3小时，3~24小时后肌力稍有下降（称为回跳现象）。但这种回跳现象所致肌力变化仍比治疗前的肌力有显著恢复。这种现象不影响继续治疗，同时也不影响疗效。

（2）感觉障碍的评价　500例患者中有384例为主观感觉痛觉迟钝（为偏身型与单肢型）。治疗后消失者67例，占17%；改善者134例，占35.0%，总有效率为53%。全部患者分别于针刺后30~45天，经两个医生以上的检查评定。

（3）语言障碍的评价　500例患者中有165例语言障碍，其中运动失语症95例，感觉失语症46例，混合失语17例，命名失语7例。伴假性延髓性麻痹者15例，针刺后30~45天进行评价，结果痊愈23例，占14%；改善94例，占57%；总有效率达71%。

3. 其他指标的评价

（1）对血压的影响　随机选择30例伴发高血压的患者，分别观察针刺后5分钟、10分钟、30分钟、60分钟血压的即刻效应变化。结果26例收缩压下降，平均下降17.83mmHg。1例升高，3例无变化。舒张压有20例下降，平均下降3.43mmHg，10例无变化（$P < 0.001$）。说明针刺前后的血压变化存在极显著差异。从下降数与下降幅度看，以收缩压下降为主。血压下降最大值于针刺后30分钟为著，60分钟略有回升。同时，血压变化与针刺手法有密切关系，以捻转频率快、刺激量大、患者不感到疼痛与紧张为最佳。本组病例无变化者可能与此因素有关。

（2）对脑血流图（EEG）的影响　选择20例患者，采用国产Xy型脑血流仪，应用额 - 乳突导联，观察针刺前与针刺后 5 分钟、10 分钟、30 分钟的脑血流图波型、重搏波、流入时间与波幅的变化。结果 8 例显示波型变化（4 例正弦型变为转折型，2 例倾斜型变为平顶型，2 例转折型变为陡直型），16 例重搏波发生变化（隐约转为明显 9 例，消失转为隐约 7 例），流入时间平均缩短 0.23 秒。波幅较针刺前平均提高 0.27 欧姆，说明针刺百会透曲鬓对 EEG 有非常显著的影响，主要表现为血流充盈脑血管时间缩短，波幅增高，相应的波型、波谷也发生变化，提示为血管紧张度下降，血流增多，针刺能够改善脑血液循环。在观察中我们还注意到，EEG 变化与手法关系十分密切，捻转强度大、速度快、时间长则变化显著。变化最著多发生在针刺后 10～30 分钟。这与肌力改善、血压下降是一致的。

（3）对血液流变学的影响　随机选择 20 例患者观察了针刺前与针刺后血液流变学的变化，分别于针刺前与针刺后的 30 天测定血细胞比容、血浆黏度、全血还原黏度、血沉、血沉方程 K 值五项指标，停用影响血液流变学的药物与疗法。结果 20 例患者测得的五项指数均高于正常值。针刺后除血沉外，其余四项指数均显著下降，与针刺前比较 $P < 0.05$。说明针刺有明显改善细胞集聚和降低血液黏度的作用，从而改变血液浓度、黏度和集聚状态。针刺的这种作用是通过调节机体的凝血系统与纤维蛋白原降解系统，以及细胞集聚力和血流切变力间的动态平衡实现的，这可能是针刺使中风恢复的重要因素之一。

（4）对心电图的影响　选择 15 例患者观察了针刺前与针刺后 5 分钟、10 分钟、30 分钟心电图的变化。结果除 5 例发生心率变化外，其余无变化。5 例心率变化者，4 例稍快（平均增加 7 次/分），1 例减慢。

（5）对血脂的影响　观察了 20 例患者针刺前与针刺后的血胆固醇、β-脂蛋白、甘油三酯变化，观察中停用影响血脂的药物，在针刺 45 天后采血做上述各项检查。结果针刺后两例胆固醇下降，分别为 15mg/dL 和 25mg/dL；3 例较治疗前增高，分别为 10mg/dL、15mg/dL 和 20mg/dL，其余无变化。说明本治疗对血脂影响不显著。

4. 针刺百会透曲鬓穴治疗脑血管病偏瘫与其他疗法比较

（1）与脉通（低分子右旋糖酐）组比较　本研究观察了二者间症状、肌力、血压、血流图的即刻效应，结果针刺组对脑血管病导致的头痛、眩晕、肌力改善明显优于脉通组（$P < 0.05$，$P < 0.01$）；对失语、感觉的作用二者比较 $P > 0.05$，无显著差异。对血压、脑血流的改变，观察针刺 10～30 分钟时，无论幅度，时间均显著优于脉通组（$P < 0.05$）。脑血流图平均流入时间针刺组缩短 0.4 秒，脉通组治疗前后无差异；在波幅方面，针刺组平

均较治疗前增加 0.096 欧姆，脉通组平均增加 0.001 欧姆（$P < 0.001$）。在血压方面，针刺组平均下降 31/12mmHg，脉通组平均下降 2/3mmHg（$P < 0.001$），有显著差异，说明二者作用的即刻效应，针刺组极显著优于脉通组。

（2）针刺百会透曲鬓穴与针刺运动区对症状、体征、EEG、血压远期疗效比较　二者于针刺 45 天后比较，各项指数，包括脑血管疾病的症状（头痛、眩晕）、体征（肌力、感觉、语言）、血压、脑血流图，结果均未显示出明显差异，说明百会透曲鬓穴治疗脑血管疾病所致瘫痪的各类症状，与针刺头针的运动区所获得的效应是一致的。

（四）讨论

1. 穴位（针刺部位）选择

百会透曲鬓穴治疗脑血管病瘫痪的选择是建立在经络学基础之上的。在"病在下者，高取之"和"病在下，取之上"的原则指导下，根据足少阳经筋循行特点"……直者，上出腋，贯缺盆，出太阳之前，循耳后，上额角，交颠上，下走颔，上结于颈"及手阳明经筋"……直者，上出于手太阳之前，上额角，交颠上，下走颔"的特点，以及在病理过程中的"维筋相交"现象，即"左络于右，故伤左角、右足不用的理论"，吸取古人治疗"中风，风邪入腑，以至手足不遂，取百会至耳前鬓际"，以及今人头针疗法针刺"运动区"治疗偏瘫的经验，根据百会、曲鬓二穴的位置，百会穴位于前发际上五寸，两耳尖直上交于颠的部位，曲鬓穴位于耳前发际稍后，两穴间的部位，正是足少阳与手阳明交于头侧的经筋分布区。如果这里的经筋发生了病理变化，则会导致对侧的肢体不用。通过针刺这个部位的经筋可以治疗对侧肢体的偏瘫。就百会透曲鬓穴的位置与运动区比较，也极近似，约位于运动区前 1cm 左右，与《针灸大成》记载的"百会……耳前鬓际"位置基本一致。

从头针疗法的作用上也说明了这点。头针疗法是根据现代医学大脑皮层功能定位学说以及在头皮表面投影作为取穴的标志。实践证实，头针对于偏瘫确是行之有效的疗法。纵观目前的文献，头针疗法主要治疗脑血管病偏瘫，在改善偏瘫肌力的同时，也伴随感觉、语言等其他脑损害功能的恢复。但这种作用机理，不仅中医无法解释，现代生理学也无法说明。在应用头针疗法针刺运动区治疗偏瘫的过程中我们也体会到，选择刺激区的轻微误差并不影响疗效。结果也表明，针刺百会透曲鬓对脑血管病的偏瘫、失语，感觉障碍及自觉症状，以及血压、脑血流图与血液流变学的恢复均有显著作用。与针刺运动区比较，各项指标无明显差异。所以，百会透曲髎穴治疗偏瘫不仅在中医理论上是有根据的，实践证实也是可靠的。

2. 百会透曲鬓穴治疗脑血管病偏瘫的作用机制

本研究结果显示，采用百会透曲鬓治疗脑血管偏瘫，诸多情况发生了显著改变，血压平均下降 17.83/3.43mmHg；脑血流图表现为流入时间平均缩短 0.23 秒，波幅平均增高 0.26 欧姆；血液流变学指标显示，细胞压积、血液黏度、全血还原黏度及血沉方程 K 值明显下降，相应的症状与体征也发生了显著变化。可以说，百会透曲鬓穴具有舒缩血管、调整动脉压、改善血管弹性、降低血液黏度和细胞聚集的作用，能够改善脑血循环，增加脑血流量。

这些效应的实现，可能是针刺后调节了自主神经、血管运动功能的失衡状态，抑制了交感神经兴奋性，降低了血液内的儿茶酚胺含量，恢复或改善了脑血流量的自动调节机制。同时，也调节了凝血系统与纤维蛋白原降解系统，实现了细胞聚集力与血流切变力的动态平衡。现已证实，针刺镇痛作用、针刺抗炎作用，均是通过调节机体内源性抗痛系统，以及机体非特异性抗炎功能而实现的。本研究结果也说明，针刺具有调节有机体各种功能失衡的作用，这也是针刺作用的关键所在，符合中医"调节阴阳"的理论。

二、百会透双侧曲鬓与前顶透健侧悬颅治疗中风偏瘫

头针治疗中风偏瘫的效果得到了临床的充分肯定，但是刺激区的特异性却引起了分歧。我们在采用焦氏头针运动区和头部腧穴治疗中风病的过程中发现，运动区基本位于前顶与悬颅的连续上，百会透曲鬓亦能调整运动功能。为了比较两者的疗效，我们进行了相关研究。

（一）病例选择

本研究病例均为脑血栓形成患者，共 20 例，其中男 14 例，女 6 例；发病年龄 48～76 岁；病程 2 天～3 个月者 12 例，3～5 个月者 5 例，5 个月以上者 3 例；左侧偏瘫者 7 例，右侧偏瘫者 13 例。为了显示穴位的特异性，除了统一各种条件和方法之外，我们采用了自身对照的方法，即把 20 例患者随机按不同顺序每日针刺一组穴，分别观察针刺前后的肌力变化，并记录各测定时间的痛阈值。

（二）观察方法

1. 穴位选择

甲组为百会透健侧曲鬓穴；乙组为百会透瘫侧曲鬓穴；丙组为前顶透

健侧悬颅穴，相当于运动区。

2. 操作方法

皆用 2 寸长针，常规消毒后，从上向下沿皮接力刺 3 针。每针刺入 2 寸左右，然后用双手拇指和食指把每根针大幅度（左右各两转）、快速（每分钟 300～350 次）交替捻转 1 分钟，休息 3 分钟后再照前法继续捻转。如此重复 3 次后起针，时间一般不超过 12 分钟。

3. 观察指标和仪器

观察上下肢肌力和痛阈两个指标。肌力测定采用临床常用的六级分类法。痛阈测定采用 KTC-4 型痛阈测定仪，用直流电脉冲导入氯化钾溶液，增量置于 0.1mA，间歇时间 3 秒，测定部位为上肢内关和下肢绝骨穴。在安静状态下分别观察针刺前，起针后 5 分钟、20 分钟、40 分钟的痛阈变化。

（三）结果分析

1. 肌力的变化

（1）上肢肌力的变化　结果显示，上肢肌力处于 0 级的为多，但针刺后易于提高到 1 级或 2 级，处于 3 级或 4 级的肌力不易提高到 5 级。本研究发现，上肢甲组针刺前处于 0 级肌群的共 15 例，针刺后 35 分钟再检查时减少到 8 例，而处于 1 级的比针刺前增加到 36 例；处于 4 级肌群的针刺前为 23 例，针刺后 5 级的仅增加了 3 例（表 4-5）。

表 4-5　上肢肌力的变化（$\bar{x} \pm s$，n=20）

组别	时间	上臂前屈	上臂外展	前臂屈曲	前臂伸直
甲组	针刺前	2.55 ± 1.54	2.70 ± 1.49	2.35 ± 1.46	2.30 ± 1.49
	针刺后	2.90 ± 1.54■	2.95 ± 1.43#	2.60 ± 1.24■	2.40 ± 1.54▲
乙组	针刺前	2.55 ± 1.19	2.65 ± 1.27	2.25 ± 1.10	2.05 ± 1.19
	针刺后	2.90 ± 1.21■	2.95 ± 1.32#	2.85 ± 1.09#	2.30 ± 1.30#
丙组	针刺前	2.50 ± 1.61	2.65 ± 1.60	2.55 ± 1.43	2.05 ± 1.57
	针刺后	2.85 ± 1.50#	2.95 ± 1.57#	2.90 ± 1.17#	2.25 ± 1.52▲

注：#与针刺前比较 $P < 0.05$；■与针刺前比较 $P < 0.01$；▲与针刺前比较 $P > 0.05$。

（2）下肢肌力的变化　下肢处于 0～1 级的肌群较少，处于 3～4 级的较多，针刺后前者易于提高到 2～3 级，后者比较上肢，易于提高到 5 级，但踝关节以下的肌力恢复均较差。如乙组 20 例下肢处于 0 级的肌群，针刺前有 6 例，针刺后只剩 3 例，而且都是足背屈运动肌群。处于 5 级肌群的针刺前有 9 例，针刺后增加到 12 例（表 4-6）。

表 4 – 6　下肢肌力的变化（$\bar{x} \pm s$, n = 20）

组别	时间	大腿前屈	小腿屈曲	小腿伸直	足背屈
甲组	针刺前	3.85 ± 0.75	2.95 ± 1.23	3.40 ± 1.14	2.00 ± 1.30
	针刺后	4.15 ± 0.80*	3.15 ± 1.14*	3.60 ± 1.14*	2.15 ± 1.31▲
乙组	针刺前	4.00 ± 1.05	2.95 ± 0.85	3.35 ± 1.14	1.80 ± 1.40
	针刺后	4.30 ± 1.03*	3.25 ± 0.84■	3.80 ± 0.86■	2.85 ± 1.32▲
丙组	针刺前	3.90 ± 1.07	2.90 ± 1.17	3.30 ± 1.32	2.05 ± 1.36
	针刺后	4.10 ± 0.72#	3.10 ± 0.91*	3.65 ± 0.07*	2.10 ± 1.37▲

注：*与针刺前比较 $P < 0.05$；■与针刺前比较 $P < 0.01$；▲与针刺前比较 $P > 0.05$。

由表 4 – 5、表 4 – 6 可知，三组穴位对多数肌群均有明显的调节作用，但亦有不同情况，如三组足背屈肌力变化均较差（$P > 0.05$），甲、丙二组的前臂伸肌力提高不显著（$P > 0.05$），而乙组穴影响较好（$P < 0.05$），丙组肌力变化显著性较甲、乙两组略低，原因有待研究。

三组组间比较，通过对 8 种不同运动形式的肌力数据进行方差分析后发现，F 值均小于 3.15，说明三组之间的疗效无显著性差异。

2. 痛阈的变化

从表 4 – 7 可见，瘫侧上肢的痛阈均有较大变化，针刺后 20 分钟、40 分钟均有明显和非常明显差异。上肢变化大于下肢，这可能与患者的感觉障碍上肢重于下肢有关。经方差分析比较，三组间无明显差异，说明三组穴位对偏瘫后患侧肢体痛阈的影响无显著性差异。

表 4 – 7　对瘫痪侧上下肢痛阈的影响（$\bar{x} \pm s$, n = 20）

时间（min）	部位	甲组	乙组	丙组
5	上肢	1.170 ± 0.591	1.11 ± 0.590	0.355 ± 0.694
	下肢	0.255 ± 0.315	0.305 ± 0.176	1.115 ± 0.971
20	上肢	3.310 ± 0.622▲	2.710 ± 0.631▲	1.070 ± 0.720■
	下肢	1.275 ± 0.393*	1.685 ± 0.316*	1.830 ± 0.590*
40	上肢	3.655 ± 0.690▲	3.665 ± 0.621▲	3.185 ± 0.714▲
	下肢	1.475 ± 0.544■	2.010 ± 0.571*	2.136 ± 0.790■

注：*与针刺前比较 $P < 0.02$；■与针刺前比较 $P < 0.01$；▲与针刺前比较 $P < 0.001$。

（四）讨论

头部腧穴治疗中风偏瘫始见于《内经》，发展于历代，如《针灸甲乙经》《备急千金要方》《外台秘要》《铜人腧穴针灸图经》和《圣济总录》等古典医籍中都可见到有关记载，尤其是明代《普济方》明确记载"忽中风，言语謇涩，半身不遂……穴百会，耳前发际（即曲鬓）……神效"。

本研究结果显示，三组穴位对偏瘫患者肌力的影响表现为组内差异显著（$P < 0.05$），而组间无明显区别（$P > 0.05$），证实该研究结论不但与古典医籍记载相吻合，而且在前人研究的基础上进一步证实了百会透双侧曲鬓的同等疗效，同时为前顶透双侧悬颅（双侧运动区）的同等疗效也提供了可靠依据。

三组穴的分布与效应特点对头针运动区特异性的研究有一定的提示：一从头皮上看，三组穴在瘫肢的同侧和对侧存在不同，百会透健侧曲鬓是头针运动区（前顶透健侧悬颅）后约3.28cm处的平行线，而百会透瘫侧曲鬓是在瘫肢同侧偏头的相应部位；二从解剖部位上看，前顶透健侧悬颅与运动区同位于大脑前回的投影部位，可是百会透曲鬓的直下皮层组织是上部为顶上小叶和顶下小叶，中部是缘上回，下部为颞上回和颞中回的中部，均与运动功能无太大关系。由此可知，用西医学皮层定位和锥体束交叉理论去解释头部腧穴和头针作用原理是欠妥的。头针之所以治病是因为它刺激区与头部腧穴相关，运动区治疗偏瘫的临床效果也是通过腧穴，即经络的反应系统来实现的。

研究发现，三组穴位对痛阈的影响无显著差异，可能与以下因素有关：①机体功能状态：中风偏瘫的病因病机在《灵枢·刺节真邪》中记载为"虚邪偏客于半身……营卫稍衰，则真气去，邪气独留，发为偏枯"。汉代张仲景在《金匮要略》中指出，中风的症状为"邪在于络肌肤不仁，邪在于经即重不胜"。验之临床，这些患者患侧肢体均有不同程度的半身不遂、感觉迟钝、手足欠温等症状，显然是正气不足，邪气乘虚阻闭经络是根本原因。②穴位所在部位：《灵枢·经脉》篇记载"膀胱足太阳之脉……从颠入络脑"。此外，肝经"系目系……与督脉会于颠"。阳跷脉与阳维脉绕侧头至风府，与督脉经气相会，其实亦通于脑。这三组穴位虽有前后左右之别，但都位于头部，针刺的作用均能通过经络内达脑髓，从而调节脑－奇恒之腑的气血运行。我们测定针刺后脑血流的变化也证实，三组穴位均能调节大脑的血液循环，使双侧半球的血液循环和血流量趋于平衡。③穴位所属经脉：百会、前顶同属督脉，督脉行于头项腰背中线，不仅与手足三阳经左右相交，与其他奇经也有密切关系，因而督脉是沟通与网络诸经的枢纽。再经透刺，复及阳跷与阳维脉，而使一身左右之阴阳趋于平衡。悬颅、曲鬓同属足少阳经，该经属胆络肝，肝为风脏，藏血而主筋。再加以透刺，经足太阳经，过背俞，内连五脏，故能使脏腑、经络、阴阳、气血相互协调，肌肤不仁趋于康复。

早有报道显示，头针的作用机理可以用中医学的经络理论来阐述，因为头针的每个刺激区包括了多经多穴，因此可以通过相互联系的经络来影响全身有关部位，而使其功能恢复。本研究结果显示，三组穴位彼此相距较大，但均位于头部有发的部位。百会、前顶同属督脉，督脉为"阳经之海"，与手足三阳经左右交会；悬颅、曲鬓均在足少阳经，前者为手足少阳、足阳明之会，后者为足少阳、太阳之交。"阳明者，五脏六腑之海""多气多血""主润宗筋……利机关"。太阳属膀胱经，通过背俞穴连及五脏，少阳属胆络肝，肝为风脏，藏血而主筋。因而三组穴尽管彼此相距、证型有异，但经脉所及，主治所同，针以宣通经脉，则"从阳引阴""调气""治神"，进而达到调和脏腑、疏通经络、扶正祛邪、息风疗瘫之功。

三、双侧通天和前神聪透悬厘治疗中风偏瘫

为明确头部腧穴治疗中风病偏瘫是否具有特异性，从而为针刺防治中风病提供理论依据，本试验进一步选取《头皮针穴名国际标准化方案》中的顶旁一线（健、瘫侧通天穴）和顶颞前斜线（前神聪透健、瘫侧悬厘穴）加以研究。

（一）病例选择

选取在观察期同入院的 60 例脑血栓形成患者为研究对象，其中男性 50 例，女性 10 例；年龄 35～72 岁；左侧瘫者 30 例，右侧瘫者 30 例。疗程 1 天～4 年。48 例患者经 CT 确诊，其余 12 例症状典型，体征合格，诊断明确。

（二）观察方法

1. 分组

①即刻效应：按不同顺序每人每天针刺一组穴位，包括空白对照共 4 组，每组 15 人。甲组：空白对照组（未予针刺）；乙组：健侧通天穴；丙组：瘫侧通天穴；丁组：前神聪透健侧悬厘穴。②远期效应：按入院顺序，随机分为 4 组。甲组：健侧通天穴；乙组：瘫侧通天穴；丙组：前神聪透健侧悬厘穴；丁组：前神聪透瘫侧悬厘穴。

2. 针刺方法

健侧、瘫侧通天穴，沿其经脉向后刺 1.5 寸。前神聪透健侧、瘫侧悬厘：从上向下分三段刺入，所用针具皆为 28 号 2 寸毫针。以每分钟 200 余转的速度，连续捻转 3 分钟后休息 10 分钟，如此重复两次后起针。

疗程：①即刻效应：共 3 天，每日按随机顺序针刺一组穴。②远期效应：共 23 天，为两个疗程。前 10 天为第 1 疗程，中间休息 3 天，后 10 天为第 2 疗程。

3. 观察指标

即刻效应：观察指标为肌力、关节功能、痛阈、甲皱微循环。远期效应：即刻项目的内容外，还观察血液流变学。

（1）肌力的影响　肌力的测定按六级分类法，采用主动法与被动法分别检查，主要观察上肢，以胸大肌、三角肌、肱二头肌、肱三头肌为代表；下肢以髂腰肌、股二头肌、股四头肌、胫骨前肌为代表的 8 个运动肌力。

（2）关节功能的影响　用骨科量角器分别测量针刺前与针刺后 10 分钟、治疗前与两个疗程后的关节活动情况。

（3）痛阈的影响　选用 KTC-4 型痛阈测定仪，测定上肢外关；下肢绝骨穴。

（4）甲皱微循环影响　检查前 1～2 天内用温水清洗被检部位，检查前休息 15 分钟。患者左、右手无名指涂少量香柏。用苏徐州出产的 WX-753B 型微循环显微电视系统，以 80 倍放大的显微镜下进行观察。同时用 WX783-Ⅰ型微循环血流测速仪，进行血流速的测量并记录。

（5）血液流变学　采用上海第一医学院生物物理教研室设计的毛管式血液黏度计和实验方法。检查项目有全血低切黏度、全血高切黏度、血浆黏度、血细胞比容、血沉共五项。

（三）结果分析

1. 即刻效应

（1）对肌力的影响　观察针刺前与针刺后 10 分钟的上、下肢肌力的变化情况，结果显示，上肢肌力针刺前 0 级较多，针刺后易于提高到 1～2 级；针刺前处于 2～3 级的，针刺后有不同程度的改善；针刺前 4 级的，不易提高到 5 级。下肢肌力针刺前为 1～3 级的，针刺后效果较好；针刺前为 0 级或 4 级的，效果不显著。经统计学处理，甲组针刺前、针刺后各项均无变化。其他组各项指标针刺前、针刺后的变化非常显著。组间比较结果无显著性差异 [表 4-8（1）、表 4-8（2）]。

表 4-8（1）　肌力的即刻效应（$\bar{x} \pm s$, n=15）

组别	时间	上臂前屈	上臂外展	前臂屈曲	前臂伸直
甲组	针刺前	1.68 ± 1.55	2.18 ± 1.28	2.22 ± 1.40	1.63 ± 1.57
	针刺后	1.68 ± 1.55	2.18 ± 1.28	2.22 ± 1.40	1.63 ± 1.57
乙组	针刺前	1.68 ± 1.55	2.18 ± 1.28	2.22 ± 1.40	1.63 ± 1.57
	针刺后	2.28 ± 1.62	2.70 ± 1.29	2.62 ± 1.40	1.98 ± 1.65
丙组	针刺前	1.90 ± 1.70	2.22 ± 1.47	2.27 ± 1.59	1.67 ± 1.67
	针刺后	2.27 ± 1.69	2.72 ± 1.39	2.68 ± 1.49	2.03 ± 1.79
丁组	针刺前	1.93 ± 1.70	2.17 ± 1.39	2.15 ± 1.53	1.60 ± 1.66
	针刺后	2.25 ± 1.72	2.78 ± 1.32	2.73 ± 1.45	1.98 ± 1.70

表 4-8（2）　肌力的即刻效应（$\bar{x} \pm s$, n=15）

组别	时间	大腿前屈	小腿屈曲	小腿伸直	足背屈曲
甲组	针刺前	2.87 ± 1.17	2.47 ± 1.47	2.93 ± 1.43	1.80 ± 1.80
	针刺后	2.87 ± 1.17	2.47 ± 1.47	2.93 ± 1.43	1.80 ± 1.80
乙组	针刺前	2.87 ± 1.17	2.47 ± 1.47	2.93 ± 1.43	1.80 ± 1.80
	针刺后	3.30 ± 1.06	2.85 ± 1.35	3.25 ± 1.35	2.02 ± 1.86
丙组	针刺前	3.02 ± 1.20	2.57 ± 1.48	2.85 ± 1.56	1.72 ± 1.83
	针刺后	3.48 ± 1.03	2.90 ± 1.35	3.25 ± 1.43	2.03 ± 1.90
丁组	针刺前	2.87 ± 1.23	2.43 ± 1.49	2.85 ± 1.47	1.78 ± 1.82
	针刺后	3.38 ± 1.09	2.78 ± 1.39	3.20 ± 1.35	2.03 ± 1.80

（2）对关节功能的影响　结果显示，空白对照组各项指标无差异。其他各组针刺前后，经统计学处理，除丁组足背屈一项外，其他指标针刺前、针刺后均有非常显著的差异［表 4-9（1）、表 4-9（2）］。

表 4-9（1）　关节功能的即刻效应（$\bar{x} \pm s$, n=15）

组别	时间	肩外展	肩前屈	屈肘
甲组	针刺前	56.1 ± 33.9	16.3 ± 17.3	88.6 ± 53.2
	针刺后	56.1 ± 33.9	16.3 ± 17.3	88.6 ± 53.2
乙组	针刺前	56.1 ± 33.9	16.3 ± 17.3	88.6 ± 53.2
	针刺后	60.9 ± 32.1▲	18.7 ± 17.6▲	98.9 ± 52.4▲

续　表

组别	时间	肩外展	肩前屈	屈肘
丙组	针刺前	53.7 ± 36.8	16.4 ± 17.2	82.9 ± 57.0
	针刺后	61.9 ± 36.4▲	19.4 ± 18.0▲	96.4 ± 52.5
丁组	针刺前	56.9 ± 35.0	16.3 ± 16.8	87.9 ± 55.4
	针刺后	62.0 ± 34.1▲	18.9 ± 17.1▲	100.8 ± 52.8▲

表 4-9（2）　关节功能的即刻效应（$\bar{x} \pm s$，n = 15）

组别	时间	屈髋	屈膝	足背屈	足跖屈
甲组	针刺前	68.1 ± 41.7	58.1 ± 44.1	13.8 ± 15.4	16.3 ± 18.5
	针刺后	68.1 ± 41.7	58.1 ± 44.1	13.8 ± 15.4	16.3 ± 18.5
乙组	针刺前	68.1 ± 41.7	58.1 ± 44.1	13.8 ± 15.4	16.3 ± 18.5
	针刺后	74.1 ± 40.3▲	66.0 ± 43.5▲	15.5 ± 18.8▲	17.7 ± 18.6▲
丙组	针刺前	65.8 ± 40.6	58.3 ± 44.1	13.1 ± 15.0	15.7 ± 18.3
	针刺后	70.9 ± 38.4▲	66.0 ± 43.9	14.7 ± 15.2▲	17.3 ± 18.1▲
丁组	针刺前	65.1 ± 42.3	60.7 ± 45.3	14.0 ± 15.1	18.8 ± 17.4
	针刺后	71.3 ± 40.2▲	66.1 ± 45.7▲	15.2 ± 15.9■	16.5 ± 18.1▲

注：■与针刺前比较 $P < 0.05$；▲与针刺前比较 $P < 0.01$。

（3）对痛阈的影响　结果显示，除甲组针刺前后无变化外，其余各组均使痛阈减低，且瘫侧优于健侧，上肢优于下肢（表 4-10）。

表 4-10　痛阈的即刻效应（$\bar{x} \pm s$，n = 15）

组别	时间	瘫上肢	瘫下肢	健上肢	健下肢
甲组	针刺前	0.54 ± 0.40	1.44 ± 0.27	0.42 ± 0.38	0.30 ± 0.27
	针刺后	0.54 ± 0.40	1.44 ± 0.27	0.42 ± 0.38	0.30 ± 0.27
乙组	针刺前	0.54 ± 0.40	1.44 ± 0.27	0.42 ± 0.38	0.30 ± 0.27
	针刺后	0.36 ± 0.28▲	0.32 ± 0.23▲	0.25 ± 0.17▲	0.22 ± 0.17■
丙组	针刺前	0.62 ± 0.44	0.52 ± 0.52	0.33 ± 0.32	0.28 ± 0.24
	针刺后	0.37 ± 0.26▲	0.29 ± 0.16▲	0.24 ± 0.21▲	0.21 ± 0.15▲
丁组	针刺前	0.58 ± 0.41	0.40 ± 0.23	0.33 ± 0.32	0.30 ± 0.24
	针刺后	0.51 ± 0.34▲	0.33 ± 0.21■	0.23 ± 0.17▲	0.21 ± 0.14■

注：■与针刺前比较 $P < 0.05$；▲与针刺前比较 $P < 0.01$。

（4）甲皱微循环 结果显示，甲组针刺前后无明显变化。其他各组的清晰度、管袢排列、异型管袢、袢顶瘀血等变化不显著，血流速度、血流颜色、血流形态等变化非常显著（表4-11）。

表4-11 对甲皱循环的影响（x^2，n=15）

组别	健肢				患肢			
	清晰度	管袢排列	血流颜色	血流形态	清晰度	管袢排列	血流颜色	血流形态
甲组	0	0	0	0	0	0	0	0
乙组	0.33	0.05	12.6	9.86	0.21	0.03	20.05	7.60
丙组	0.24	0	26.1	10.71	0.05	0	18.24	8.69
丁组	0.69	0	26.1	10.71	0.20	0.14	28.18	7.52

注：$x^2 = 6.635$ 时，$P = 0.01$；$x^2 = 3.84$ 时，$P = 0.05$。

2. 远期效应

（1）肌力 各组15例，经统计学处理，四组穴位对瘫侧上、下肢8个肌群，皆有非常显著的影响［表4-12（1）、表4-12（2）］。

表4-12（1） 肌力的远期效应（$\bar{x} \pm s$，n=15）

组别	时间	上臂前屈	上臂外展	前臂屈曲	前臂伸直
甲组	针刺前	1.40 ± 1.72	1.73 ± 1.75	1.87 ± 1.69	1.47 ± 1.73
	针刺后	3.33 ± 1.40	3.60 ± 1.35	3.53 ± 1.13	2.93 ± 1.49
乙组	针刺前	1.53 ± 1.60	1.93 ± 1.22	1.93 ± 1.44	1.13 ± 1.30
	针刺后	3.53 ± 1.51	3.87 ± 1.06	4.07 ± 1.03	3.47 ± 1.13
丙组	针刺前	1.27 ± 1.53	1.53 ± 1.46	1.40 ± 1.72	1.13 ± 1.64
	针刺后	3.07 ± 1.49	3.67 ± 0.98	3.40 ± 1.24	2.87 ± 1.41
丁组	针刺前	1.93 ± 1.62	2.27 ± 1.44	2.53 ± 1.51	1.93 ± 1.67
	针刺后	3.93 ± 1.28	4.13 ± 0.64	4.00 ± 0.85	3.53 ± 1.30

表4-12（2） 肌力的远期效应（$\bar{x} \pm s$，n=15）

组别	时间	大腿前屈	小腿屈曲	小腿伸直	足背屈曲
甲组	针刺前	2.33 ± 1.29	1.67 ± 1.40	2.33 ± 1.54	1.33 ± 1.68
	针刺后	4.27 ± 0.59	3.73 ± 1.10	4.07 ± 1.03	3.20 ± 1.52
乙组	针刺前	2.47 ± 1.19	2.13 ± 1.46	2.33 ± 1.50	1.60 ± 1.81
	针刺后	4.33 ± 0.62	3.53 ± 1.06	4.13 ± 1.06	3.13 ± 1.60

续 表

组别	时间	大腿前屈	小腿屈曲	小腿伸直	足背屈曲
丙组	针刺前	2.07 ± 1.44	1.73 ± 1.49	2.13 ± 1.64	1.40 ± 1.72
	针刺后	4.13 ± 0.74	3.87 ± 1.13	4.20 ± 0.86	2.87 ± 1.81
丁组	针刺前	2.93 ± 1.33	2.80 ± 1.52	3.00 ± 1.41	2.33 ± 1.84
	针刺后	4.53 ± 0.52	4.07 ± 0.80	4.40 ± 0.83	3.93 ± 1.22

（2）关节功能 经治疗四组偏瘫患者，结果显示，上、下肢的关节功能均得以改善。与治疗前相比，经统计学处理均有显著或非常显著性差异[表4-13（1）、表4-13（2）]。

表4-13（1） 关节功能的远期效应（$\bar{x} \pm s$, n = 15）

组别	时间	肩外展	肩前屈	屈肘
甲组	针刺前	40.7 ± 36.4	12.0 ± 16.0	67.0 ± 56.7
	针刺后	66.7 ± 26.9	25.0 ± 16.4	108.7 ± 46.5
乙组	针刺前	53.0 ± 37.8	16.0 ± 18.1	69.3 ± 55.2
	针刺后	78.7 ± 21.7▲	32.7 ± 14.5▲	130.7 ± 34.1▲
丙组	针刺前	38.3 ± 36.7	10.3 ± 14.7	46.0 ± 50.3
	针刺后	76.7 ± 18.8▲	25.7 ± 14.5▲	121.3 ± 37.4
丁组	针刺前	58.0 ± 33.5	17.7 ± 17.4	89.0 ± 47.6
	针刺后	81.3 ± 12.3▲	30.0 ± 14.5▲	137.0 ± 23.1▲

表4-13（2） 关节功能的远期效应（$\bar{x} \pm s$, n = 15）

组别	时间	屈髋	屈膝	足背屈	足跖屈
甲组	针刺前	41.0 ± 40.2	34.3 ± 43.3	6.30 ± 12.2	11.7 ± 16.7
	针刺后	80.3 ± 33.9	72.3 ± 41.1	22.0 ± 13.2	24.0 ± 15.3
乙组	针刺前	56.7 ± 41.6	50.3 ± 42.3	10.3 ± 14.1	12.3 ± 16.7
	针刺后	91.7 ± 29.8▲	79.7 ± 33.8▲	20.7 ± 14.3▲	28.0 ± 19.2▲
丙组	针刺前	51.0 ± 45.6	49.0 ± 47.4	12.0 ± 15.6	14.0 ± 19.0
	针刺后	87.3 ± 28.0▲	80.0 ± 34.7	20.3 ± 13.8▲	25.0 ± 19.0▲
丁组	针刺前	74.0 ± 37.5	75.3 ± 13.1	17.7 ± 15.3	23.5 ± 17.9
	针刺后	102.7 ± 23.2▲	102.7 ± 21.0▲	25.3 ± 11.3■	30.3 ± 17.2▲

注：■与针刺前比较 $P < 0.05$；▲与针刺前比较 $P < 0.01$。

（3）痛阈　结果显示，四组穴对感觉功能有良好的调节作用，不但对瘫侧肢体有效果，而且对健侧肢体也有效果，特点是瘫侧优于健侧，上肢优于下肢（表4-14）。

表4-14　痛阈的远期效应（$\bar{x} \pm s$, n=15）

组别	时间	瘫上肢	瘫下肢	健上肢	健下肢
甲组	针刺前	0.61±0.48	0.37±0.22	0.37±0.21	0.30±0.22
	针刺后	0.29±0.27	0.20±0.11	0.23±0.21	0.16±0.05
乙组	针刺前	0.61±0.36	0.64±0.44	0.31±0.14	0.37±0.22
	针刺后	0.32±0.24▲	0.30±0.26▲	0.16±0.11▲	0.19±0.12■
丙组	针刺前	0.76±0.54	0.45±0.20	0.43±0.28	0.41±0.47
	针刺后	0.31±0.26▲	0.29±0.31▲	0.19±0.21▲	0.14±0.08▲
丁组	针刺前	0.35±0.58	0.51±0.37	0.46±0.50	0.36±0.32
	针刺后	0.39±0.16▲	0.25±0.12■	0.15±0.07▲	0.11±0.06■

注：■与针刺前比较 $P < 0.05$；▲与针刺前比较 $P < 0.01$。

（4）甲皱微循环　结果显示，四组穴位对甲皱微循环均有一定的调节作用。其中管袢排列相差不显著。清晰度相差显著，特点是瘫侧优于健侧。对异型管袢、袢顶瘀血、血流速度、血流颜色、血流形态等相差显著，特点是瘫侧优于健侧，后一项是健侧优于瘫侧，但组间差异不显著（表4-15）。

表4-15　甲皱循环的远期效应（x^2, n=15）

组别	健肢				患肢			
	清晰度	管袢排列	血流颜色	血流形态	清晰度	管袢排列	血流颜色	血流形态
甲组	4.658	1.154	10.800	9.130	6	2.325	16.133	8.890
乙组	5.714	0.400	6.652	9.130	6	0.535	17.368	8.571
丙组	4.615	0.400	11.627	11.627	6	0.133	17.368	109.95
丁组	3.968	0.682	9.600	16.452	6	0.571	12.983	15.253

注：$x^2 = 6.635$ 时，$P = 0.01$；$x^2 = 3.84$ 时，$P = 0.05$。

（5）血液流变学　四组患者经治疗后，血液流变学的各项指标均有显著差异（表4-16）。

表 4 – 16   血液流变学的影响（$\bar{x} \pm s$, n = 15）

组别	时间	低切黏度	高切黏度	血浆黏度	红细胞压积	血沉
甲组	针刺前	11.3 ± 4.9	6.50 ± 1.4	3.10 ± 1.1	48.3 ± 4.9	25.9 ± 9.5
	针刺后	8.7 ± 2.9■	5.40 ± 1.9■	2.10 ± 1.0▲	45.3 ± 4.1■	16.1 ± 7.9▲
乙组	针刺前	13.6 ± 3.4	7.4 ± 3.1	3.4 ± 1.5	49.9 ± 3.4	25.0 ± 9.3
	针刺后	10.2 ± 4.0■	4.70 ± 1.3▲	2.30 ± 1.1▲	46.4 ± 5.6■	15.7 ± 6.7▲
丙组	针刺前	13.5 ± 5.0	6.00 ± 1.2	3.10 ± 1.4	50.5 ± 6.2	29.7 ± 14.2
	针刺后	10.7 ± 4.6▲	4.90 ± 1.0■	2.20 ± 0.9■	47.5 ± 5.4■	20.3 ± 11.1▲
丁组	针刺前	11.8 ± 2.7	6.60 ± 1.3	2.80 ± 0.9	49.6 ± 4.0	28.5 ± 11.7
	针刺后	9.6 ± 3.3■	5.4 ± 2.0■	2.1 ± 0.4▲	46.8 ± 4.4■	19.7 ± 7.3▲

注：■与针刺前比较 $P < 0.05$；▲与针刺前比较 $P < 0.01$。

（四）讨论

通过对即刻效应、远期效应的观察发现，虽然四组穴位于头部的不同部位，但是每组穴位间对所观察的指标影响无显著性差异，证实了本研究不仅与古医籍中有关头部腧穴治疗中风偏瘫的说法吻合，而且又进一步证实了双侧通天穴与前神聪透双侧悬厘穴对中风病疗效的非特异性。

每组穴位之间对肌力的影响无显著差异，这可能与下列因素有关。

1. 功能状态

中医学认为，中风偏瘫的发生是由于气虚血滞或痰浊内生或肝阳偏亢以致经络闭塞不通所致，而针灸的作用机理在于调节，从而使人体的脏腑、经络、阴阳气血趋于平衡。

2. 穴位所在部位

根据腧穴的主治特点，每组穴位虽然分布于头部的不同部位，但是它们均能通过头部络脉与脑髓相通，从而达到治疗局部内脏器官系统病证的目的，所以针刺上述几组穴后，针感可沿经络进入脑内的相应部位，进而调整机体的运动功能。

3. 穴位所属经脉

循行到头皮上的经脉有督脉、膀胱经、胆经、肝经、胃经、三焦经、阳维脉、阳跷脉共八条。通天穴属足太阳膀胱经，它的背俞内连五脏，通天穴还是阳跷脉与肝经循行所经之地。悬厘穴为足少阳胆经的穴位，足阳明胃经与手少阳三焦经的经脉均经过于此。前神聪虽属奇穴，但是它位于督脉循行线上，而督脉又是沟通与联络各经之枢纽。这种广泛的经络联系，是头针主治疾病的物质基础和理论基础。因此，针刺头部腧穴，可使脏腑、经络、阴阳、气血相互协调，使疾病趋于康复。

四、透刺神庭与后顶穴治疗中风偏瘫

神庭穴治疗中风偏瘫始见于唐朝。《备急千金要方》指出："治久风、卒风……或半身不遂，灸神庭一穴七壮。"宋代的《圣济总录》也提出："诸风发动……半身不遂……灸神庭一处……次灸囟会一处，次灸百会一处。"此外，历代医籍还可以查到上星、五处、头维、通天、曲差、曲鬓等头穴治疗中风病的记载。神庭穴多被认为是精神出入的门庭，因此用于治疗神志病。《针灸甲乙经》有"禁不可刺，令人癫疾，目失精"的记载。前期研究发现，头部两侧的腧穴治疗中风没有特异性（如百会透曲鬓、双侧通天穴等），但是头顶部腧穴及远离运动区的枕部头穴的研究尚未进行，其特异性的讨论也少见。

（一）病例选择

随机选择 60 例住院治疗的中风偏瘫患者（脑血栓形成）为研究对象，男 47 例，女 13 例；发病平均年龄 56.21 岁。按 1986 年中华医学会修订的《脑血栓形成诊断要点》进行诊断，其中 43 人经 CT 检查明确证实。右侧偏瘫者 42 例，左侧偏瘫者 18 例；病程 3 天~3 年。同时选择 40 名条件基本与患者相同的正常人作对照。

（二）观察方法

1. 穴位分组

神庭透百会组（A 组）、前神聪透健侧悬厘组（B 组相当于运动区）、后顶透脑户组（C 组）和空白对照组（D 组），前 3 组为住院患者 60 例，空白对照组 40 例。

2. 治疗方法

A 组和 C 组分别自神庭、后顶穴向后、向下透刺；B 组沿运动区由上向下透刺。均使用 2 寸半毫针，以每分钟 200 次左右的速度，大幅度捻转 1 分钟，休息 3 分钟后再照前法捻转，如此重复 3 次。

3. 观察指标

观察甲皱微循环、痛阈、肌力三项指标。

甲皱微循环用 WX-753B 型微循环显微电视系统，观察针刺前后患者的微血流速度、血流状态、管袢颜色三项主要指标变化。血流测速用 WXS-2 型微循环光点同步扫描测速仪。痛阈应用 KTC-4 型痛阈测定仪，测定针刺前后患者四肢痛阈的变化。肌力采用按六级分法，分别测定患者针刺前后

4~8个运动肌群的肌力指标。

（三）结果分析

1. 近期疗效观察

（1）对甲皱微循环的影响　正常人红色管袢为85%，正常流态为95%，流速为（408.6±51.56）nm/s，痛阈为（0.33±0.09）mA。患者的红色管袢为41%，正常流态为45%，流速为（298.75±70.6）nm/s，患侧痛阈为（0.71±0.49）mA。可见正常人与中风患者的甲皱微循环与痛阈有明显不同。以上结果与国内外有关报道近似。

结果显示，针刺后三组微血流均明显加速，与针刺前相比有显著差异，而对照组与针刺前水平接近。针刺的三组间比较有极显著差异，其中A、B两组比较差异不显著，但均明显优于C组（表4-17）。针刺后的血流形态也有较大改善，患侧A组的正常血流状态针刺后增加了28%，B组增加了23%，C组增加了10%，D组相当于针刺前水平。针刺后管袢颜色为鲜红色者，患侧A组为40例，B组为39例，C组为30例。与针刺前相比，A、B组有显著变化，C组变化不显著，D组无改变。

表4-17　甲皱循环微血流的影响（$\bar{x}\pm s$, n=60）

组别	患肢		健肢	
	针刺前	针刺后	针刺前	针刺后
A组	278.8±70.6	313.8±78.6▲	313.3±72.10	339.3±69.6▲
B组	281.2±63.8	316.0±69.6▲	300.7±66.80	330.3±66.0▲
C组	274.9±70.0	291.3±71.8▲	301.5±69.10	313.7±67.9▲
D组	278.8±70.6	278.8±70.60	313.2±72.12	313.3±72.10

注：▲与针刺前比较 $P<0.01$。

（2）对痛阈的影响　结果显示，针刺后痛阈各组均明显降低，与针刺前比较，患侧上下肢和健侧上肢差异极显著，健侧下肢A组、B组的差异显著，C组不明显，但B组优于A组，差异显著。A组、B组明显优于C组，D组无改变（表4-18）。

表4-18　对瘫痪侧痛阈影响（$\bar{x}\pm s$, n=60）

组别	上肢		下肢	
	针刺前	针刺后	针刺前	针刺后
A组	0.75±0.47	0.62±0.45▲	0.65±0.31	0.56±0.27▲
B组	0.71±0.49	0.56±0.43▲	0.59±0.36	0.48±0.26▲

续　表

组别	上肢		下肢	
	针刺前	针刺后	针刺前	针刺后
C 组	0.68 ± 0.51	0.63 ± 0.46▲	0.57 ± 0.31	0.53 ± 0.28▲
D 组	0.75 ± 0.47	0.75 ± 0.47	0.65 ± 0.31	0.65 ± 0.31

注：▲与针刺前比较 $P < 0.01$。

（3）对肌力的影响　结果显示，针刺后，各组肌力均有所上升，与针刺前比，除 C 组背屈曲肌群外，其他均有显著差异，而且 A、B 两组均明显优于 C 组，但 B 组优于 A 组，差异不显著，D 组无改变（表 4 - 19）。

表 4 - 19　对肌力的影响（$\bar{x} \pm s$, n = 60）

部位	A 组		B 组		C 组	
	针刺前	针刺后	针刺前	针刺后	针刺前	针刺后
上臂前屈	2.29 ± 1.29	2.58 ± 1.15■	2.28 ± 1.36	2.64 ± 1.17■	2.62 ± 1.32	2.73 ± 1.29▲
上臂外展	2.30 ± 1.30	2.67 ± 1.27■	2.31 ± 1.38	2.76 ± 1.21■	2.58 ± 1.34	2.69 ± 1.29▲
前臂伸直	2.42 ± 1.22	2.62 ± 1.13■	2.36 ± 1.21	2.64 ± 1.17■	2.53 ± 1.18	2.67 ± 1.11▲
前臂屈曲	2.44 ± 1.25	2.69 ± 1.18■	2.42 ± 1.27	2.84 ± 1.13■	2.60 ± 1.23	2.73 ± 1.19▲
大腿前屈	3.22 ± 1.15	3.55 ± 1.12■	3.24 ± 1.13	3.67 ± 1.02■	3.16 ± 1.11	3.29 ± 1.12
小腿屈曲	3.18 ± 1.15	3.44 ± 1.12▲	3.18 ± 1.09	3.56 ± 1.12■	3.16 ± 1.11	3.24 ± 1.13
小腿伸直	3.27 ± 1.18	3.56 ± 1.16■	3.22 ± 1.11	3.60 ± 1.14■	3.16 ± 1.11	3.27 ± 1.09
足背屈曲	2.56 ± 1.24	2.73 ± 1.19■	2.64 ± 1.26	2.80 ± 1.19■	2.71 ± 1.16	2.78 ± 1.11

注：■与针刺前比较 $P < 0.01$；▲与针刺前比较 $P < 0.05$。

2. 远期疗效观察

根据即刻效应结果，继续针刺 A、B 两组各 20 例进行远期疗效比较，针法同前，日 1 次，3 周后比较各项指标变化。

（1）微循环比较　结果显示，两组血流速度与针刺前比较，差异非常显著，两组间比较差异不明显（表 4 - 20）。患肢血流状态正常者 A 组达 18 例（原为 8 例），B 组达 16 例（原为 10 例），与针刺前相比有显著差异，但组间比较差异不显著。管袢颜色针刺后转为鲜红者，患侧 A 组 15 例（原为 6 例），B 组 17 例（原为 9 例），与针刺前对比有极显著差异，组间比较无显著差异。

（2）痛阈比较　结果显示，两组针刺后痛阈显著下降，与针刺前比较改变明显，但组间比较差异不显著（表4-21）。

表4-20　甲皱循环微血流速度的远期影响（$\bar{x} \pm s$, n=20）

组别	患肢		健肢	
	针刺前	针刺后	针刺前	针刺后
A组	262.1 ± 63.6	331.0 ± 60.9▲	301.3 ± 78.3	360.1 ± 40.5▲
B组	290.0 ± 52.6	338.7 ± 47.7▲	322.8 ± 59.9	378.3 ± 36.6▲

注：▲与针刺前比较 $P < 0.01$。

表4-21　对瘫痪侧痛阈分的远期影响（$\bar{x} \pm s$, n=20）

组别	上肢		下肢	
	针刺前	针刺后	针刺前	针刺后
A组	2.10 ± 0.7	1.30 ± 0.4*	1.35 ± 0.6	1.20 ± 0.4▲
B组	2.05 ± 0.6	1.10 ± 0.3*	1.45 ± 0.5	1.15 ± 0.4▲

注：*与针刺前比较 $P < 0.01$，▲$P < 0.05$。

（3）肌力比较　结果显示，针刺后患者的肌力显著提高，与针刺前比较差异显著，但组间比较差异不显著（表4-22）。

表4-22　对肌力的远期影响（$\bar{x} \pm s$, n=20）

部位	A组	B组
上臂前屈	0.55 ± 0.15	0.60 ± 0.16
上臂外展	0.55 ± 0.15	0.70 ± 0.14
前臂伸直	0.40 ± 0.13	0.50 ± 0.15
前臂屈曲	0.41 ± 0.10	0.50 ± 0.15
大腿前屈	0.40 ± 0.10	0.65 ± 0.16
小腿屈曲	0.45 ± 0.13	0.60 ± 0.15
小腿伸直	0.30 ± 0.10	0.45 ± 0.13
足背屈曲	0.30 ± 0.10	0.35 ± 0.11

（四）讨论

1. 透刺神庭对中风病有较多良性作用

研究结果表明，透刺神庭穴能够改善中风偏瘫患者的微循环，降低痛阈，提高肌力，使临床症状明显好转。与头针运动区相比，近期和远期作用均无明显差异，与其他组相比差异显著。说明该穴对治疗中风偏瘫有较好作用，也进一步证实古代针灸医家用神庭穴治疗中风偏瘫的经验是可信的、有根据的。同时还证实神庭穴对发育正常的成年人是完全可以进行针刺的。神庭穴是督脉与足太阳膀胱经的交会穴，透刺之可兼及上星、囟会、前顶、前神聪、百会等诸穴，这些都是古医籍明确记载治疗中风的头穴。透刺诸穴可以调节脑及全身之经脉气血，从而使阴平阳秘，邪祛正复。

2. 关于头穴特异性

研究结果透刺神庭与头针运动区比较，各项研究指标没有显著差别，说明对于治疗中风偏瘫两穴组有共同性。但神庭至百会在大脑皮层上的投影仅仅相当于上矢状窦，又与锥体交叉无联系，如果用皮层定位的理论是无法解释的。另外，针刺后患者的痛阈都明显下降，提示针刺后感觉障碍有一定改善。近年有报道在一个刺激区内可有多种功能，这些都说明按皮层定位划分的刺激区特异性不强。我们认为，把头部机械地划分为若干孤立的区域，分割了头穴间的经脉联系，既限制了临床取穴，又与中医学的整体思想相违背。"头为诸阳之会"，无论依据什么理论取穴都必然与头部密集的经穴网络发生关系。正是因为两组头穴与经脉的密切关系，并通过经络将相同的针感传入于脑，调节了脑的气血运行，所以都能治疗相同的疾病。由此可见，按皮层定位取穴，虽取得了临床疗效，但在理论上是不合适的，在实践上限制了人们的眼界，不利于头穴的进一步研究。

本研究结果显示，C 组的针刺效果远不如 A、B 两组，提示头枕部与颞部、顶部的头穴确有差异。说明头穴间超出一定范围，就会表现出特异性。西医学认为，人体各部分的组织结构、各感受器的分布及功能是不同的。头穴作为人体的一部分，穴与穴之间的组织结构也就不同。A、B 组穴的分布比 C 组更接近于病灶，而且 A、B 组都位于经脉腧穴密集之处，这可能是差异的主要因素。

总之，皮层定位理论对上述研究及古人的经验都是不能作出合理解释的。我们认为，头穴具有相对特异性、共同性，这取决于头穴的分布及经脉的相互联系，因而运动区、刺激区的范围应该是前至神庭、后至百会、左右及曲鬓的"菱形区"，区内经穴密集，汇集了绝大部分治疗中风的传统头穴。在此选穴既有针对性又有灵活性，超出这个区域就可能出现差异。当然此刺激区与其他区会存在相互重叠，功能上互相包含，这正是经穴作用相互协同、综合调节的特点。此区内的其他作用尚待进一步研究。

3. 头穴的作用与微循环

近年的文献报道及本研究结果证实，中风患者均有微循环的病理改变，而且针刺头穴后都有一定程度的改善，并伴随临床症状的好转。因此，头穴的治疗作用与改善微循环有关，可能是通过经络或神经、体液及肌原性因素的综合作用，使微循环得到整体性调节，改善病灶附近"半暗带"神经细胞的代谢，从而使脑组织得到一定的恢复。

微循环理论属于中医气血范畴。中医学认为，只有气血正常运行，才能保证脏腑功能活动正常。脏腑病变，不但会引起本脏器气血失调，而且会影响到全身的气血盛衰与运行。因此"疏其血气，令其条达，而致和平"是中医治疗的基本思想。中风之本是气血失调，古代早有"治风先治血，血行风自灭"之说。《内经》曰"用针之类，在于调气"，而气为血之帅，气行则血行，因此改善气血的运行，使阴阳趋于平衡是头穴治疗中风的根本。

五、双侧玉枕透天柱治疗中风偏瘫

本研究采用后头部双侧枕下旁线（双侧玉枕透天柱穴）和侧头部的顶颞前斜线（前神聪透健侧悬厘穴）进行研究及对比分析，以验证传统的头部腧穴治疗中风偏瘫的效果。

（一）病例选择

研究对象为住院治疗且无严重并发症的中风患者，共 50 例。其中男 36 例，女 14 例；平均年龄 57.4 岁。病程长 5 天~14 个月，多数为 60 天以内。

（二）观察方法

1. 分组

将患者随机分为四组，空白对照组、健侧玉枕透天柱穴组、瘫侧玉枕透天柱穴组、健侧前神聪透悬厘穴组。每天 1 组，短期观察 4 天。

2. 治疗方法

选用 1.5~2.0 寸毫针，捻转速度 200 转/分，连续捻转 3 分钟，之后休息 3 分钟，如此 3 次。

3. 观察指标

采用自身对照的方法，观察肌力、全血胆碱酯酶活性、甲皱微循环等指标。肌力按 6 级分类法，上肢观察上臂外展、上臂上举、前臂屈曲、前臂伸直；下肢观察大腿前屈、小腿屈曲、小腿伸直、足背屈等，记录针刺前与针刺后 15 分钟肌力变化。全血胆碱酯酶（ChE）采用上海医学化验所主编的《临床生化检验》记载的指示剂法分别于针刺前、针刺后 10 分钟采血测定。甲皱微循环用江苏徐州生产的 WX-753B 型微循环显微电视系统和 WXS-II 型微循环血流测速仪，分别观察健肢、瘫肢的甲皱微循环变化。

（三）结果分析

1. 对肌力的影响

针刺前及针刺后 15 分钟，空白组无变化，其他各组针刺后上下肢各种运动肌力均有显著提高。组间比较，前神聪透健侧悬厘穴的作用好于双侧玉枕透天柱的疗效。

2. 对全血胆碱酯酶（ChE）活性的影响

针刺前各组患者全血 ChE 活性普遍高于正常，针刺后 30 分钟，空白组无变化，其他三组均有明显下降。三组间比较虽无显著性差异，但从均差看，前神聪透健侧悬厘穴的作用好于双侧玉枕透天柱穴。结合肌力的改善情况分析发现，各组患者肌力显著提高者，其酶活性下降明显，说明针刺后全血 ChE 活性的变化与患者肌力的改善是相关的。对针刺后酶活性变化的动态观察发现，针刺后 30 分钟，酶活性下降最显著，针刺后两小时，其活性有回升趋势，到针刺后 24 小时，酶活性回升到接近针刺前水平。

3. 对甲皱微循环血流速度的影响

分别观察了针刺前、休息后及针刺后 5 分钟的甲皱血流速度变化，结果显示，空白对照组在相应时间内，所测得的数值无变化，其他各组针刺后血流速度明显加快。组间对比无显著差异，但从前后均差看，前神聪透健侧悬厘穴的效果明显好于双侧玉枕透天柱。

（四）讨论

本研究中，针刺组的三组穴针刺后均能使患者的肌力明显提高，其他各项指标测得的数值显著改善。而空白组的患者则无变化，表明针刺治疗中风偏瘫的效果是可信的，而且作用是非常显著的，同时也使古籍中关于头部腧穴治疗中风偏瘫的论述得到了进一步验证。可见，应用头穴治疗中风偏瘫，不但经济方便，安全可靠，且疗效满意，在临床中是非常有意义的。

为探讨头穴治瘫的机理，本研究观察了针刺前后全血胆碱酯酶（ChE）的变化及甲皱流速的改变。乙酰胆碱（ACh）是在 ChE 的作用下水解成胆碱和乙酸而失活的，因此，通过测定全血 ChE 活性可以间接地反映 ACh 的变化。研究中 50 例患者针刺后 ChE 活性显著降低，且这种降低与针效呈一致性关系，针效显著者，其酶活性降低显著。同时，进行针刺后酶活性动态观察还发现，在针刺后两小时，下降的 ChE 活性有回升趋势，至 24 小时，酶活性回升到接近针刺前水平，这与我们在研究中或临床实践中观察到的肌力变化的"反复现象"是一致的，说明针刺后全血 ChE 的变化与肌力的变化是相关的，也说明针刺治疗中风偏瘫的作用可能有 ACh 参与。针刺通过抑制 ChE 的作用，减少 ACh 的破坏来提高内源性 ACh 的功能活动，从而使运动终板处 ACh 含量增多，肌力提高。微循环是实现物质交换的场所，由此向组织细胞运送养料和排除废物，以维持新陈代谢的正常进行。

研究表明，针刺头穴后，患者甲皱血流速度明显加快且伴随肌力的提高，说明头穴能改善中风偏瘫患者的微循环，使大脑缺血区血液供应改善，患肢的血流量增加，组织细胞代谢功能增强，有利于肌力的恢复。鉴于以前在头穴治瘫的特异性研究中多选用侧头部腧穴，本研究选用了后头部穴双侧玉枕透天柱与侧头部前神聪透健侧悬厘穴进行对比，结果表明，三组穴对肌力、全血 ChE 活性、甲皱微循环血流速度均有显著影响。组间比较结果显示，对肌力的影响，前神聪透健侧悬厘穴明显优于双侧玉枕透天柱穴；对全血 ChE 及甲皱流速的影响，统计学上虽无显著差异，但通过针刺前后的均差可看出，前神聪透健侧悬厘穴明显优于双侧玉枕透天柱穴。统计学上无意义或许与样本量不足有关。由此可见，前神聪透健侧悬厘穴治瘫的效果优于后头部腧穴双侧玉枕透天柱。可以认为，头穴治疗中风偏瘫的特异性在一定头区内是不明显的，超出一定头区则会显示出其疗效的差异。

六、双侧正营穴治疗中风偏瘫

本研究采用双侧的正营穴与侧头部的顶颞前斜线（前神聪透健侧悬厘穴）进行研究及对比分析，验证传统的头部腧穴治疗中风偏瘫的效果。

（一）病例选择

选用 40 例脑血栓形成的住院患者为研究对象。男 33 例，女 7 例；年龄 36~79 岁。左侧瘫痪 16 例，右侧瘫痪 24 例；病程两天至 1 年。其中 23 例患者经 CT 确诊，其余 17 例均症状典型，体征合格，诊断明确。

（二）观察方法

1. 分组与疗程

（1）即刻效应　共分甲、乙、丙、丁四组。甲组为空白对照组（未给予针刺），乙组为健侧正营穴，丙组为瘫侧正营穴，丁组为前神聪透健侧悬厘穴。每人每天按不同顺序针刺一组穴，连续 3 天。

（2）远期效应 按入院顺序随机分为甲、乙、丙、丁四组。甲组为健侧正营穴，乙组为瘫侧正营穴，丙组为前神聪透健侧悬厘穴，丁组为前神聪透瘫侧悬厘穴。每人按所分的不同组每天针刺 1 次，连续 20 天。

2. 治疗方法

针刺部位选取双侧正营穴，自正营穴起沿经线向后刺 1.5 寸（按《头皮针穴名国际标准化方案》规定此线称为顶旁二线），以及前神聪透双侧悬厘穴，由上至下沿头皮分三段刺入（此线称为顶颞前斜线）。所用针具均为 2 寸毫针。以每分钟 200 次左右、每次 3~4 转的速度连续捻转 3 分钟，然后留针 10 分钟，如此重复两次后起针。

3. 观察指标

观察即刻效应和远期效应的效果，包括肌力、痛阈和甲皱微循环三个方面。肌力的测定按六级分类法，采用主动与被动法分别检查。上肢以上臂前曲、上臂外展、前臂屈曲、前臂伸直，下肢以大腿前曲、小腿屈曲、小腿伸直、足背屈曲等 8 种运动为代表进行肌力测定。痛阈测定采用 KTC-4 型痛阈测定仪进行测定，在安静状态下测定记录。测定部位上肢选外关穴，下肢选绝骨穴，单位 mA。甲皱微循环用江苏徐州生产的 WX-753B 型微循环显微电视系统和 WXS-Ⅱ型微循环血流测速仪，分别观察健肢和瘫肢的甲皱微循环变化，包括异型管袢、袢顶瘀血、血流速度三个子项目。

（三）结果分析

1. 即刻效应

（1）肌力 观察针刺前与针刺后 10 分钟的上下肢肌力变化。结果表明，甲组（空白对照组）针刺前、针刺后所测得的各项数值无变化，乙、丙、丁三组的各项指标数值，针刺前后变化非常显著（$P < 0.01$），而各组之间对比均无明显差异（$P > 0.05$）。

（2）痛阈 观察针刺前 5 分钟和针刺后 15 分钟的痛阈变化，结果表明，甲组（空白对照组）针刺前、针刺后所测得的数值无变化，乙、丙、丁三组针刺后痛阈变化明显，总的趋势是痛阈降低，尤以瘫肢降低明显。三组的针刺前、针刺后数值比较，均具有显著差异（$P < 0.05$），而组间比较无显著差异（$P > 0.05$）。

（3）甲皱微循环 观察针刺前 15 分钟和针刺后 20 分钟的甲皱微循环变化，结果为甲组（空白对照组）针刺前、针刺后的各项数值无变化，乙、丙、丁三组的异型管袢、袢顶瘀血两项针刺前与针刺后数值变化不显著，乙、丙、丁三组的血流速度，针刺前与针刺后的数值变化非常显著，特点是瘫肢变化更为明显（$P < 0.01$）。三组间的数据比较，无显著差异（$P >$

0.05）。

2. 远期效应

（1）肌力　结果显示，四组穴对瘫侧上下肢8种运动肌力均有明显影响，均能提高肢体肌力，各组间则无显著差异。

（2）痛阈　结果显示，四组穴均能改善感觉功能，降低痛阈，尤对瘫肢特别明显。经统计学处理差异明显（$P < 0.05$），而各组间则无明显差异。

（3）甲皱微循环　结果显示，四组穴对健侧、瘫侧都有一定的调节作用。其中血流速度 $P < 0.01$，祥顶瘀血 $P < 0.05$，异型管祥 $P > 0.05$，组间比较则无明显差异。

（四）结论

头部腧穴在治疗中风偏瘫后遗症方面具有重要意义。针刺各组穴位，均能显著改善患者的肌力、甲皱微循环、痛阈等，提示正营穴与运动区一样，也能治疗中风偏瘫，针刺"菱形区"的任何部位，也能改善痛觉障碍和微循环障碍。

第三节　头部"菱形区"治疗中风病

在头部腧穴治疗中风病的特异性作用研究中，我们首先观察了百会透健肢侧曲鬓穴；百会透瘫肢侧曲鬓穴与运动区（前顶透健肢侧悬颅穴）；健肢侧通天、瘫肢侧通天和运动区；健肢侧正营透目窗穴、瘫肢侧正营透目窗穴和前神聪透悬厘穴的疗效情况。结果表明，无论是即刻效应还是远期效应，每组针刺前后均有明显差异，但组间差异不明显。也就是说，以上各组头部透穴法都可以治疗中风后出现的运动障碍和感觉障碍，而且通过脑血流图、血流变及微循环血流测速仪等客观技术手段检查发现，上述透穴法均具有改善脑血管微循环的作用。

上述透穴法采用的头部腧穴都位于前头部或侧头部，那么头部其他位置的腧穴对于治疗中风病是否也有作用呢？为此，我们又进行了双侧玉枕透天柱穴和前神聪透健肢侧悬厘穴、神庭透囟会穴、后顶透脑户穴与运动区的疗效对比。结果显示，虽然各组透穴法都能改善中风后出现的运动障碍或感觉障碍，但针刺后头部腧穴的疗效不如前头部及侧头部的效果好。为此，我们提出了"菱形区"的概念，即前部从神庭穴、后部至百会穴、两侧到曲鬓穴围成一个"菱形区"，针刺"菱形区"的任何部位都能改善中风后的运动障碍与感觉障碍，其疗效优于其他位置的头部腧穴。

后经过脑卒中患者急性期的体感诱发电位（SEP）检查也证明，针刺

"菱形区"部位，对大脑神经细胞的电生理功能有明显的调节作用，能使受抑制的大脑神经细胞的兴奋性迅速恢复，使处于平线的电反应明显增高，使延迟的峰潜伏期缩短，中枢传导时间恢复到正常范围。

因此研究认为，头针治疗中风病是有效的，能明显提高患者中风后的肌力，改善感觉和语言障碍，并能改善微循环、脑电图、血液流变、血脂、微量元素、血浆中的血栓素和前列腺素以及环核苷酸的含量及比值等，还能减少血浆中的内皮细胞、脂质过氧化物含量，降低血小板集聚性，显著提高患者的生活质量，降低致残率和致死率。研究还发现，针刺头部"菱形区"的任何部位治疗中风病，疗效要优于其他部位，能将刺激效应输送到大脑皮层，从而改善大脑皮层神经细胞的兴奋性，使受到抑制的脑神经细胞发生兴奋性逆转，抑制性作用消失，使处于休克或休眠状态下的脑神经细胞觉醒。

第五章 于氏头针治疗中风病的针刺方法

针灸治疗疾病，除腧穴外，针刺方法也十分重要。对于头针治疗中风病的针刺方法，此前有人提出采用特殊的行针手法，但在实际运用时我们发现，传统的行针方法并不十分适合临床应用。为此，我们对头针治疗中风病的针刺方法进行了系统研究。

第一节 进针方法

头部腧穴针刺的工具大部分使用毫针，因此，进针的基本手法与普通毫针相似。进针法，又称刺针法、下针法、入针法等，是在双手的密切配合下，运用各种手法将针刺入腧穴的方法。一般采用右手持针操作，以右手拇指、食指和中指夹持针柄，如握笔状，故将右手称为"刺手"。左手切压在针刺的部位或辅助针身操作，故将左手称为"押手"。刺手的主要作用是掌握针具，施行手法操作，进针时，集中臂、腕和指力迅速进针。押手的主要作用是固定腧穴，使毫针准确刺入穴位，并使长针针身有所依靠，不致摇晃弯曲。

一、进针方法分类

（一）根据进针速度不同划分

根据进针速度不同，可分为速刺法和缓刺法。

1. 速刺法

速刺法是将针尖抵于腧穴皮肤，运用指力，快速刺透表皮，针入皮下后，将针提缓慢插入或稍带捻转，使针刺至要求的深度。此法多用于1.5寸以内的毫针针刺，适用于四肢部的腧穴或耳穴。

三棱针速刺法，也称点刺法，是针刺前先在针刺部位揉捏推按，使其充血，然后右手持针迅速刺入皮下0.5~1cm，立即出针，挤压针孔周围，使血液流出数滴，最后以消毒干棉球按压针孔。此法一般用于井穴、十宣穴及耳尖等末梢部位。面部穴位放血也多用速刺法，如印堂等皮肉浅薄部位可提捏进针，即左手拇指和食指将针刺部位的皮肤捏起，右手持针，从捏起的上端刺入，点刺即可。

2. 缓刺法

缓刺法是指将针尖抵于腧穴皮肤，在押手的协同配合下，运用指力，用轻、慢、细的捻转方法并微加压力将针身缓缓刺透表皮，进入皮下。此法适用于头身腧穴、头穴、腹部腧穴及体质虚弱者。

三棱针缓刺法适用于浅表静脉放血，如尺泽、委中、肘窝等部位放血。操作时，将橡皮止血带系在所刺部位的上端或下端，施术者右手拇指、食指及中指三指持三棱针，对准穴位或静脉怒张处，徐徐刺入 0.5～1cm，然后将针缓缓退出，血随针眼流出。停止放血时，将橡皮止血带解开，用消毒棉球按住压针孔，使血停止流动。

（二）根据刺入术式不同划分

根据刺入术式不同，可分为插入法、捻入法、飞入法和弹入法。

1. 插入法

插入法，即指针尖抵于腧穴皮肤时，运用指力，不加捻转或其他术式，直接刺入皮下的手法。

2. 捻入法

捻入法，即指针尖抵于腧穴皮肤时，运用指力，稍加捻动将针尖刺入皮下的手法。

3. 飞入法

飞入法，即指针尖抵于腧穴皮肤时，运用指力，以拇指、食指捻动针柄，拇指后退瞬即将针尖刺入，刺入皮下时五指放开做出飞鸟状的手法。

4. 弹入法

弹入法，即指针尖抵于腧穴皮肤时，运用指力，并以中指弹动针柄，瞬即将针尖刺入皮下的手法。

（三）根据刺押手式不同划分

根据刺押手式不同，可分为单手进针法和双手进针法。

1. 单手进针法

施术者用右手拇指和食指持针柄，中指指端抵住刺入腧穴的部位，指腹紧靠针身中部。当拇指、食指用力向下刺入时，中指也随之弯曲，将针刺入，直至所达到的深度。

2. 双手进针法

双手进针法包括指切进针法、夹持进针法、舒张进针法和提捏进针法四类。

（1）**指切进针法**　又称爪切进针法，以押手拇指或食指指端切压在穴位上，右手持针，紧靠指甲缘将针刺入皮肤。此法适用于较短毫针刺入肌肉丰厚部的穴位。

（2）**夹持进针法**　或称骈指进针法，用押手拇、食两指夹持消毒干棉球，裹住针尖，直对腧穴，当押手两指下按时，刺手顺势将针刺入穴位。此法适用于长针的进针。

（3）**舒张进针法**　用押手拇、食指将穴区皮肤撑开绷紧，右手持针从两指间刺入。多用于皮肤松弛或有皱褶部的穴位，如腹部穴位。

（4）**提捏进针法**　用押手拇、食指将穴区皮肤捏起，刺手持针，从捏起部侧面或上端刺入。此法适用于头面等皮肤浅薄处的穴位，如印堂穴等。

（四）根据进针器具不同划分

根据进针器具不同，可分为针管进针法和进针器进针法。

1. 针管进针法

用不锈钢、玻璃或塑料等材料制成针管，代替押手。选平柄毫针装入针管，上端露出针柄 2~3 分，然后快速将针体拍入穴位内，再将针管抽去，施行各种手法。本法进针痛苦小，适用于儿童或疼痛敏感者。

2. 进针器进针法

指应用特制的圆珠笔式或玩具手枪式进针器，将长短合适的平柄或管柄毫针装入进针器内，下口置于腧穴的皮肤上，用手指拉扣弹簧，使针尖迅速弹入皮下，然后将进针器抽出。

二、进针的角度、方向和深度

正确掌握针刺的角度、方向和深度，是获得针感、施行补泻、发挥效应、提高疗效、防止针刺意外的重要环节。临床需根据施术部位、治疗需求、患者体质等灵活掌握。针刺的角度、方向与深度相辅相成。一般而言，深刺多用直刺和斜刺，浅刺多用横刺。对延髓部、眼区、胸背部等有重要脏器部位的穴位，尤其要注意掌握好针刺的角度、方向和深度，以防发生医疗事故。

（一）针刺角度

1. 平刺

平刺又称横刺、沿皮刺。针身与皮肤表面呈 15° 角刺入。适用于皮肉浅薄处穴位，如头面部、胸部正中线穴多用横刺；也适用于施行透穴时。

2. 斜刺

针身与皮肤表面呈45°角倾斜刺入。适于肌肉较浅薄处及不宜深刺的穴位，如颈项部、咽喉部、侧胸部穴多用斜刺，在施行某种行气、调气手法时亦常用。

3. 直刺

针身与皮肤表面呈90°角垂直方向刺入。适用于全身肌肉丰厚处大多数穴，如四肢部、腹部、腰背部穴多用直刺。

（二）针刺方向

针刺方向是指进针后针尖所朝向的方向，简称针向。针刺方向一般根据经脉循行方向、腧穴分部部位和所要达到的组织结构而定。

针刺方向与针刺角度相关，但针刺角度主要以穴位所在部位的特点为准，而针刺方向则是根据不同病证治疗的需要而定。

（三）针刺深度

针刺的深度是指针身刺入人体内的深浅程度，腧穴的针刺深度不仅与穴位的位置有关，与患者的年龄、体质、病情和部位也相关。

1. 年龄

年老体弱、气血不足，小儿肌肉柔软、脏腑娇嫩，二者均不宜深刺；青壮年身体强壮者，可以适当深刺。

2. 体质

形体瘦弱者，宜浅刺；形盛体强者，可深刺。

3. 病情

阳证、新病，宜浅刺；阴证、久病，可深刺。

4. 部位

头面部、胸腹部及皮薄肉少部位的腧穴宜浅刺；四肢、臀部、腹部或肌肉丰厚处的腧穴可深刺。

针刺的深度与针刺角度的关系密切，深刺时，一般采用直刺；浅刺时，一般采用斜刺或平刺。对于胸廓部、眼球周围、颈项部等地方的腧穴，要特别掌握好针刺的角度和深度，以免发生意外情况。

第二节　行针手法

行针也称运针，是指毫针刺入腧穴后，为了使患者产生针刺感应，或进一步调整针感的强弱，使针感向某一方向扩散、传导而采取的方法，主要包括基本手法、辅助手法及后世医家的特殊手法。

一、基本手法

（一）提插法

提插法是指将针刺入腧穴的一定深度后，用刺手拇指、食指捏住针柄，中指指腹辅助针身，将针身在穴内进行由浅层至深层、由深层至浅层的反复上提下插的操作方法。《灵枢·官能》篇中尚未提及提插法，但有伸和推的方法，事实上，伸即是提，推即是插。本法包括上提和下插两个动作，使针从浅层向下刺入深层为插，由深层向上退到浅层为提。

1. 提插法的分类

本法又分为单式提插法和复式提插法两种。

（1）单式提插法　进针刺后将针从浅层插至深层，再由深层提到浅层。前者为下插，又称为内、入、按、推；后者为提，又称为出、伸、引。下插和上提的幅度、速度相同，一上一下，动作均匀。

（2）复式提插法　与单式提插法的不同在于结合捻转法或呼吸进行，并可分部进行，但无幅度、速度的不同。

对于提插幅度的大小、频率的快慢和操作时间的长短需根据患者的体质、病情、腧穴部位及施术者针刺目的而灵活掌握。使用提插法时指力要均匀一致，幅度不宜过大，提插的幅度一般掌握在 3～5cm，频率不宜过快，每分钟 60 次左右，需保持针身垂直，不改变针刺的角度、方向和深度。一般认为，行针时提插的幅度大，频率快，时间长，刺激量就大；提插的幅度小，频率小，时间短，刺激量就小。

2. 提插法的作用

（1）催气作用　在针刺气未至时，可用提插结合捻转形式的复式提插法，促使气至。

（2）行气作用　在针刺得气的基础上，针体在上下 3mm 的范围内连续均匀地提插，可使针感扩散，甚至循经感传、气至病所。提插结合呼吸的方法可用于龙虎龟凤四法过程中。

（3）散气作用　在针刺发生疼痛或针感过强、患者无法忍受时，可以提针为主，轻轻将针体上提，以解除不适的感觉，减轻疼痛。

（二）捻转法

捻转法是指将针刺入腧穴的一定深度后，以刺手拇指和中、食二指夹持针柄，进行一前一后来回旋转捻动的操作方法。本法在行气、催气和补泻方面都有广泛的应用。

1. 捻转法的刺激量大小

捻转角度的大小、频率的快慢、时间的长短要根据患者体质、病情、腧穴部位及施术者针刺目的等具体情况而定。使用捻转法时，指力要均匀，角度要适当，一般应掌握在180°左右，不能单向捻转，否则针身易被肌纤维等缠绕，引起局部疼痛和滞针等。一般认为，捻转的角度大，频率快，时间长，刺激量就大；捻转的角度小，频率慢，时间短，刺激量就小。

2. 捻转法的作用

（1）进针　常用的有缓慢捻进法、刺入捻进法等。配合捻转进针可减轻疼痛，加强针感。

（2）催气　针刺至一定深度，患者尚未得气时，可将针上下均匀地提插，并左右来回地进行小幅度捻转，如此反复多次，可促使针下得气，这是目前临床常用的催气方法。

（3）行气　①配合呼吸：呼气时，拇指向前用力大些，向后用力小些，如此推转，以右转为主，经气可向穴位下方传导。吸气时，拇指向后用力大些，向前用力小些，如此捻转，以左转为主，经气可向穴位上方传导。②配合针刺方向（针尖）：进针得气出现针刺感且循经传导时，应将针体连续捻转，幅度稍大，使针下有紧张感，这样可使针感进一步循针尖方向扩散，达到"气至病所"的效果。

二、辅助手法

（一）循法

1. 循法的源流

循法是指进针刺前后医者用手按摩经络循行路径或在腧穴上下左右轻柔地按揉、叩打，使经络之气疏通的手法。循按时不可用力太大，方向宜顺经而行。《针灸大成》指出："凡下针，若气不至，用指于所属部分经络之路，上下左右循之，使气血往来，上下均匀，针下自然气至沉紧。"

2. 循法的作用

循法的作用主要包括催气、导气、解除滞针和减轻患者紧张情绪等。

（1）催气　进针刺前循按可宣散气血，使经络之气通畅，进针刺后循按可使气不至者速至。现代研究显示，循、捏等手法有刺激经络循经感传的作用，可使隐性感传转化为显性感传，而出现术者手下针感沉紧，患者感到针下酸、麻、胀，甚至针的周围肌肉抽动、肌肉不自主跳动等现象，所以循法是催气的重要方法之一。

（2）导气　循法还有促使已到之气沿经络循行路线扩散蔓延和行走的作用，如针合谷穴后，行针时配合沿手阳明大肠经循行路线进行拍、叩、循、按，常可使针感向下至食指端，向上至肘、臂、面。

（3）解除滞针　滞针后在针的周围循按，有解除肌肉紧张的作用，可使经络气血流畅而消除针体涩滞。

（4）减轻患者紧张情绪　进针前后在经络上循按还可消除患者恐惧、紧张情绪，使患者肌肉松弛利于进针，从而减轻针刺时的疼痛感。

（二）按法

按法是通过针刺前揉按经络循行处肌肤，以察经络之虚实，助医者合理施以补泻，按后可使经络气血流利。

1. 按法的分类

本法又可分为按经络法、按针柄法、按压行气法和按针下插法四种。

（1）按经络法　为《黄帝内经》按法，是用手指轻轻按揉或弹动所要针刺的经络，以观察经络之气的虚实，促进气血运行，以利针刺的补泻。

（2）按针柄法　将针柄用手指按紧，拇指在下，食指、中指、无名指如切寸口脉形状，按切针柄，按时不要移动手指，行提插、捻转。按时可用口吹气5次再行针。这样可助气、补气，加强针感。

（3）按压行气法　针刺得气后想要使针感向下传送，可用押手指按压所刺腧穴的上方，刺手按针则可控制针感向下。反之，欲使针感向上，则按压所刺腧穴下方（通称逼气法）。

（4）按针下插法　针刺入穴后，将针提起少许再向下插。《金针赋》所谓："重沉豆许曰按。"就是说将针刺入后轻提起如黄豆那样大的距离再按下去。"豆许"是说不要提插太大，具体距离要视临床需要而定。

2. 按法的作用

（1）加强针感　进针得气后，紧按针柄片刻，可加强针感、助气、补气的作用，常用于配合补法而行。

（2）控制针感方向　《针灸问对》认为："行针之时，开其上气，闭其下气，气必上行；开其下气，闭其上气，气必下行；如刺手足，欲使气上行，以指下抑之……用针头按住少时，其气自然行也。"临床不必拘泥于按住针头不变动，仍可结合其他补泻用法，促使针感直达病所。

（三）摇法

1. 摇法的操作

摇法是指毫针刺入一定深度后，手持针柄轻轻摇动的方法。以手指捻针柄，摇动针体，边摇动边出针。摇时要上下、左右摇摆，使针孔扩大，而后疾出针。有直立针身而摇，以加强得气的感应；亦有卧倒针身而摇，使精气向一定方向传导。《针灸大成》记载："摇而伸之，此乃先摇动针头，待气至却退一豆许，乃先深而后浅，自内行外，泻针之法也。"

2. 摇法的作用

摇法的作用有泻实清热和行气泄气。①泻实清热：出针时摇大针孔，有泻实清热作用。常配合开合补泻法治疗实证、热证。②行气泄气：摇针尚有行气、加强针感而使邪气外泄的作用。

（四）飞法

1. 飞法的分类

飞法有两种形式：一种是《灵枢》中的飞法，另一种是《神应经》中的飞法，也称后世飞法。《灵枢》的飞法基本上同进法，是将针由浅入深，分层次推进，推时要缓慢、均匀，推一下松一下手指；松手法就是扬飞。手法中所谓的"一退三飞"，即"一退三进"之义。后世飞法近似搓、捻。仍用拇指、食指两手指着针柄搓、捻，但搓、捻后要离开针柄，如鸟展翅，张扬两手指。然后连续几次，一搓一放，一合一张。捻针时要缓慢、均匀，不必区分左右而搓、捻。

2. 飞法的作用

飞法的作用是催气、行气，故临床主要用于疏导经气，加强针感，通过一搓一放，使针感断断续续而不离去。赤凤迎源等复式手法常用飞针之法，以留气于针下，促使气达病所。

（五）搓法

1. 搓法的操作

搓法是后世针灸医家从临床经验中总结出来的一种方法，即如搓线状将针柄朝一个方向捻动，使肌纤维适度地缠绕针体，利用其牵拉作用（即滞针提拉法，可用于面神经麻痹、胃下垂等）激发经气，以加强补泻作用。行搓法时一般从食指末节横纹开始，用拇指如搓棉线样向前搓动至食指端，以针下沉紧有被肌肉缠着感为度。如由食指末节横纹向食指端搓，为左、内，则为补，常可产生热感。由食指端向食指末节横纹搓，为右、外，则为泻，常可产生凉感。也可将针朝一个方向搓转，有进而无退。

2. 搓法的作用

搓法的作用为守气行气和激发温凉感。①守气行气：搓针法可使气至针下而不离，缠绵于针而不去，只有针下气至而不速去，方能使气达病所。

搓法对激发经气、促使气至病所有显著作用。②激发温凉感：搓法与烧山火及透天凉有类似之处，如配合左转插之，能行阴补阴，产生凉感而治实热。

（六）弹法

1. 弹法的源流

弹法出自《素问·离合真邪》。云："弹而怒之。"《类经·针刺类》注解为"以指弹其穴，欲其意有所注则气必随之，故脉络气满如怒起也"。此"弹"法是以指弹叩穴位法，可使脉络气血随弹叩而充实。《针经指南》发展为以指弹针柄，有所谓"弹者，凡补时用指甲轻弹针，使气疾行也，如泻不可用"的说法。现代医者多以弹针柄为主。弹针柄可用食指与中指相交而弹、拇指与食指相交而弹，亦可用食指一指弹针体。

2. 弹法的作用

弹法有催气、守气和加强补泻的作用。

（1）催气　弹法可激发经气，启动和增强得气感。

（2）守气　得气后需留气、守气时，亦常采用弹法使气留而不去。

（3）加强补泻　古人对弹法的补泻作用看法不一。《针经指南》认为，弹法属于补法，泻而不可用。《金针赋》也记载"弹则补虚"。从临床实践来看，弹法与留针大致一样，兼有补泻的双向作用。

三、特殊手法

头针特殊的行针手法主要有3种，即焦顺发使用的捻转法、朱明清使用的抽气法与进气法、陈克彦使用的迎随补泻法。

1. 焦氏捻转法

要求捻转不提插，一般频率达200次/分钟以上，针体左右旋转各两转左右，持续0.5~1分钟。捻转时要求肩、肘、腕关节和拇指固定，以达到固定针体的目的。在固定针体的前提下，食指半屈曲状，用食指第1关节的桡侧面与拇指第1关节的掌侧面捏住针柄，然后以食指指掌关节不断伸屈，使针体快速旋转。一般捻针刺后出现针感者，多在5~10分钟内减轻或消失，因此间隔5~10分钟再重复捻转。用同样的方法再捻两次，即可起针。

2. 朱氏抽气法与进气法

此法属于复式提插补泻手法。①抽气法的操作：押手固定刺激区，刺手持针，拇指与食指、中指夹持针柄。针身与头皮呈15°~30°夹角，运用指力使针尖快速刺入皮肤。当针尖进入帽状腱膜下层时，将针体平卧，缓缓刺入1~1.5寸。然后用拇、食指夹持针柄，中指抵住针身，靠指的爆发力向外速提，速提时似提非提，而针体不动，至多提出 1cm。如此反复多次，得气后，指下有一种既不过于紧涩也不过于松弛的吸针感。②进气法的操作：与抽气法不同之处在于，用指的爆发力向里速插，似提插中的插，但针体最好不动，最多插入 1cm，如此反复行针多次，至针下有吸针感。

以上两种手法，在针刺得气，行针 3 ~ 5 分钟后，留针长达 24 ~ 48 小时，短者不少于两小时，留针期间行针 1 ~ 2 次。出针时以干棉球轻轻按压针孔，以防出血。一般隔日 1 次，5 ~ 7 次为 1 个疗程，休息 4 周，再进行下 1 个疗程。

3. 陈氏迎随补泻法

操作方法：右手持针，斜向刺入头皮，使针体与头皮呈 15° ~ 30° 夹角，针刺深度达 1 ~ 2 寸。进针时，针尖顺其经脉循行方向为补法，逆则为泻法。

此外还有留针法及埋针法。对于针刺后，症状和体征即有明显减轻或消失的患者用留针法，即进针刺后不捻转，仅留针 30 分钟。对于针刺后，症状和体征有明显减轻或消失，但当天下午或第 2 天症状和体征又加重或出现的患者用埋针法，即针刺入后，用快速捻转法间断性捻转 3 次后不起针，保留 5 小时至 3 天。

第三节 头针针刺手法的疗效对比研究

头穴针刺属于微针系统，与肢体穴位针刺相比，有其共性和个性特点。西医学认为，人体各部分的结构不同，各感受器的分布及功能也不同，因而穴位的结构不同，针感及针效也不同。头穴作为人体的一部分，与躯干肢体的穴位相比，施术部位是帽状腱膜与颅骨膜之间的疏松结缔组织层，结构浅薄，故针刺方向主要是沿头皮透刺。其针感的获得与肌肉结缔组织丰厚的肢体穴位的针感不尽相同，所以我们以头穴针刺后患肢运动及感觉功能改善确定"气至"，不强调患肢的针感。根据腧穴的主治作用特点，头穴接近病灶，针效自然较好。关于头穴针刺手法的研究较少，其操作也是以体针手法操作为基础的。头穴捻转法的全过程也包含了上述候气、催气、守气、调气的方法，是头穴治疗中风的最佳刺激方法。头穴针刺捻转采用快速或慢速、长或短持续时间进行补泻以调气，中间留针 5 ~ 10 分钟以候气，持续快速捻转以催气，重复刺激以守气，并根据病情辨证施术。

一、头穴透刺手法研究

于致顺教授团队在全国率先开展了头穴透刺治疗急性脑出血的研究，

打破了中风急性期禁针（尤其头部禁针）的说法，从临床角度建立了一整套头穴透刺治疗急性脑出血的方法，为急性脑出血采用头针治疗打下了实践基础，将头穴针刺治疗引入急性中风，填补了国内外空白，丰富了针灸治疗学理论。研究团队通过临床与神经电生理研究，探讨头穴透刺治疗急性脑梗死的治疗机理及不同捻转时间对中风病的影响，研究结果显示，不同的头穴透刺捻转方法均可以提高急性脑梗死的临床疗效，说明脑梗死是针刺治疗的有效适应证，急性期是最佳时机。头穴针刺的捻转时间不同，对机体的刺激调节作用不同，疗效是有差异的，持续3分钟捻转优于持续0.5分钟捻转。说明头穴针刺"得气"手法的实现与刺激量大小是相关的，是对头穴针刺理论的补充。

头穴针刺能有效地缩短皮层体感诱发电位的潜伏期，重现和提高皮层电位的波幅，说明诱发皮层电位可作为头穴针刺治疗效果和动态性观察指标。头穴针刺能够缩短延迟的中枢运动传导时间，提高复合动作电位的重现率，为头穴针刺改善偏瘫患者的运动功能提供了依据。头穴针刺治疗的电生理学研究表明，针刺提高了急性脑梗死患者脑神经细胞的兴奋性，纠正抑制了泛化，使可逆神经元细胞复活或被抑制的神经细胞觉醒，使局部神经元的低氧超极化状态改善，神经功能尽快恢复。另外也可能是加强了皮层功能区之间的协调和代偿作用，从而使相应的神经功能障碍得到改善。头穴针刺治疗急性脑梗死的机理是复杂的、非特异性的。

大脑中动脉是大脑的主要供血动脉，其供血量约占大脑总血量的80%。脑血流量与大脑中动脉的血流速度密切相关。头穴透刺（百会透太阳）能激发经气，通调督脉，醒脑开窍，起到调节脑血流量的作用。于致顺教授团队观察了20个健康人体，用经颅多普勒检测针刺督脉百会透前顶穴时大脑中动脉血流速度及脉动指数的变化。在安静状态下，对研究对象进行针刺、行针及出针，同时记录大脑中动脉的收缩期峰流速、舒张期末峰流速、平均峰流速、脉动指数、阻力指数的数值。研究结果表明，各期流速在进针、行针及出针时均明显增高；脉动和阻力指数均明显降低；留针过程中，时间超过4分钟后，所检测的数值未见明显改变；出针刺后，收缩期峰流速在2分钟内能维持静卧水平，舒张期末峰流速在30分钟内下降到静卧水平。这表明，针刺百会透前顶穴，可以调节大脑中动脉的血流量；运针过程中，百会透太阳对脑血流动力学改变呈正态，针刺1周、3周后对脑血流动力学改变呈双向；出针后，针刺后遗效应持续时间较短。

二、头穴留针时间长短研究

头穴针刺治疗中风取得疗效与许多因素有关，除针刺时机外，有效的针刺刺激量是影响疗效的重要因素之一。针刺对机体的刺激量与针刺的方式、方法、针具大小、取穴多少、针刺部位及留针时间长短等有关。在治疗中风偏瘫的研究中，我们以前的研究发现，在针刺间隔方面，普遍应用日针 1 次或隔日 1 次的针法。有人认为，针刺时间间隔过长会影响疗效，偏瘫患者日针两次比 1 次效佳。进一步研究表明，日针 3 次优于日针两次。在留针方面，多采用留针 30 分钟。有人治疗偏瘫留针 30 ~ 50 分钟，不捻针。也有人治疗偏瘫得气后留针 24 ~ 48 小时，均收到较好的效果。

临床工作中我们发现，大部分患者首次针刺时便出现良好的即刻效应，如瘫肢肌力迅速提高。但随着时间的延续，这种效应逐渐衰退，至次日（间隔 24 小时）这种效应的消退十分明显，接近或等同于前日针刺前的瘫痪水平。显然，这种刺激量不够（即每根针以 200 次/分的速度捻转 1 分钟，留针 5 分钟后再捻转 1 分钟，如此重复 3 次，历时 15 分钟，其中捻针时间 9 分钟，每日 1 次）。增加日针次数，可以弥补刺激量的不足，但在实际工作中也遇到许多问题。例如，患者在脑梗死急性期多注重药物治疗，对尽早进行针灸疗法的意义与价值不很清楚，特别对头部针刺，多有恐惧心理。日针多次，使这种心理负担加重，因而不积极接受。医生的工作量亦随日针多次而增加，有时在临床广泛实行有困难。但是当急性期过去，才求助于针灸救治，已贻误时机。头穴透刺选穴固定、手法固定、针具大小固定，在这种前提下，针刺强度与针刺的时间就成为两个影响刺激量的主要因素。前期研究表明，头针刺激强度相应增加，可使疗效提高，然而进一步增加捻转频率和强度，或延长捻针时间来增加刺激量，虽然刺激量增加了，但易造成患者头皮局部疼痛、穴位疲劳。手法过强和过猛，对年迈体弱的中风患者不利，因此，我们进行了留针时间的研究。结果发现，留针 24 小时的患者，多出现夜间睡眠不好；留针 12 小时，出针前行针 1 次，可以提高疗效，但次日的"反跳"现象仍很严重；当留针 12 小时、间隔 6 小时行针 1 次时，上述弊端可以克服。这说明，久留针配合间断行针法可以有效提高疗效，留针 12 小时，4 ~ 6 小时间断行针的刺激量为合理的有效的刺激量。

为验证头穴丛刺长留针法治疗急性脑梗死患者运动功能障碍的有效性及优势性，并阐明刺激量在头针治疗急性脑梗死运动功能障碍方面发挥的重要作用，我们采用 Fugl-Meyer 运动功能评分法、改良的巴氏指数评分法、神经功能缺损程度评分法，以临床疗效、体感诱发电位及脑血流为指标，对比观察了急性脑梗死头穴丛刺 6 小时留针组、常规头针 6 小时留针组、头穴丛刺 30 分钟留针组、常规头针 30 分钟留针组患者的运动功能、神经功能、日常生活活动能力、体感诱发电位（SEP）潜伏期和波幅及其异常率、大脑前动脉和中动脉收缩期血流的改善情况。研究结果表明，在改善急性脑梗死患者的运动功能、临床疗效、减少体感诱发电位异常率、加快大脑前动脉和中动脉收缩期血流速度方面，头穴丛刺组优于同等留针时间的常规头针组，头穴丛刺 6 小时留针组优于头穴丛刺 30 分钟留针组，头穴丛刺 6 小时留针组的临床总疗效达 96.1%；在提高患者的日常生活活动能力方面，头穴丛刺 6 小时留针组与常规头针 6 小时留针组的治疗作用相同，头穴丛刺 6 小时留针组对日常生活活动能力的提高优于头穴丛刺 30 分钟留针组。结论：头穴丛刺 6 小时留针法能更有效地改善脑梗死患者的运动功能障碍，说明增加头针刺激量在急性脑梗死的治疗上有重要的临床意义。

三、头穴针刺时效关系研究

针灸界人士都十分关注针灸作用的时间与疗效之间的关系。中国绝大多数针灸学家都日针 1 次或隔日 1 次。朝鲜基本两天针 1 次，当然也有例外。日本隔日针 1 次，但 1 周针两次或 1 次者也将近半数。我们认为，针刺间隔时间不同，效应也不同。有学者已发现，针刺上巨虚、漏谷穴治疗急性细菌性痢疾，日针两次的临床效果优于日针 1 次。电针施术于大椎穴激活家兔网状内皮系统吞噬功能，日针两次的效果明显优于日针 1 次。然而也有不同的情况，如针刺动物足三里 1 次即可显著增强网状内皮系统的吞噬功能，而连针 7 次后反而令该效应近乎消失。

药物的效应随着血中浓度的变化而产生、发展、衰退以至消失，从而人们采用了日针两次或 3 次的方法。针灸也经过一个或短或长潜伏期效应便开始上升，到一定高度以后缓慢下降。近 20 年头穴治疗中风偏瘫的实践证明，针刺头穴的作用，也有明显的时间性，同样头穴效应也有产生、发展和衰减过程，并随时间的变化而表现出一定的趋势。其特点是效应的产生、发展的潜伏期较短，常在针刺后数分钟内立即显现，并很快发展至高峰。其效应的衰减时间，也因之而出现的较快。例如，偏瘫患者肌力行针 3 分钟即可提高，血压 10 分钟就能显著降低，但到 30 分钟后又开始复升。这显示出针刺疗效在两次针刺治疗的间隔内常出现"反跳现象"。因此提示，常用的日针 1 次的针刺方法间隔时间过长，刺激量不够。因此，通过观察头穴治疗中风偏瘫的效应时间来了解头穴作用特点对于针灸机理的研究有非常重要的意义，尤其对合理制定针刺间隔时间、改进针刺技术、进一步提高临床疗效是必不可少的。

在采用头针治疗中风病的过程中我们发现，在起针之后会有"反跳现象"，为此，我们进行了日针1次与日针两次疗效的对比观察。针对偏瘫患者半身不遂、肌肤不仁两大体征，设定了肌力、关节功能和皮肤痛阈3项观察指标（半身不遂与肌力和关节功能相关，痛阈与肌肤不仁相关），旨在通过3项指标的改善程度说明临床疗效的高低。肌力对上肢的肱二头肌、肱三头肌，下肢的股二头肌和股四头肌进行评定；关节功能对上、下肢的四个关节即肩、肘、髋、膝等关节活动幅度进行评定；皮肤痛阈在上肢外关和下肢绝骨穴部位进行测定。日针1次，即在早8：40～9：00之间针1次（以下称9：00）；日针两次，即早8：40～9：00之间针1次（以下称9：00）；下午1：30～1：50之间针1次（以下称1：30）。远期效应观察20天，10天为1个疗程，每个疗程前后进行测定记录。即刻效应为每日上午8：40、9：00、11：30，下午1：30、4：20及次日上午8：40各项指标的变化数据。结果表明，远期效应中的日针1次和日针两次疗效较好，统计学表明，二者具有显著或极显著差异。二者在改善程度上有所不同，日针1次的改善程度近似于平常的头皮针疗效，而日针两次的改善程度明显超出一般。研究认为，这是针刺的间隔时间相对缩短、作用时间相对延长、针刺效应彼此相接的必然结果。即刻效应的时间说明，针刺效应确实存在随时间推移而有产生、发展、衰减的发起、高峰、回落等曲线变化过程，这一过程由于针刺次数的不同，日针两次是每24小时内重复两次，而日针1次只重复1次，结果前者的高峰时间增加，回落时间减少，时效关系得以改善，在16：20和次日8：40的观测时间里，多数指标显示出组间差异显著。日针两次各项指标在组内和组间显著性均较大，实际这是其疗效优于日针1次的根本原因。

同理，我们又进行了日针3次和日针两次的疗效对比，观察了60例经CT证实为脑梗死所致偏瘫且无严重并发症的病例。即刻效应观察了40例，分为两组进行观察，甲组日针3次，分别在上午8：00、中午12：00、下午4：00各针1次；乙组日针两次，分别在上午8：00和下午4：00各针1次。观察对象每人随机采用一组刺激法，针刺同一组穴位，每人观察两天。

远期效应观察了60例患者，随机分为甲、乙两组，每组30例，观察20天，10天为1个疗程，每个疗程前后做测定记录。甲组日针3次，乙组日针两次，针刺时间同即刻效应的甲、乙组。共取四组穴位：Ⅰ组，瘫肢对侧前神聪透悬厘；Ⅱ组，瘫肢对侧百会透曲鬓；Ⅲ组，瘫肢同侧前神聪透悬厘；Ⅳ组，瘫肢同侧百会透曲鬓。按编好的顺序，每次取一组穴位。

选用 0.38mm×50mm 长的毫针，常规消毒头皮穴位后，从上向下连续分段沿皮刺三针，并随头型尽力深刺，以达透刺穴的要求。然后每根针再快速捻转（200 转/分）1 分钟，停止行针后，让患者适当活动，5 分钟后照前法继续捻转，如此反复 3 次后起针，针刺时间为 20 分钟。结果显示，头穴无论是日针 3 次，还是日针两次均对中风偏瘫有良好的治疗作用。同时说明，针刺头穴不同的间隔时间其作用程度是有差异的。通过对偏瘫患者的肌力、皮肤痛阈、血液流变学针刺前后变化的观察证明，日针 3 次的疗效明显优于日针两次，且证明在疗程一定的情况下，合理增加针刺次数可以提高头穴治疗中风偏瘫的疗效，缩短治疗时间。头穴治疗后血液流变学的各项指标均有改善，说明针刺头穴可以疏通脑络气血，改善血液的"浓、聚、凝"状态，使脑组织细胞得到一定恢复，而且日针 3 次较日针两次疗效好。

最终我们发现，日针两次优于日针 1 次，日针 3 次优于日针两次，即随着每日针刺次数的增多，中风病的疗效也在提高。

四、捻转速度与捻转持续时间研究

针刺治疗疾病临床疗效的好坏，关键在于辨病、时机、配穴、手法四大要领的掌握。针刺手法是临床治疗的关键一环，要求在取穴准确的基础上，进行针刺并施加手法使之得气（指针刺后受术者出现的酸、麻、胀、重等针感及操作者针下的沉紧等感觉而言，也称针感）。《灵枢·九针十二原》一再强调针刺必须"气至"。其云："刺之而气不至，无问其数。""刺之要，气至而有效，效之信，若风之吹云，明乎若见苍天。"《针灸大成》言："用针之法，候气为先……以得气为度，如此而终不至者，不治也。"说明得气是治疗成败的关键。其中又强调，"有病远道者，必先使气直到病所"，说明气至病所与疗效有着密切的关系。掌握针下之气，既要使针刺能够得气，还要在得气后控制得气程度及气行方向，这主要靠术者手法来实现。

"候气"是各种针刺手法的先导和必经过程。《素问·离合真邪论》中说"静以久留，以气至为故，如待所贵，不知日暮"，指出候气的措施即是留针，候气的目的在于等待气至。通过手法加以催促气速至的"催气法"见于明初《神应经》中。其云："用右手大指及食指持针，细细动摇进退搓捻，其针如手颤之状，是谓催气。""催气法"包括用提插、捻转结合动摇的手法来催促针下得气。与"候气法"相比，"催气法"是积极的手法措施，两者皆为针刺动作与经络之气产生效应的先导。

针刺得气后不可轻易改变针尖部位，更不可盲目提插，要注意"守气"。《灵枢·小针解》说："上守机者，知守气也……针以得气，密意守气勿失也。"只有守住气，才能使针刺对机体继续发生作用。

当机体阴阳失衡，出现偏虚或偏实时，就要补其虚或泻其实，以使气平，这就是"调气"。补泻手法大多是根据《内经》"盛则泻之""虚则补之"的原则，针对机体出现的"有余"（盛实）、"不足"（虚衰）的病理变化而创设的一类"调气"手法，目的在于补虚泻实，使机体恢复原有的协调和平衡状态。各种补泻手法最早见于《内经》，之后各代又得到了重视，有了进一步发展。《备急千金要方》提出"凡用针之法，以补泻为先"，说明补泻在针刺治疗中占有相当重要的地位。

捻转法和提插法是针刺的基本手法，在补泻手法中应用较多。捻转法贯穿于上述各种手法之中。关于捻转的补泻古代文献有的根据捻转方向分，如《针灸大成》中记载，"转者，左补右泻……"有的以捻转角度分，捻转角度小为补，捻转角度大为泻。现代针灸医师在临床上常根据刺激强度分，一般以轻、弱刺激为补，以强刺激为泻；也有的以快速捻转为泻法，慢速捻转为补法。

头穴透刺治疗中风后偏瘫和根据大脑皮层功能定位学说划分的头部刺激区治疗偏瘫的方法均有较好的临床效果。在头穴刺激方法上，捻转手法已作为临床常规手法得到广泛采用，但对头穴针刺方法的研究尚不全面。比如在捻转手法的每次持续捻转时间方面存在着不同的意见。如全国高等中医药院校教材五版《针灸学》中规定捻转持续时间为 0.5 ~ 1 分钟，捻转速度为 200 转/分，然后留针 5 ~ 10 分钟再重复捻转，用同样的方法再捻转两次。全国高等中医药院校教材五版《针法灸法学》中的捻转时间为 2 ~ 3 分钟，捻转速度和留针时间与上相同，反复操作 2 ~ 3 次，而《中国医学百科全书·针灸学》中只谈到捻转速度 200 转/分，没有具体的捻转时间。若不弄清捻转时间与疗效的关系，既会影响工作效率，也会使临床效果受到影响。但头穴针刺的最佳持续捻转时间是多少，这个问题目前尚缺乏客观指标的对比研究。为此，我们采取针刺偏瘫对侧百会穴至曲鬓穴连线，相当于《头皮针穴名国际标准化方案》中规定的顶颞后斜线对急性脑梗死患者进行了即刻效应和远期效应的观察，以确定最佳的捻转时间和捻转速度。

头穴针刺补泻手法的实质是掌握刺激量的方法。刺激量是刺激强度与刺激时间的乘积，单是刺激强度不能决定刺激量，在刺激强度（捻转速度）一定的情况下，较长的刺激持续时间会产生足够有效的刺激量，并能够获得针感，使"气至病所"，达到"实则泻之"的目的，使机体的气血调和、阴阳平衡。

在捻转的持续时间研究中，研究团队将脑梗死患者分为 3 组，甲组为 3 分钟捻转组，每个头针每次捻转 1 分钟，持续捻转 3 分钟。乙组为 0.5 分钟捻转组，对刺入的 3 针每次每针捻转 10 秒钟，持续捻转 0.5 分钟。丙组为空白对照组，针刺后不给予行针，针刺前后规定时间内测定记录。针刺部位为百会透曲鬓穴，连续 3 针透刺，捻转速度均为 200 转/分，捻转幅度是统一转向，先向前捻转 180°，再向后捻转约 180°，每日针 1 次。疗效评定指标为肌力测定法（MRC）评价法、1986 年中华医学会第二次全国脑血管病学术会议第三次修订的"临床疗效评定标准"和 1986 年全国中医内科学会制定的"中风病中医疗效评定标准"，综合评估临床疗效。结果表明，针刺前后，三组患者的肌力和神经功能均有所改善，捻转组优于非捻转组，3 分钟捻转组优于 0.5 分钟捻转组，说明头穴得气手法的实现与刺激量大小具有相关性，捻转持续时间越长效果越好，只留针不如行针效果好。

在头针捻转速度的疗效研究中，研究团队将中风患者分为 4 组，A 组为快速捻转组，速度 230~250 转/分。B 组为慢速捻转组，速度 60 转/分。两组均捻转两分钟后休息 10 分钟，重复 3 次后起针。捻针的幅度是每次捻转向前约 150°，再向后约 150°。C 组为留针组，进针后不做任何刺激，留针 40 分钟后起针，但留针期间让患者做主动或被动功能锻炼。D 组为空白对照组。针刺前后测定相关指标。观察对象每人随机按不同顺序每天以一组刺激法针刺同一穴位，每个患者观察 4 天。各组针刺穴位均采用同一穴位，即瘫痪肢体对侧的顶颞前斜线（前神聪透健侧悬厘穴），从上至下，沿头皮分 2~3 段刺入。针具均为 2.5 寸毫针，在与头皮呈 15°夹角的方向刺入头皮内，刺入 1~2 寸。结果表明，针刺头穴（前神聪透健侧悬厘穴）无论是快速捻转还是慢速捻转抑或留针，均对中风偏瘫有良好的治疗作用；头穴所采用的快速捻转治疗效果好于慢速捻转及留针法，慢速捻转优于留针法。这表明，针刺疗效与手法刺激量大小有关，并验证了中医针灸理论的"得气""行气"的实用性。

头针治疗中风的针刺手法多数以捻转为主，也有人提出用提插法、电针法、电动捻转、留针不捻转、旋磁法、头穴针刺按摩、穴位注射、梅花针及灸法等。提插与捻转是针刺手法中的基本手法，为此，研究团队又进行了小幅度快速捻转与提插的对比研究，结果显示，两组治疗前后比较均有显著性意义，但两者之间差别不明显，说明对于中风偏瘫患者，两种方法都可应用，可根据其习惯选择应用。

五、头穴行针手法研究

1. 小幅度快速捻转与提插的对比研究

头穴针刺施以小幅度、快速提插与捻转手法，以功能状态下最大上举肌力和维持最大上举肌力时最长持续时间的变化为观察指标，结果显示，两者无差异。说明对中风偏瘫患者实施头穴针刺时，对患者患肢最大肌力和最长持续收缩状态方面的变化影响不明显。

2. 头穴长时间留针间断行针法的研究

以神经功能、临床疗效、体感诱发电位、脑电地形图等为指标，对头穴长留针间断行针（甲组）与常规头穴针刺（乙组）进行对比观察，结果显示，两组患者的神经功能状态均有明显改善，组间比较，甲组优于乙组；两组脑电地形图异常情况均有所恢复，但甲组优于乙组。对体感诱发电位的影响结果显示，针刺后波峰潜伏期、波峰间期、中枢传导时间均有不同程度的缩短，但甲组与针刺前差异显著，乙组虽有改善但无统计学意义。

综合诸多研究表明，头穴透刺久留针配合间断行针法，是治疗急性脑梗死针刺方法中，作用持久、操作简便、安全合理、行之有效、医患均易于接受的理想方法之一，适于临床广泛应用。分区丛刺长留针头穴针刺是一种积极有效的治疗急性脑梗死的方法，总有效率达95%，其疗效优于头穴透刺组，与单纯药物治疗组比较差异显著。分区丛刺长留针头穴针刺和头穴透刺均能有效改善体感诱发电位各波潜伏期，重现和提高各波波幅，并能缩短峰间潜伏期，缩短中枢传导时间；久留针配合间断行针法可提高疗效，有效防止针刺作用的衰减，且操作简便，作用强，临床上医患均易于接受，适合于普遍开展。

六、头穴电锟针与电锟丛针研究

1. 头穴电锟针研究

任何物体均具有磁性，人体亦不例外。这种磁性一方面表现为外磁场对人体的影响，又叫生物磁场效应；另一方面表现在人体能产生比较弱的磁场，即生物磁场，如神经、组织等活动都能产生生物磁场。针刺、艾灸、电针、激光穴位照射等跟磁场一样都属于一种物理能，当人体的穴位或其他部位受到针刺、电针等物理能刺激后，可使刺激部位的感受器兴奋而产生生物电。根据华奥沙伐尔定律：运动的电荷产生磁场，凡是能产生生物电流的生物体均能产生磁场。据此我们推论，头部穴位在接受了针刺和电锟针等物理能的刺激后，可使刺激局部的感受器兴奋而产生生物电流，进而产生一个较弱的生物磁场。这个生物磁场的强弱与刺激强度的大小呈正相关，生物磁场作用于大脑皮层的神经细胞、血管、组织等是头穴治疗中风的主要机理。

头皮局部接受刺激后所产生的生物磁场，是通过什么途径作用于大脑皮层的神经细胞、血管和组织的呢？有人割离体兔脑发现，其对恒定磁场仍然出现反应。有人破坏了兔脑的各部分组织，但并不影响未受破坏的脑组织对恒定磁场反应的出现。如俄国学者破坏兔的一侧中脑网状结构或丘脑后腹侧核或丘脑后部的下部，结果并不妨碍对恒定磁场的脑电图反应的出现，也不出现反应的不对称。据此我们推论，头穴刺激产生的电磁场是直接透过颅骨而作用于大脑皮层的神经、血管和组织的。此种作用一方面可能是通过建立有效的侧支循环、解除血管痉挛等途径改善了局部脑组织的血液循环；另一方面可能是改变了脑皮层神经细胞的兴奋性，纠正了抑制性泛化，从而使可逆性神经细胞得到复活，或受抑制的神经细胞觉醒，以及缺血性半暗带的局部神经元的低氧超极化状态得到改善，神经功能得到恢复。

锃针是古代九针之一。《灵枢·九针十二原》曰："锃针者，如黍粟之锐，主按脉勿陷，以致其气。"《灵枢·官针》篇亦曰："凡刺之要，官针最妙，九针之宜，各有所为……病在脉，气少当补之者，取以锃针于井荥分输。"说明锃针能疏通经脉，调整经络的气血运行。锃针是体表按摩和按压的工具，可达到点穴治疗的作用。

随着电子科学技术的发展，传统的锃针与电子技术结合，对锃针外形进行了改进，锃针头不变化，针尖长度加长，采用一个电针仪，输出接近人体生物电的低频脉冲电流，连接到锃针尾部，作用于人体经络腧穴，使体表感应到电脉冲刺激，即为电锃针。将它按压在穴位时，由锃针针尖部发出的脉冲电流可进入穴位内部，对施治的穴位产生锃针和脉冲电刺激的双重效应。

研究团队观察了电锃针的治疗效果，将50例患者随机分成三组，其中头穴针刺组15例，头穴电锃针组20例，空白对照组15例，三组患者年龄、病程、临床神经功能缺损积分、伴发疾病积分及既往史积分等比较均无明显差异，具有可比性。刺激部位为百会透曲鬓穴。采用肌力测定、体感诱发电位（SEP）、运动诱发电位（MEP）、痛阈进行比较。结果显示，头穴针刺组在改善急性脑梗死患者运动和感觉功能方面，疗效肯定。电锃针操作简单，使用安全，无创伤性，便于普及，是治疗中风的又一有效方法。头穴针刺效果优于电锃针，其机理可能是在其刺激局部所产生的电磁场强度大于电锟针产生的电磁场强度之故。电锟针与电针的疗效进行比较，二者无明显差别，但均不如手法捻针效果好。

电锟针治疗疾病具有以下特点：①无感染，无针刺损伤。电锟针因不刺入皮肤，仅为锟针压穴，通电刺激产生类针刺效应，所以电锟针对皮肤无损伤，可避免患者之间、医患之间交叉感染。适用于炎热夏季、患乙肝等皮肤接触传染的患者，也保护了针灸医生，能够长期使用。②无疼痛。这是电锟针最大的优点。针灸因对许多疾病有特殊疗效而沿用至今。但因针灸本身所具有的针刺疼痛，使许多适合针刺的患者望而生畏。电锟针弥补了钢毫针这一缺陷，消除了患者恐针、惧针、怕针的心理，减轻了患者对针刺的心理负担，不易晕针。由于不刺入皮肤但又有类针刺效应，所以容易被广大患者接受。③操作方便，使用方便，价格低廉，适用性广。我们研制的电锟针为头式型，专用于治疗脑血管病所致的中风偏瘫，适于家庭使用。④使用电锟针可以减轻医生的劳动强度，取代长时间的操作方法，提高诊疗效率。⑤减轻患者的医疗费用和频繁就诊负担。⑥能精确控制刺激量，适用于不同患者。⑦电锟针也有酸、麻、胀、痛、冷、热等针感，且以麻痛为主。

治疗急性脑梗死，电锟针无论刺激头穴还是体穴，均是一种疗效显著、方便易行的针灸治疗方法，通过临床观察急性脑梗死患者的治疗效果，对康复水平、诱发电位改善情况，以及针灸治疗中风的作用机理（脑血流、血液流变、微循环、血脂、血压、过氧化脂质、自由基清除等）进行分析，结果表明，电锟针所取得的疗效不是单一的电生理方面的改善，而是多系统、多环节对机体生理功能的调节和病理状态的改善，所以电锟针不但可用于脑梗死患者的治疗，因其方便易行、患者易于接受等，故也可用于中风的预防。

2. 电锟丛针的研究

在此基础上，研究团队又结合头穴丛刺，进行了电锟丛刺针具的研制和临床疗效研究。电锟丛针还具有针刺作用，虽然锟针未入皮内，但锟针头为针尖状，触及皮肤，有针刺感应，所以能产生钢毫针的作用。电锟丛针对人体还具有电生理、物理作用。我们在数个锟针头上接通接近人体生物电的微量电流，结果显示，有脉冲电的治疗作用。

人体组织是由水分、无机盐和带电生物体组成的复杂的电解质电导体。当一种波形、频率不断变换的脉冲电流作用于人体时，组织中的离子会发生定向运动，消除细胞膜极化状态，使离子浓度和分布发生显著变化，从而影响人体组织功能网。这种低频率脉冲电流通过锟针刺激腧穴，能够达到钢毫针的刺激作用，我们把这种作用叫作"类针刺效应"。所以，电锟丛针是效果集多法，以电锟代针，刺激持久的一种新的针刺手段，能够达到普通钢毫针的刺激作用。

由于电锟头针是根据相应腧穴固在帽式头罩上，所以，此仪器无论在医院还是在家庭都可以使用。由于中风偏瘫患者恢复慢，经常到医院就诊不方便，此仪器可以买到家里使用。另外，该仪器还有降压作用，高血压患者可以长期使用，以减少长期服用降压药引起的副作用。

总之，电锟丛针作用于头穴治疗中风偏瘫，能够达到与普通钢毫针相同的针刺效应，且电锟丛针具有无创伤、无感染、无疼痛、使用方便、容易被患者接受的特点，是治疗中风偏瘫有效的方法之一。

七、脉冲磁锟针研究

至 20 世纪，人类在科学技术上取得了巨大的进步，这为针灸器具的改进和发展创造了条件。新针具的不断发明使针灸的治疗范围得到了扩大，疗效得到进一步提高，应用起来更加便利。现今的针具由过去单一的金属针向仪器化发展，出现了许多新型的现代针灸仪器，且不断地向程序化、自动化、智能化发展。这使刺法的含义得到扩展，现称的刺法，既是指使用不同的针具，又可包括非传统针具。它们通过一定的方法刺激机体的一定部位，或浅或深，激发经络气血，以调节整体功能。

我国是发现磁现象和应用磁材料最早的国家。应用磁石治病至今已有两千余年的历史。我国于 20 世纪 70 年代初研制成功了稀土永磁材料并应用于临床。20 世纪 50 年代，我国出现了静磁疗法。最初将磁块装在手表带里或鞋底上，置于内关穴、涌泉穴等位置上来达到治疗疾病的目的。经过多年的发展，现在已出现了具有永磁的磁极针，即针体本身已磁化，具有磁性，这种疗法属于静磁疗法。随着现代科学技术的进步，我国于 70 年代初研制成功了稀土永磁并应用于临床，1979 年陈氏等提出了"适量磁场"的新见解，并根据不同疾病，将不同场强、体积、数量的磁体作用于不同的腧穴，根据疾病的变化，及时调整治疗原则。此后又出现了作用于穴位的动磁疗法。目前其主要有两种方式，分别通过脉冲磁场和旋转磁场发挥作用，前者是以交流电通过带铁芯的线圈产生脉冲磁场作用于穴位上，后者则是将某一强度的磁铁装在一个圆盘上，用马达带动圆盘产生动磁场，作用于穴位上。

我们在对运动诱发电位研究的过程中观察到，在头部一定区域给予脉冲磁刺激，根据磁场具有穿透高阻抗组织的原理，应用磁性脉冲磁刺激技术代替电刺激获得 MEP 的同时还能产生患者肢体的运动，能够促进患者瘫痪肢体的恢复。由于运动诱发磁刺激器造价昂贵，不利于普及，于致顺教授结合传统中医针灸理论，成功地研制了便携式脉冲磁针。它依据脉冲电流，通过电磁线圈或电磁铁产生脉冲磁场，这种变化快的脉冲磁场强度峰值较大，作用于机体所产生的电磁感应效应较强。经临床头穴治疗证明，脉冲磁针对急性脑梗死的治疗效果与常规针刺治疗作用相同，这为中医针灸治疗中风病另辟蹊径。经查阅国内外文献，尚未见到有关采用头穴脉冲磁针治疗急性脑梗死的报道，因而可以说脉冲磁针是一种填补国内外空白的新针具。

　　研究团队对脑磁针的临床疗效进行了观察。将 90 例脑梗死患者随机分为脉冲磁针组、常规针刺组和静磁针组，三组均治疗 14 天后比较临床疗效。取穴百会至健肢侧的曲鬓穴区，同时配合四肢毫针针刺取穴，肩髃、曲池、外关、合谷、环跳、血海、风市、足三里、太冲，脉冲磁针组和静磁针组磁感应强度均为 0.4T（特拉斯），取百会至健肢侧的曲鬓穴区，刺激时间为每次 20 分钟，每日 3 次，脉冲磁针的脉冲频率为 1Hz。所有病例均常规用药控制脑水肿，进行脑保护治疗，如静点甘露醇、胞三磷胆碱、能量合剂等。结果表明，治疗前三组神经功能缺损程度评分比较不显著，治疗 14 天后，脉冲磁针组与常规针刺组组间相比无差异，两组与静磁针组相比，评分明显降低，且差异显著；在临床疗效评定上，治疗 14 天后，3 组的临床疗效均有不同程度的改善，脉冲磁针组有效为 24 例，常规针刺组为 22 例，静磁针组为 11 例，经统计学分析，脉冲磁针组与常规针刺组治疗 14 天后临床疗效无差异，较静磁针组差异显著。说明脑磁针在改善脑梗死的神经功能方面及临床疗效与常规针刺无差异。

　　脑磁针与常规针刺在治疗中风病中不仅疗效相当，且具有诸多优点：①无感染、无针刺损伤。脉冲磁针因不刺入皮肤，仅将脉冲磁针置于相应的穴位治疗疾患，对皮肤无损伤，避免了感染，尤其适用于患有乙肝、艾滋病等能通过血液传播疾病的患者，在保护患者的同时也保护了针灸医生。②无疼痛。针刺对诸多疾患的疗效确切，但针刺疼痛一直影响着针灸的普及，许多患者畏惧针刺疼痛，害怕诱发晕针，而对针灸治疗持有偏见。保留针刺疗效、减轻其产生的疼痛，是广大医患的共同心愿，而脉冲磁针实现了这一目标，较好地解决了这一问题。③减少针刺事故的发生。针刺治疗虽不复杂，但对于初学者或由于患者自身因素影响易发生弯针、断针等针刺事故，虽然发生的概率很低，但仍然增加了患者的恐惧心理，也给医生带来了不必要的麻烦。脉冲磁针弥补了常规针刺的这一缺陷，更容易被广大患者接受。④操作方便，适合长期应用。脉冲磁针通过在头部一定区域给予脉冲刺激，对人体进行良好的调整，进而促进脑梗死患者的恢复。脉冲磁针继承和发扬了中医药，并在现代科学技术的结合下，增添了一种崭新的针具。后经多次临床试验研究和动物实验研究，均认为是治疗中风极有前途的方法。

八、头针与溶栓疗法的结合

多年来，临床神经病学家曾寄希望于脑卒中后早期使用血栓溶解药物，重建缺血区循环，以减少脑损伤，改善预后。然而，20 世纪 60 年代末至 70 年代的溶栓治疗结果表明，颅内出血率太高，因而溶栓治疗被摒弃。近年来，随着对脑梗死病理生理研究的深入、心肌梗死溶栓的成功经验以及新溶栓药物的问世，唤起了人们对此疗法的重新关注。当前大规模溶栓研究结果表明，溶栓治疗急性脑梗死是最有希望的疗法。半暗带理论的提出，也支持了这一疗法的优越性。因为半暗带能存在一定的时间，临床上可为脑梗死的治疗提供了一个时间窗。抓住时机，在这个时间窗内采取必要的干预措施，促使半暗带向正常组织转化或稳定半暗带，以便赢得进一步治疗的时间，这在临床上是很重要的，也是可行的。溶栓疗法恰好是最有力的干预措施。本团队研究表明，与单纯溶栓治疗对比，头穴疗法对脑血流量、脑能量代谢、脑水肿均有明显的改善作用，对脑缺血再灌注损伤具有保护作用，能及时有效地控制急性脑梗死的病情发展，拓宽了"治疗时间窗"，为挽救"缺血性半暗带"创造了有利条件，减轻了再灌注损伤。头针与溶栓疗法相配合是中西医疗法的结合，这将为以后拓宽医疗思路和治疗范围打下基础。

九、头穴丛刺法结合康复研究

头针应用于脑梗死治疗已有几十年的历史，其确切的疗效已得到医学界的认可。但单纯应用针刺治疗很难阻止急性期患者肢体的失用性萎缩，不利于恢复期的康复。为此我们提出了急性期针刺结合康复治疗的理念，并在临床上取得了满意的疗效。

针刺可直接扩张血管，调整血液流变学、血流动力学及神经电生理的异常，康复训练是根据人体神经发育学原理，利用中枢神经细胞的重组而预防病理性的协同运动模式。研究团队将于氏头穴丛刺法与现代康复治疗方法相结合，提出了"针康法"的治疗理念，在传统针刺方法、配穴理论的基础上，根据神经功能障碍疾病的特点，开展了针灸对中风病的康复治理作用研究，弥补了传统治疗在神经康复方面的不足，使神经治疗学与神经康复学相联系，应用西医学的科研原则和方法，突出中医优势，从神经病学、神经生物学、神经行为学、组织形态学、超微结构等角度说明其效应，从而制定良好的治疗方案。

1. 头穴丛刺与康复技术结合治疗脑卒中偏瘫的康复作用

研究团队对头穴丛刺与康复技术结合对脑卒中偏瘫的康复作用进行了深入研究，包括制订提高脑卒中患者生活质量的方案，对脑卒中患者异常运动模式的抑制，以及并发症的预防等。研究证明，头穴丛刺结合康复技术能够提高不同病程脑卒中患者的运动功能、神经功能和日常生活能力，总有效率达94.67%，其疗效优于康复组及单纯药物组，证实头穴丛刺结合康复技术是一种积极有效的脑卒中治疗方法。头穴丛刺结合康复技术能明显改善脑卒中后出现的感觉障碍、抑郁、焦虑、尿便障碍与吞咽障碍，对预防和纠正足下垂、足内翻、肩关节半脱位、肩手综合征、关节挛缩、误用综合征及异常模式均有积极作用；能有效缩短急性脑梗死患者体感诱发电位各波潜伏期和峰间潜伏期，重现和提高各波波幅；能增强急性脑梗死患者的纤溶水平，改善血液高凝状态，对治疗和预防脑卒中有一定的积极作用。

2. "针康法"对急性脑梗死患者运动功能障碍的影响

研究团队还探讨了"针康法"对急性脑梗死患者运动功能障碍的影响。采用 Fugl-Meyer 运动功能评分法、改良的巴氏指数评分法、神经功能缺损程度评分以及临床疗效为指标，对比观察了"针康法"（头穴丛刺结合康复技术）、康复、头针、单纯药物对急性脑梗死患者运动功能、日常生活能力及神经功能缺损程度的改善情况。结果表明，针康组、头针组、康复组及对照组患者的 Fugl-Meyer 运动功能评分和日常生活能力评分及神经功能缺损程度评分，治疗前后均有显著性差异，其中 Fugl-Meyer 运动功能评分和日常生活能力评分治疗各组均明显优于对照组，其中针康组明显优于头针组及康复组。针康组、头针组、康复组患者神经功能缺损程度明显优于对照组，其中针康组优于头针组及康复组。在疗效方面，各组与对照组相比均有极显著性差异，其中针康组总有效率达94.44%，优于康复组与头针组。另外，"针康法"对纠正足下垂、足内翻、减少肩关节半脱位、肩手综合征、关节挛缩、误用综合征及预防异常运动模式的出现都有一定作用，优于头针组与康复组。说明"针康法"能有效改善急性脑梗死患者的运动功能障碍，减轻其神经功能缺损程度，有效提高其日常生活能力，进而提高了患者的生活质量。

"针康法"不但可改善中风患者的运动功能障碍，对失语症的疗效也很显著。有研究将42例脑梗死后基底节性失语患者随机分为两组，治疗组22

人，对照组 20 人。两组患者均按照神经内科常规处理，包括常规药物治疗、对症治疗及支持治疗，如消除脑水肿，减轻颅内压，抗感染，维持水、酸碱平衡，改善脑循环等。在此基础上，治疗组患者给予头穴丛刺及言语治疗，对照组给予单纯言语治疗，疗程均为 1 个月。治疗前后各以中国康复研究中心的《汉语标准失语症检查表》进行 1 次评定，观察治疗效果。结果显示，单纯言语训练，对脑梗死后患者听理解、说、阅读三项言语功能有一定疗效，对复述、出声读两项功能疗效不明显。头穴丛刺结合言语训练，对脑梗死后患者听理解、说、阅读、复述、出声读五项言语功能的影响均效果明显，且明显优于单纯言语训练。实验研究证明，在脑梗死后基底节性失语症临床疗效方面，单纯言语训练、头穴丛刺结合早期言语训练都可以提高脑梗死后基底节性失语患者的听理解、说、阅读功能，但头穴丛刺结合早期言语训练明显优于单纯言语训练，说明头穴丛刺在失语症的治疗方面具有显著优势。

为寻找脑梗死偏瘫采用于氏头针与康复结合治疗的优化方案，研究团队采用正交设计法进行了研究，随机将 90 例脑梗死患者分为 9 组，分别采用针刺时机、选穴、疗程、康复四个因素及相应的三水平进行治疗，观察治疗前后的 Fugl-Meyer 评分、神经功能缺损评分、ADL 评分变化。结果显示，患病 14 天以内，采用头穴丛刺与抗痉挛针法，配合运动再学习法治疗 60 天，可以有效改善脑梗死偏瘫患者的运动功能及神经功能缺损症状，提高患者的日常生活能力。

总之，本团队研究结果显示，头穴丛刺法结合康复运动疗法治疗中风病的疗效优于单一方法，在此基础上提出的"针康法"治疗效果更佳。

第六章　于氏头针治疗中风病的时机与机理

第一节　头针治疗中风病的时机

头穴针刺治疗中风偏瘫的疗效是肯定的，但头穴针刺治疗中风偏瘫的疗效与治疗时间存在明显的相关性，即不同病情，在病程中应用头穴针刺治疗的时间不同，选择针刺的时机不同，则疗效也不同，与预后也存在明显关系。

为了了解头针治疗中风病的时间效应，我们对经过 CT 检查有明确诊断并应用头穴针刺治疗的 73 例中风偏瘫患者进行了临床分析。其中脑出血 13 例（男 8 例，女 5 例），年龄 43～69 岁；脑梗死 60 例（男 47 例，女 13 例），年龄 25～82 岁。患病时间 1 天～2 年。患病后开始应用头穴针刺的时间，1 周以内者 17 例，两周以内者 12 例，1 个月以内者 12 例，两个月以内者 13 例，半年以内者 8 例，半年以上者 11 例。结果发现，6 个组别（1 周以内、两周以内、1 个月以内、两个月以内、6 个月以内、半年以上）不同头针治疗时机，经 3 种康复率（职业、生活、自理功能）比较后有非常显著差异，发病半个月以内是头穴治疗的最佳时机，头穴针刺治疗的时间越早，疗效越显著，预后康复水平越高。患病半年以上者，头穴针刺则无明显效果。头穴针刺治疗时机的选择，以中风病情发展停止、生命指征稳定为标准，最佳时机为发病后半月以内。研究还发现，不但急性脑梗死患者可以早期应用头针，脑出血患者也可早期应用头针治疗。

第二节　头针治疗中风病的机理

我们认为，针刺头穴对机体功能具有多层次、多方面、多因素的调节作用。人体在发育过程中会形成一个自动调节、有储备功能的自动化系统。该系统发生变化时，则会导致疾病的发生。针灸治病，就像一个"按钮"，对一个自动化发生障碍的机体发动自动调节功能，使已经失衡的机体恢复到平衡状态。由于疾病不同，需要调节"按钮"的部位也不相同。只有找到相应的部位，施以合适的刺激方法，就能达到机体恢复的目的。

一、从经络系统探讨头穴透刺治疗急性脑梗死的机理

头穴透刺是以针刺头部腧穴（或刺激区）用以治疗疾病的一种针刺方法。脑是气血汇聚的部位。《素问·脉要精微论》曰："头者，精明之府。"《灵枢·邪气脏腑病形》曰："十二经脉，三百六十五络，其气血皆上于面而走空窍。"《灵枢·经脉》曰："膀胱足太阳之脉……上额交颠……从颠至耳上角……从颠入络脑。""胆足少阳之脉……上抵头角，下耳后。""胃足阳明之脉……循发际，至额颅……足阳明之别……上络头顶。""三焦手少阳之脉……系耳后，直上出耳上角。""肝足厥阴之脉……上出额，与督脉会于颠""督脉之别……散头上。"《灵枢·经筋》曰："足太阳之筋……结于枕骨。""足少阳之筋……出太阳之前，循耳后，上额角，交颠上。""手太阳之筋……结于耳后完骨……上额结于角。""手少阳之筋……结于角。""手阳明之筋……上左角，结头，下右颌。""足少阴之筋……结于枕骨，与足太阳之筋合。"《灵枢·经别》曰："手少阳之正，指天，别于颠。"《难经·二十八难》曰："督脉者……入属于脑。""阳维起于诸阳会也。""阳跷脉者……入风池。"阳经经别合于本经，阴经经别合于有表里关系的阳经，经别构成的"六合"均达头部。足三阳经及手少阳经皮部亦布于头部。其他经脉、络脉、经别、经筋、皮部的经气亦都通过各种途径上达头部。此外尚有数不清的孙络、浮络在头部构成了密集的经络网。该网络内联脏腑（亦包括奇恒之腑：脑），外络肢节，构成维持人体正常生理功能的经络系统。这说明，头部是人体经气汇聚的重要部位，与体内各脏腑器官的功能有着密切关系，"五脏六腑之精气皆上升于头"（明·张介宾）。

头部为经络循行之部位，也是腧穴分布的部位，又是经络脏腑之气出入体表的部位。针刺这些部位和腧穴，可起到疏通经络、运行气血、调和阴阳、扶正祛邪的作用，达到治疗全身疾病的目的。经气上输于头部，汇聚而成元神之府，职司大脑。当经络功能正常时，气血运行畅达，经气贯注于脑，以维持脑部正常的功能活动，则人体"阴平阳秘"。当经络功能在头部发生障碍时，则损害与头部相关的诸多经脉，经气不能正常达于人体各个部位，不能濡养周身而诸病皆生。

西医的脑血管疾病属于中医学"中风"的范畴。中医学认为，无论是脑梗死还是脑出血，都是以头部经络瘀阻为病理基础，以头部气机失调为发病机制。本团队采取于氏头穴治疗急性脑梗死，取得了良好的疗效。经过治疗，两组患者在临床神经功能和电生理学方面都有明显恢复，说明针

刺头部腧穴，能够调节大脑气机的紊乱。前神聪穴透悬厘穴、百会穴透曲鬓穴，贯穿督脉、膀胱经、胆经、胃经、三焦经、肝经、阳维脉、阳跷脉八条经脉。头穴透刺，穴区面积大、刺激强，调节经络功能的作用亦强，能够起到一经带多经、一穴带多穴的整合作用。对针刺部位施以手法，使之得气、运气，通过经络系统，调节脑内的气血瘀阻，以促使脑内气机平衡，经气畅达。中医学有"急则治其标，缓则治其本"的治病法则，中风急性期以风火痰瘀标象为主，"治风先治血，血行风自灭"，而"气为血之帅，气行则血行"。针刺头部腧穴，在于调气，即调节头部经气的运行，从而达到息风清火、豁痰化瘀的目的。

标本、根结、气街、四海学说亦是探讨头穴作用和机理的理论依据，头为"标"，头为"结"，头有"气街"，"脑为髓之海"。《素问·标本病传论》曰："知标本者，万举万当；不知标本，是谓妄行。"金元·窦汉卿《标幽赋》曰："更穷四根三结，依标本而刺无不痊。"《灵枢·卫气》曰："头气有街……气在头者，止于脑。"《灵枢·海论》曰："脑为髓之海。"这些论述都说明了脑在人体中的重要性。

对脑与肢体交叉支配，早在《内经》时代就有深刻的认识。《灵枢·经筋》论足少阳经筋曰："……从左之右，右目不开，上过右角，并跷脉而行，左络于右，故伤左角，右足不用，命曰维筋相交。"这对中风的头部取穴有重要的指导意义。古人的认识，已得到西医解剖学的证实，如运动系统的锥体交叉和感觉系统的丘系交叉等。

二、头穴透刺对血液流变学及血管的影响

脑梗死患者，特别是急性脑梗死患者血液流变学各项指标均明显异常，而针刺治疗后均有一定程度改善，其中以血细胞比容、全血还原黏度改善最显著，而且针刺的临床疗效与血浆比黏度、血细胞比容气血还原比黏度、红细胞电泳时间的改善明显相关。本团队研究发现，采用分区丛刺长留针治疗能显著改善患者的各项血液流变学指标，但治疗前后血液流变学异常率较有的学者研究结果高一些。其原因可能与本项研究样本数较少（仅观察 20 例）有关。

在临床观察中，我们设立了头穴透刺组和单纯药物治疗组，结果头穴透刺组亦能较好改善血液流变学各项指标，其疗效优于单纯药物治疗组，但较分区丛刺长留针组效果稍差。结论：头穴能明显改善血液流变学各项指标，分区丛刺长留针的疗效优于头穴透刺组，二者疗效均优于单纯药物治疗组。

头穴针刺改善血液流变学指标的机理各家看法不一，有人认为头穴针刺能使血管舒张并加速血液运行，能降低血液黏稠度和细胞聚集，从而调整血液流变学的各项指标。也有人认为，其机理在于针刺可能具有扩张脑动脉、增加脑血流量、耐缺氧、抑制血及血小板聚集、降低血黏度及组织修补和降脂等作用，从而疏通了中风患者瘀滞的气血，达到了培本扶正、活血化瘀、祛滞通络的目的。

经颅多普勒检测（TCD）是通过脉冲多普勒原理，无创性获取颅内主要动脉血流动学参数的检查方法。TCD 通过测定颅内动脉血流速度、方向、频宽、音频等较准确地反映脑动脉狭窄、痉挛、梗死等病理和生理状态。有人通过对 81 例脑梗死患者的观察得出，绝大多数大面积脑梗死患者，起病初期会出现病灶血管血流速度明显减慢、信号消失、逆流信号等，而大多数小面积梗死患者，会出现不同程度的血流速度减慢，这可能与梗死后局部脑水肿、血管舒缩功能障碍、局部血管扩张有关。但 TCD 也有其局限性，比如不能探测颅内细小动脉的血流参数，因而不能判定较小梗死或腔梗，需结合临床综合分析。

本团队研究发现，绝大多数脑梗死患者在急性期出现血流速度减慢，个别会出现血流信号消失和逆流，但也有一少部分患者反而出现血流速度加快，这可能与梗死灶近端血管痉挛有关。采用头穴针灸及药物治疗后，TCD 血流速度得到明显改善。其中分区丛刺长留针的 TCD 指标改善最明显，其效果优于头穴透刺，但二者之间差异不显著。而上述两组与单纯药物治疗比较，差异显著。说明头穴针刺可以显著改善 TCD 各项指标。TCD 检查可以敏感地反映血流动力学变化，当临床诊断脑梗死可能时，如果相应动脉出现血流速度异常，则支持诊断。而此时常因疾病发生时间较短而影像学检查尚无阳性发现。本项研究中部分患者是在 CT 显影之前，结合 TCD 检查明确诊断的。因此，TCD 对脑梗死的早期诊断具有重要意义。

三、头穴透刺治疗急性脑梗死的脑电生理学基础

自 1924 年德国学者 Hans Berger 首先从头皮描绘出小脑生理电活动以来，迄今已近 70 年。随着现代科学技术的发展，新技术不断问世，脑电生理的检测已进入一个划时代的阶段，它与影像学一起，共同揭示脑的病理生理变化，使临床诊断更加明确。脑梗死时脑电地形图（BEAM）的异常率为 80%～93%，发病两周内异常率最高，之后则下降，6 个月后，有明显后遗症者 BEAM 仍异常。体感诱发电位（SEP）在脑卒中的急性期阳性率为 75%～89%。BEAM、SEP 异常病理波的出现多早于 CT、脑扫描阳性前。脑

电生理学的检查，对脑血管病的早期诊断、疗效观察、预后评价及科研等都是一个较好的、客观的、无创性的指标。

（一）头穴对脑电地形图的影响

1932 年 Mans Berger 进行了定量脑电图检测，1943 年 Grey waiter 首创频率分析器，1960 年 Brazier 进行了功率谱分析，1976 年 Fluher 和 Duncernuth 将快速傅立叶转换（FFT）用于脑电功率谱分析，1986 年 Duffy 首创彩色显像技术，故 70 年代后期脑电地形图（BEAM）技术通过上述各阶段已逐步完善，并应于临床。我国开展本项技术并应用于临床始于 20 世纪 80 年代初，至今发展形势迅猛。

BEAM 是通过置放于头颅部的记录电极，提取一定时间内脑电位信号，结合计算机分析及彩色成像技术等处理，对脑部病变部位电信号作时空定量分析，以反映大脑功能状态的变化。

本团队纳入研究的 62 例患者中，CT 显示均有病灶，其中 BEAM 异常者有 47 例，异常率为 75.81%。用 TM3500 诊断系统对 45 岁以上健康者进行 BEAM 检测，结果显示，正常者 α、β、δ、θ 频带平均功率谱（APS）在大脑半球分布有一定的规律，如 α 频带 APS 在枕区最高，可达 15 级，在顶区、中央区、额区依次减低，各频带 APS 左右侧基本对称，男女间未见显著性差异。本团队的研究结果显示，BEAM 异常或主要表现在 δ、θ 频带 APS 均值在大脑半球各相应区明显高于正常人，常伴有病灶及其周围组织的 α、β 频带 APS 降低，此改变与临床报告相同。62 例中，局限性 δ、θ 波功率增高者 15 例，占异常人数的 31.91%，表现为广泛轻中度异常；伴局限性慢波者 14 例，占 29.79%，表现为广泛轻中度异常；不伴有局限性病理波者 18 例，占 38.30%。研究说明，急性脑梗死患者大多存在大脑功能的异常。BEAM 可对 60% 以上的患者做出病灶侧大脑半球诊断。BEAM 显示的病灶与 CT 检查相符，且 BEAM 病灶范围大于 CT 影像，原因可能是 CT 显示的是梗死病灶及其周围水肿带，而 BEAM 反映的是脑细胞功能障碍区。因此 BEAM 有助于了解病变实际波及的范围和程度，并可协助判定预后。

急性脑梗死 BEAM 的变化是由于梗死后局部脑血循环障碍，皮层神经元缺血、缺氧，神经细胞肿胀、神经元处于持续性去极化状态而出现慢电位。且研究中有 32 例（占异常人数 68.09%）患者 BEAM 存在广泛性异常，说明大脑功能受累不仅见于脑缺血侧，尚可见于非缺血侧，即在半球的缺血性损伤过程中所谓"正常"半球也明显受到影响。有学者解释这种现象可能与循环因素如脑内血管盗血、脑血流量（CBF）减少、脑代谢降低（如脑内抑制性神经递质的泄漏），或神经功能失联的 Monakow 学说有关。

人脑是高度自动化、最重要的生命器官，人脑活动能量的来源是由葡萄糖氧化代谢产生的 ATP 提供的，但脑的葡萄糖储备极少，只能维持 $1 \sim 2$ 分钟大脑细胞无氧的储备。因此，脑组织是随时依靠循环血流供氧、供糖、维持正常生命活动的。人脑功能复杂，需要的能量大。人脑重量为体重的 2%，而脑每分钟需动脉供血量均占全身血流量的 20%，脑耗糖量占全身供糖量的 25%。当 CBF 下降至 17mL/100g 脑/分时，脑电会出现异常（正常为 $50 \sim 557$mL/100g 脑/分时）。近年来，正电子发射断层扫描（PET）和单光子发射计算机断层扫描（SPECT）等无创伤性活体检查已证实，脑缺血患者会出现缺血区 CBF 及代谢均降低，在梗死周围形成一个缺血性半暗带，这个区带会出现一过性的过度灌流，这是组织损伤可能减退或加剧的区域。在远离病灶的部位，如对侧半球甚至是小脑亦会出现 CBF 及代谢的降低，这种现象称之为远隔功能障碍。缺血区内血管自动调控功能紊乱，血管处于过度扩张状态。δ 功率与 CBF 的下降关系密切，PET 的对比分析显示，如有过度灌流现象，则 δ 及 α 功率变化与大脑代谢率（$CMRO_2$）的关系较 CBF 者更显著。水肿明显者，δ 功率增高明显，该区的 α 功率下降，且频率慢化。另有研究表明，病灶侧 α 平均功率较对侧有显著改变，用线性回归法对功率谱和 CBF 相关系数进行研究发现，δ 功率的 APS（%）和 α/δ 在病灶侧与 CBF 有显著相关性，其中以 δ 的 APS（%）最为明显。

缺血性卒中的后果，与 CT 扫描测得的梗死体积呈正相关。如果内科治疗能减少其体积的 20%，就能防止或减少功能缺损。在脑梗死急性期，积极地对患者实施头穴透刺疗法，可有效改善 BEAM 的各频率 APS，其机理可能是头穴透刺促进了缺血灶周围水肿带的消退，加速了侧支循环的建立，改善了大脑皮层的血液循环，提高了脑组织的氧分压，增加了脑氧和葡萄糖的供给和利用，使脑组织病灶修复和脑细胞代谢恢复，尤其是促进缺血性半暗带中，处于可逆状态的神经元复活，脑功能障碍区缩小，BEAM 异常程度减轻。BEAM 病理性 δ 活动减少，在治疗后十分明显，可见 δ 的动态变化可以反映病情的恢复情况。有研究认为，脑缺血状态下，各脑区的频率均值和 δ 活动参数是最有用的指标。留针组治疗后 BEAM 异常程度的改善明显优于对照组，差异有显著性。从神经电生理学方面进一步证实，头穴透刺治疗脑梗死，若要获得良好的疗效，不仅要把握住急性期，有足够有效的针刺刺激量，而且对挽救那些处于衰竭水平之上、电活动异常的半暗带中的神经细胞也非常重要。头穴透刺留针组的留针时间和行针次数均远远超过对照组，由于刺激量的积累增加，从而达到了满意的疗效。BEAM 能早期、客观、准确反映脑卒中引起的脑功能障碍的部位和范围，对脑血管病的研究是非常有用的工具，也为观察头穴透刺的疗效提供了科学的依据。

（二）头穴对体感诱发电位的影响

自 20 世纪 70 年代计算机技术问世并应用于临床以来，神经电生理学有了飞速的发展，脑诱发电位这项新技术，被誉为继脑电图、肌电图之后临床神经电生理学的第三大进展，体感诱发电位（SEP）用于脑血管病的研究引起广泛的重视。大量研究表明，SEP 对于脑血管病的早期诊断、病情监护、疗效观察、预后判断等均有重要的参考价值。

脑梗死的临床表现十分复杂，与梗死的部位、大小及脑组织的病理生理反应有关。偏瘫和偏身感觉障碍是常见的临床症状，SEP 是反映感觉系统功能客观状态的，因此感觉系统传导通路发生病变，或皮层及皮下感觉中枢发生病变，SEP 即会表现出各种不同形式的异常。有关各个部位的脑梗死 SEP 异常特点，国内外做了大量的观察与研究，报道颇多。本团队研究的 62 例急性脑梗死患者中，有 10 例 SEP 正常（16.13%），异常者 52 例（83.87%），主要表现为峰潜伏期（PL）延长，P15、N20、P25、N35、P45 都可见到改变；峰间潜伏期（IPL）（N15 ~ P15、N15 ~ N20 延长），即中枢传导时间（CCT）延长；皮层电位波幅降低、分化不良或消失。

诱发电位（EP）异常的病理基础，是由于梗死造成局部 CBF 下降，神经细胞结构和功能发生障碍所致。目前，对于脑缺血的理解是建立在 Astrup 提出的缺血阈和缺血半暗带概念的基础上的。当 CBF 降低至 20mL/100g 脑/分时，即可出现一系列的脑功能障碍。首先是神经元电活动衰竭。当 CBF 在 15mL/100g 脑/分时，维持神经元内环境所依赖的离子泵衰竭，诱发电位出现异常；CBF 在 14mL/100g 脑/分时，脑白质受损；CBF 在 10 ~ 12mL/100g 脑/分时，脑灰质受损；CBF 在 10mL/100g 脑/分以下时，神经细胞膜去极化，钙离子向内流入神经元，加上破坏性的缺血瀑布，最终导致细胞不可逆死亡。梗死区核心部分的缺血性坏死已难逆转，但其周围的边缘地带和水肿区内有部分神经元只要救治及时，仍然可以存活。脑梗死急性期采取有效的治疗，目的就是促进神经元的复原，减少神经元的死亡。

本团队选取的患者中，头穴治疗前 SEP 异常者有 52 例，经过治疗后，有 11 例恢复到正常水平，治愈率为 21.15%。其他患者 SEP 异常现象均有不同程度的好转，表现在延迟的 PL、IPL、CCT 缩短，分化不良的波形趋向分化清楚，低电位波幅提高，缺失的波形重现。留针组 SEP 改善较为明显，与治疗前比较差异显著。对照组异常 SEP 虽有恢复，但与治疗前比较无统计学意义，说明留针组患者通过提高针刺的有效刺激量，疗效明显增加，这亦是此种针刺方法取得良好作用的佐证。治疗后组间比较，差异不显著，说明头穴透刺的方法无论留针与否，都能促进 SEP 的改善，差别在于恢复的速度和时间。

SEP 是通过将脉冲电刺激鱼际肌的信息传入中枢，从而反映感觉通路的功能状态的。其神经传导通路为鱼际肌（感受器）受到刺激→正中神经脊神经节（第一级神经元）→后根→脊髓后索楔束→延髓的楔束核（第二级神元）→内侧丘系交叉→对侧内侧丘系→丘脑腹后外侧核（第三级神经元）→中央后回的中上部和旁中央小叶的后部，即 Brodmann 分区的 3 区、1 区、2 区，也有一些纤维投射到中央前回。对于 SEP 波形的起源，一般认为，N19 是楔束核突触后电位；P15 是丘脑或丘脑附近的内侧丘系电活动；N20 是中央后回皮层的电活动；P25 是中央前回 Brodmann 第 4 区的电活动；N35 可能与细径纤维经丘脑投射到体感皮质有关；P45 是顶叶为主的感觉皮层联合区，亦认为非一个区域发生；N60 在头皮分布广泛，推测是经脑干非特异性上行突触道路的皮层电位；N13 ~ N20 的 IPL 是由脑干尾端楔束核，经内侧丘系上行，通过丘脑到达体感皮质所需的时间，即中枢传导时间（CCT）。CCT 又可分为成两段，N15 ~ P15 的 IPL 代表脑干传导时间；P15 ~ N20 的 IPL 代表丘脑→皮质传导时间。所以，可以根据 SEP 波形的异常，推断病变的部位；根据 SEP 的动态变化，了解病情的转归、恢复程度，从而进行疗效的观察与评定。

我们的研究发现，有些运动功能存在障碍的患者，感觉障碍（患者的主观感觉）不明显，然而 SEP 则有变化，它的异常波形特点与 CT 所见基本相符。这说明，SEP 的指标既灵敏又可以进行定量分析。

对于感觉障碍的程度以往缺乏定量指标衡量，SEP 则提供了重要的参数。那些治疗后不恢复或恢复较差的患者，其神经功能恢复也慢，提示梗死灶中心有坏死部位，且位于或邻近感觉传导通路。这也说明病灶部位与 SEP 关系密切，即使较小的梗死，只要累及感觉上行通路，SEP 就可出现异常。运动系统功能的完整性，很大程度依赖于感觉信息的传入，特别是位置觉。所以有学者认为，SEP 的异常改变与运动功能障碍明显相关。测定运动通路功能状态的运动诱发电位（MEP）起步较晚（1985 年），报道不多，因此目前 SEP 仍是评定运动功能障碍不可忽视的指标。

头穴透刺治疗急性脑梗死，可使患者的 SEP 异常变化得到改善，使损害感觉系统的病理变化减轻，处于可逆区的神经元功能开始恢复，且刺激量大的留针组疗效更优，由此证实，疗效与针刺时机及刺激量密切相关。

四、从神经系统探讨头穴透刺治疗急性脑梗死的机理

脑梗死使中枢神经传导系统发生阻滞，造成感受器接收信息上行传达受阻，或运动中枢发出的指令下行传达受阻，或中枢神经发生功能瘫痪，出现肌力下降、偏瘫、感觉迟钝等症状和体征。头穴透刺产生综合的生物信息作为刺激信号，通过脑神经（三叉神经）和脊神经（颈丛）传入中枢神经，以提高中枢神经细胞的兴奋性，经过脑内复杂的整合作用，从而改善大脑内环境的紊乱，纠正泛化性抑制，使处于濒死状态的神经细胞复活。研究团队选择头穴病灶侧穴位针刺，基于如下几种原因：①实践得出，针刺病灶侧头穴效果优于对侧。②在针感上，头穴行针时，在对侧肢体出现针感者占大多数。③在运动诱发电位上，头穴针刺后可在对侧的手肌描记出诱发动作电位。④大量的文献报道多采用瘫肢对侧的头穴。⑤中医学的"巨刺""缪刺"亦是以经络循行交叉的特点为取穴依据。

头穴透刺穴区的颅骨下方为病灶所在的大脑半球，头部病灶侧相当于健肢侧，根据神经系统交叉支配的规律，针刺后的效应主要应表现在健肢侧。而临床上，在病灶侧头穴透刺后，随着快速捻针，即可见患者瘫肢的肌力明显提高。为此试做解释为：①双侧大脑半球联系十分紧密，有一定的代偿能力。②大脑皮层功能区能够直接接收来自其体表投影区的针刺信息，前神聪、悬厘、百会、曲鬓穴邻近运动中枢和感觉中枢，针刺刺激可以直接通过颅骨传入各中枢。正如大脑细胞自发的电活动，可以通过颅骨在头皮描记出脑电图，刺激病灶侧头穴，在对侧肢体出现针感和诱发动作电位亦说明了这一点。

头穴透刺的行针与留针，使刺激信号源源不断地传入感觉中枢，而运动功能与感觉功能密切相关。脑梗死发生时，由于中枢神经系统病变，肢体的随意运动功能随之丧失（多是不完全的），针刺则可使瘫肢肌力提高。骨骼肌的运动亦是对中枢神经良好的刺激，多种信息作用于神经系统，可使大脑进行复杂的生理调节，使受抑制的神经细胞兴奋，使半暗带中的可逆神经细胞觉醒。

第三节　于致顺针场学说的提出

一、针场学说的内容

于致顺教授于 1972 年开始应用头穴治疗中风，最初使用焦氏头针的

"刺激区"收到了满意的效果。但是在长期临床实践中发现，远离要针刺的部位或针刺对侧，也可收到同样的效果，而且针刺一个刺激区具有多种治疗功能，如针刺运动区不但能治疗运动障碍，也可治疗感觉障碍；不但能治疗对侧的运动、感觉等障碍，还可治疗同侧的运动、感觉等障碍。为此，于致顺教授开始对焦氏"刺激区"的划分产生疑问。

经查阅文献发现，早在孙思邈的《备急千金要方》中就有用百会治疗中风病的记载，《普济方》有用百会和曲鬓等治疗中风、言语謇涩、半身不遂等记载。基于此，于致顺教授和他的团队观察了百会透曲鬓治疗中风偏瘫的效果，结果令人满意。后来他们又系统观察了百会透健肢侧曲鬓、百会透瘫肢侧曲鬓；前顶透健肢侧悬颅；健肢侧通天透承光、瘫肢侧通天透承光和运动区；瘫肢侧、健肢侧正营透目窗和健肢侧的前神聪透悬厘；左、右侧的玉枕透天柱和健肢侧的前神聪透悬厘以及强间透脑户和运动区等不同部位针刺治疗中风的效果，结果发现，其运动障碍、感觉障碍和其他指标均有改善。据此，于致顺教授总结出后头部的腧穴不如前头、头顶和侧头部的腧穴治疗中风效果好，并得出"后从百会、前至神庭、两侧至曲鬓的菱形区"治疗中风病的结论。这种针刺"区"而非"点"的治疗疾病的理念，于致顺教授认为是针刺后产生的"针场"对大脑皮层的细胞兴奋的结果。毫针刺入帽状腱膜后，针具本身及其活动、医生的手法、针具与组织间和组织被刺激等所发生的物理、化学变化产生了"场"的作用，其能透过颅骨直接兴奋大脑皮层及其有关部位，产生活跃运动神经元的信号，从而改善这些部位的病理变化。"针场"不是局限的一个点或线，而是一个面或区域，它不但能作用于针刺直下的组织，也可作用于周围。针刺中央前回直上的头皮，不但能改善运动障碍，也能改善感觉和其他障碍。

"场说"是关于激发穴位作用途径的一种理论。经过大量研究我们认为，用针灸及相应方法刺激腧穴后，局部会产生一些物理或化学变化而形成一个场，作用或调节局部组织、附近器官、相应部位的体内脏腑（近治作用）以及经过传导系统，调节相应远隔部位的病证（远治作用），由此便形成了"针场学说"。

"针场"假说的基本内容：针刺每一穴位后，头针通过近治作用将针刺产生的刺激效应送到大脑皮层，在所针刺穴位处形成一个场。该场通过传导系统（经络、神经）作用于人体相应的部位，从而发挥远治作用。在腧穴按七区划分法的主穴周围同时针刺传统腧穴或阿是穴，这些主穴外周针刺所形成的场与主穴所形成的场相互作用并增强场的效应，从而通过传导系统增强对身体相应部位的作用。

于致顺教授认为，对头部穴区的刺激，可以通过头这一容积导体产生一种"场"或"针场"，将生物电效应传送到大脑皮层，与脑神经细胞自发电位变化传递到大脑皮层一样，无疑对大脑皮质有刺激作用。这种作用可能改善大脑皮层的神经细胞兴奋性，使可逆性神经细胞复活，或被抑制的神经细胞觉醒，以及缺血性半暗带的局部神经元的低氧超极化状态改善，神经功能尽快恢复。有研究探讨了头穴丛刺对急性脑梗死大鼠可塑性影响的作用机制，结果表明，头穴丛刺法能调节缺血半暗区神经细胞功能，改善缺血周边区域的组织水肿，减少梗死灶体积，保护神经元突触结构的完整性，增强突触信号传递，起到缓解脑缺血状态、减轻缺血对神经元损害、促进功能重建及康复的作用。在利用头穴治疗偏瘫的实践中我们发现，患者的肌力原来只有 0 级或是 1 级，针刺后，马上能够提高到 2 级、3 级或者更高的水平。对于头穴治疗偏瘫的即刻效应，于致顺教授认为，针刺头部腧穴可以将针刺产生的刺激效应传递到大脑皮层，改善大脑皮层神经细胞的兴奋性，使受到抑制的脑神经细胞兴奋逆转，抑制性作用消失，使处于休克状态下的脑神经细胞觉醒，纠正抑制性泛化。头穴治疗偏瘫不但能提高肌力，改善感觉和语言障碍，还能改善微循环、脑电图、微量元素、血流变、血脂、血浆中血栓素的含量及比值等，降低血浆中内皮细胞、脂质过氧化物含量，减少血小板集聚性。

二、针场学说的根据

1. 头部腧穴治疗作用研究结果为"针场学说"的确立提供了证据

研究表明，在头部前至神庭、后至百会、两侧至曲鬓的"菱形区"内采用针刺治疗中风后的运动障碍、感觉障碍效果差别不大，而后头部的疗效则不如刺激"菱形区"部位。其原因为前头部与侧头部距离运动中枢与感觉中枢较近，针场可以直接作用其中枢部位，而后头部位的腧穴则距离较远，其针场的作用较小。

2. 针刺产生运动诱发电位证实"针场"的存在

在临床观察中我们发现，用诱发电位的刺激器刺激侧头部，可在大鱼际处收到运动诱发电位波形。诱发电位的刺激器是用电或磁而产生的作用，即电场或磁场作用于皮层，其能产生很强的瞬间电场或磁场，这个磁场可以引起邻近运动神经元的电生理发生变化，从而在支配的肌肉处记录到运动诱发电位。针刺头部相应部位后，经提插捻转，在大鱼际也可收到运动诱发电位波形，说明针刺捻转后能产生运动诱发电位，也是"针场"的作用。

3. 超声波治疗中风偏瘫支持"针场学说"

超声波治疗中风后偏瘫是利用超声波穿透颅骨直接作用于大脑皮层。据此认为，"针场"也可以直接穿透颅骨而作用于大脑皮层。

4. 腧穴主治作用特点是"针场学说"的理论基础

近治作用是指所有的腧穴（包括经穴、经外奇穴、阿是穴）都能治疗腧穴所在部位、腧穴临近的器官和腧穴所在部位内部的内脏疾病。其之所以有这样的作用，就是因为"针场"直接作用于疾病的部位。远治作用是指有些腧穴不但能治疗腧穴所在部位的疾病，还能治疗相关的远隔部位的疾病，这是因为"针场"不能直接作用于疾病部位，而是通过传导系统（经络、神经等）作用于疾病部位。因此，只能治疗与此传导系统所能到达和腧穴有关部位的疾病。

第七章　于氏头针疗法

于致顺教授认为，十四经循行均可通达头部，刺激头穴，可以起到调节气血阴阳的综合作用，用以治疗十四经及五脏六腑的疾病。采用透经、透穴可起到一经带多经、一穴带多穴的整合作用。于致顺教授根据头针治疗中风病的研究结果提出了"针场学说"，同时结合大脑皮层的神经功能定位及传统的经络理论，以经典头部腧穴为刺激部位进行透刺、丛刺以预防或治疗疾病。在此基础上，他又提出了于氏头部腧穴七区划分法，即将头皮表面分为顶区、顶前区、额区、枕区、枕下区、颞区和项区等7个治疗区，每一区有相应的部位、大脑皮层对应区及其治疗作用。与其他头穴分区比较，于氏头穴分区法主要有如下特点：①于氏头穴分区的主治作用是根据研究结果、临床实践与古人经验相结合而提出的。②头穴主要通过调节大脑皮层的功能发挥治疗作用，因此也可以根据大脑的解剖生理选用治疗部位。③于氏头穴分区7个部位便于记忆，容易掌握。

第一节　于氏头穴常用刺激区

一、顶区

定位：百会透前顶，左、右神聪，及再向外左、右各一寸向前透刺（图7-1）。

主治：运动障碍、感觉障碍、二便障碍及癫、狂、痫等。

大脑皮层对应区：其直下有中央前回、中央后回、旁中央小叶、顶上小叶和顶下小叶的一部分。

二、顶前区

定位：前顶透囟会，其两旁的通天透承光、正营透目窗（图7-1）。

主治：运动障碍、不自主运动、肌张力的变化、自主神经功能障碍、木僵状态及书写不能等。

大脑皮层对应区：其直下为额上回、额中回的后部。

三、额区

定位：神庭透囟会、与其平行的曲差和本神向上透刺（图7-1）。

主治：精神症状，包括记忆力减退、表情淡漠迟钝、缺乏自制、注意力不集中、智力障碍、性格改变、欣快易怒等，以及时间、地点、人物定向力障碍，睡眠障碍，癫、狂、痫和其他神志变化。

大脑皮层对应区：其直下为额叶的前部。

四、枕区

定位：强间透脑户、与其平行的旁开一寸向下透刺（图7-2）。

主治：视力障碍及眼病。

大脑皮层对应区：其直下为枕叶。

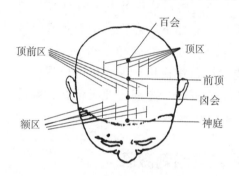

图7-1 头部分区（1）

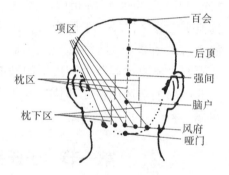

图7-2 头部分区（2）

五、枕下区

定位：脑户透风府、玉枕透天柱（图7-2）。

主治：主要用于小脑疾病。

大脑皮层对应区：其直下为小脑。

六、颞区

定位：头维、承灵及二者之间，向下刺入一寸半（图7-3）。

主治：各种语言障碍、听力障碍、眩晕等。

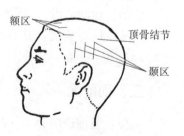

图7-3 头部分区（3）

大脑皮层对应区：其直下为颞叶的颞上回、颞中回等。

七、项区

定位：风府、风池及两穴之间（图7-2）。

主治：以吞咽困难、饮水返呛、声音嘶哑为主要症状的延髓麻痹，以及言语障碍等。

大脑皮层对应区：其直下为延髓。

这种分区方法，一是针刺方法简便易行，在治疗区内针刺就可以；二是因为头穴不仅能调节大脑皮层的功能，还可以根据脑电图、脑地形图以及CT等的异常在头皮表面部位进行治疗；三是可以根据临床表现，分析是大脑哪个部位的病变而选择相应穴区。

第二节　于氏头针的治疗方法

于致顺教授从1972年开始，采用头针治疗中风病取得了较好的疗效，通过对头穴治疗中风一系列的研究，如头部腧穴作用的研究、透刺研究、时效关系研究等，又经过了几代人的不断努力，逐渐形成了"于氏头穴针法"。于氏头穴采用于氏七区划分功能治疗区，通过调节大脑皮层的功能以治疗脑源性为主的疾病。在取穴方法上，于氏头穴采用头穴丛刺的区域性治疗，突破了传统针刺对头部经穴"点"或"线"的刺激治疗，改变了头部经穴重复针刺的弊端。在针刺手法上，采用透刺、透穴的一经带多经、一穴带多穴方法发挥综合性整合作用。在留针操作上，又将长留针与间断捻针相结合，既增加了头针作用的刺激强度，又减少了患者多次扎针的痛苦。

一、针刺前的准备

1. 针具的选择

现在临床上一般选用直径为0.35mm的不锈钢毫针，要求针尖要锋利，针体要端直、无腐蚀，针柄要牢固。针刺前要严格消毒，为了避免交叉感染，每个患者要有专用针具，最好使用一次性无菌针灸针。毫针的长度应根据患者的年龄、体质和治疗部位加以选择，如婴幼儿应用半寸的毫针，儿童和体质偏弱者可用1寸毫针，成年人用1.5寸毫针。

2. 针刺的体位

采用头针治疗时，患者体位不受限制，最常用的为正坐位，这方便医生观察患者的表情，也有利于医生根据取穴需要在头部的前面、侧面和后面进针操作。若患者体弱，容易晕针或有惊吓史，可采用卧位或半卧位，对于儿童和婴幼儿可嘱咐家长怀抱后，由另一位家长或医生助手固定头部进行针刺。

3. 针具和针刺部位的消毒

针刺前医生应用肥皂水或消毒液将双手清洗干净，然后用75%的医用酒精搽拭双手，方可拿取针具。对于非一次性针具，针刺前需用75%的医用酒精或高压灭菌器消毒，要严格执行一人一套的使用原则，避免交叉感染。头针针刺前，要嘱咐患者将头发清洗干净，然后用棉球蘸取75%的医用酒精对针刺部位进行消毒，然后进针。

4. 观察治疗部位

头针针刺前，仔细观察头皮的局部有无感染、瘢痕，以便针刺时避开此处，以免引起疼痛或导致感染加重。

二、于氏头穴针刺操作方法

1. 进针方法

常用的进针方法为指切进针法、捻转进针法、快速进针法（具体操作见第五章第一节）。一般初学者用指切进针法，熟练后可用快速进针法，以减轻患者的疼痛。

2. 进针的角度和深度

头针的针刺一般为平刺，针体与头皮一般为15°夹角，针体进入头皮下帽状腱膜下层，可减轻患者的疼痛。若针刺过下，针身进入肌肉层，角度过大，则容易刺入骨膜，均会产生较强的疼痛，影响治疗效果。头针进针的深度，一般根据患者的具体情况和部位而定。针体进入帽状腱膜下层后，进针约1寸或3cm。婴幼儿应浅刺。

3. 针刺方向

一般根据治疗刺激区经脉循行线走向决定针刺方向，如额区额中线与督脉重合。对于颞部和枕部的头穴一般采用从上向下针刺，以便于进针和行针，减轻患者局部疼痛。

4. 头穴透刺进针法

从经络循行规律上看，六条阳经和足厥阴经均循行于头，其他五条阴经则通过络脉与头部相联系，奇经八脉中的督脉总督一身之阳经，其循行环头一周，与头部的关系更为密切。中医学认为，头为诸阳之会，五脏六腑之精气皆上注于头，针刺头部腧穴能达到调节诸经之气、调和气血、疏通经络、协调五脏六腑之气的效果，从而使全身功能得到改善。

于致顺教授经多年的临床研究提出了脑为针刺作用"腧穴－内脏"相关联之间的反馈中心，即"腧穴－中枢（脑和脊髓）－内脏"相关联的经络内联脑学说，在全国率先开展了头穴透刺治疗急性脑出血的研究，打破了中风急性期禁针，尤其头部禁针的说法，认为针刺可以逆转因受出血影响而被抑制的神经细胞的兴奋性，对脑出血后紊乱的神经生物活性物质有良好的调节作用，可以重建出血损伤、破坏的血脑屏障。其从临床角度建立了一整套头穴透刺治疗急性脑出血的方法，开创了急性脑出血头针治疗的先河。该研究目前仍居于国内领先水平。与此相关的研究曾获黑龙江省政府科技进步二等奖两项、中华中医药学会科技进步奖三等奖1项，还多次作为省中医药科技推广重点项目参加国际和国内科技展览。在此研究基础上，由国家中医药管理局立项进行全国推广。

5. 头穴丛刺布局法

于氏头穴针刺方法简称丛刺法，源于传统的头穴疗法，是根据病情，在于致顺教授提出的7个刺激区内，各区选一个居中的经穴，以1.5寸或2寸毫针平行刺入帽状腱膜下1寸或1.5寸，用同样的方法在其左右或上下两侧，间距1～1.5cm排针刺之，以不超出各穴所在的分区为限。每区刺入3～5针。因为每区刺入针数较多，故称为丛刺。具体针刺多少针，可根据病变的部位大小而定，以将病变部位覆盖为宜。

头穴丛刺的方法从针刺部位上说，可使对头部的刺激由原来点状刺激或线状刺激扩展到面状刺激，增加了针刺的刺激面积。从另一角度来讲，在施用相同的针刺手法情况下，增加刺激面积也就是增加了刺激量，可使头针的刺激保持良好的持续状态，提高神经冲动的敏感性，从而促进经气的激发，通过达到足够的刺激量来提高疗效。

丛刺法类似于十二刺中的傍针刺、齐刺、扬刺法。《灵枢·经脉》曰："盛则泻之，虚则补之，热则疾之，寒则留之。"以针刺方向及经脉循行方向的一致与否，丛刺法有顺经丛刺、逆经丛刺、顺逆交互丛刺，体现了针刺的补泻，顺经针刺为补法，逆经针刺为泻法，而顺逆交互丛刺可起到"阴中求阳，阳中求阴"的作用。头部分区丛刺法能够增强单位面积的刺激量，激发局部经络气血运行，从而达到治疗的目的。

头部是一个容积导体，头穴丛刺可使作用于头皮的刺激传导到皮质区，促发被抑制的神经元觉醒，从而起到功能重组的目的。头部分区丛刺法重经不重穴，以经络为主，经穴为辅。该法强调开穴，强调针刺第一针的腧穴，如额区为"神庭"，顶区为"百会"，枕区为"后顶"，颞区为"率谷"，项区为"风池"。头部分区丛刺法除迎随补泻手法外，均运用平补平泻手法，留针 30~40 分钟。病情较重的，如针刺癫痫发作、二便失禁的可长时间留针，需要维持数小时甚至一整天，以达到整合大脑皮层电生理功能的作用，促进并改善损伤神经细胞生物场的能量代谢，从而达到治疗目的。

于氏头穴丛刺针法治疗中风病从针刺部位、治疗时机、行针方法到适应证和禁忌证，从神经病学、神经生物学、神经行为学、组织形态学、神经电生理学等不同层次、不同方面进行了实验研究，揭示了于氏头穴丛刺针法的治疗机理，提出了优化的针灸治疗方案，开辟了针灸治疗中风病的新领域。在取穴方法上，采用头穴丛刺区域性治疗，突破了传统针刺对头部经穴点或线的刺激治疗，改变了头部经穴重复针刺的弊端，实现了头穴选取从"点"或"线"到"面"的飞跃，对"场"或"针场"作用的有益探讨，既便于取穴，又加强了针刺效应，提高了临床疗效。在此基础上研制的电锟针帽，为中风病的预防和治疗走入家庭提供了新的、便于操作的器具。

6. 长留针间断捻转行针法

《灵枢·经脉》云："静以久留，无令邪布……以气至为故。"于氏头针提倡长留针。所谓长留针，就是增加留针时间，一般留针 6~8 小时，具体留针时间根据患者的病情和体质而定，病情重的可适当延长留针时间。

间断捻转行针法是指在长留针期间间隔 4~6 小时行针 1 次。因为夜间患者容易触碰针，或影响睡眠，所以多在下班前，或在睡前起针。留针期间可捻转 1~2 次，捻转速度为 200 转/分，每次捻转 3~5 分钟。长留针的过程中采用间断捻转行针法，可使患者避免二次针灸带来痛苦，并保证针刺的刺激强度。因此，头穴丛刺长留针间断行针法无论从刺激面积、刺激强度，还是在刺激量的保持上都优于传统针刺方法，这也是头穴丛刺法优于其他头针疗法的一个重要特点。

留针期间，患者头部可出现胀痛、发热、牵拉、麻胀等异常感觉，一般头顶部会出现局部胀痛，枕部则出现酸痛，颞部以刺痛为主。在间断行针时，针刺对侧的肢体也会出现发热、发胀或抽动的表现。留针期间可配合康复训练，以激发和加强针感。

《灵枢·营卫生会》曰："营在脉中，卫在脉外，营周不休，五十度而复大会，阴阳相贯，如环无端。"指出营卫一昼夜各在人体内运行五十周次。每运行一周需 0.48 小时，即 28 分 48 秒。《灵枢·五十营》曰："人经脉上下、左右、前后二十八脉，周身十六丈二尺……漏水下百刻，以分昼夜……气行十六丈二尺，气行交通于中，一周于身，下水二刻。"指出气血运行一周于身需要时间为二刻，一昼夜为一百刻，一刻为 0.24 小时，二刻即为 0.48 小时。据此有人得出，留针以 80 分钟为宜。在如何掌握最佳刺激量中，有以得气为度、有以病感觉为度、有以到治疗目的为度。头穴透刺，一般患者头皮部会有沉、胀、重及紧压感，个别患者会感到轻微疼痛。头穴透刺的刺激量，应以患者获得最佳效应为"适度"。针刺捻针，可以激发经气、催气、行气；留针既可候气，又可促使得气、运气的发生。这种留针的小量刺激与间断行针的大量刺激交替不断，从而激发经气流动，气至病所，以达到治疗目的。留针 12 小时，卫气营血运行日行二十五周，出针刺后，经络中积累的针刺信息继续随经络运行，夜行二十五周后进入新的一天治疗。

本团队经研究证实，久留针配合间断捻转行针法可提高治疗中风的疗效。研究结果显示，留针组的针刺刺激量远远大于对照组，留针 12 小时，间断行针 3 次，间隔 6 小时的刺激量为合理的有效刺激量，类似药物在体内保持一定的浓度，当进入半衰期时再次行针。长留针配合间断捻转行针法，有效防止了针刺作用的衰减，操作简便且作用强，临床上医患均易于接受，适合广泛开展。

7. 出针

由于头皮血管比较丰富，加上于氏头针留针时间较长，在出针时需要缓慢退针到皮下，迅速拔出，然后用干棉球按压住，以防止出血。若有出血，可用干棉球继续按压，防止血肿扩散。出针还应注意头发浓密者，再次检查进针的数量，以避免遗漏拔针。

8. 治疗周期

每日针刺 1 次，一般 10 ~ 15 天为 1 个疗程，每个疗程之间可休息 3 ~ 5 天。对于神经系统的难治性疾病，如中风、脑瘫，需向患者说明坚持长期头针治疗（3 ~ 5 个疗程）方可见效。

9. 注意事项

（1）针刺前仔细询问病史及针刺治疗史，对于头针存有恐惧的患者，不能勉强。晕针的患者应采用卧位针刺。针刺前饥饿、酗酒者，禁止针刺。

（2）若患者针刺过程中出现晕针现象，如主诉恶心、心慌、手足发麻等，应立即停止针刺，让患者平卧，一般拔针刺后短时间即可恢复。若拔针刺后患者仍心跳加快，手心、脚心冒冷汗，面色苍白甚至突然失去知觉，则需将患者头部放低，给其饮用温糖水，或强刺激水沟穴或合谷穴，以促使苏醒。

（3）针刺时，若患者过于紧张，会出现滞针现象，此时可先针刺其他部位的穴位，与患者聊天，分散其注意力，放松身心。过后在滞针的周围轻轻进行按摩，以缓解紧张。

（4）针刺时，若出现过度疼痛，可调整进针的方向、角度和深度，注意针刺时手下的感觉，尽量暴露头皮，避开有瘢痕的部位。对于痛觉过敏者，进针刺后可不行针。

（5）留针期间嘱咐患者切莫触碰针柄，以免出现弯针或折针现象。如果出现弯针，则缓慢将针顺着弯曲的方向起出，切莫强行拔针。若出现断针，有针身露于体外，则用手指或镊子夹出针体；若针体完全进入皮下，则需行外科手术取出。

（6）有凝血功能异常者，要延长穴位的按压时间。

（7）对于脑出血患者，在急性期血压尚不稳定时暂时不宜针刺，血压稳定后再行治疗。

（8）对于有发热、感染、心力衰竭等严重并发症的患者，慎用头针治疗。

（9）对于囟门及骨缝尚未闭合的婴儿谨慎针刺，以防损伤颅脑。

第三节　于氏头针的配穴方法

一、根据临床表现选用治疗区

患者的临床表现是辨病的重要依据，首先需辨病确定发病部位，其次需判断病因和性质，抓住疾病的主要矛盾，这样才能收到针刺疗效。以中风病为例，我们研究发现，脑血管病变出现肢体运动和感觉障碍时，针刺头部菱形区部位均能改善患者神经功能缺失的表现。因此，取穴时只要在菱形区内丛刺、长留针即可取得疗效。若同时伴有精神症状，则配合前部的额区，有视力缺损则配合后部的枕区，有听力和言语障碍则配合颞区，有吞咽障碍则配合项区。癫痫患者可根据脑电图异常放电的部位确定病变部位，以此选取头针刺激的穴区。

从研究结果看，选穴后，在一定范围内刺激强度与效果呈正相关，强刺激比弱刺激的效果好。若患者对疼痛很敏感，耐受程度差，接受不了较强的刺激，可以采取较长时间的留针，以增强刺激量。针刺时，尽量把针柄放在头顶部。

二、阿是定穴法

身体的内部与外部是借着经脉相互联系的，且十四经脉与头部关系密切，内脏发生疾病，头皮上会出现明确的反应点，选择有明显反应点的部位进行针刺，可以对患处起到治疗作用，这种选穴方法称为阿是定穴法。于致顺教授认为，定穴应包括选穴的确定与穴位部位的确定。唐代《备急千金要方》云："有阿是之法，言人有病痛，即令捏其上，若里当其处，不问孔穴，即得便快成痛处，即云阿是。"可见，阿是定穴法不但是无名部位穴名，也是选穴的方法。具体的定穴方法是"即令捏其上，若里当其处，即得便快或痛处"（包括现在应用的测定低电阻点等方法）。所选的部位可以是腧穴的部位，也可以不是腧穴的部位，故记有"不问孔穴"。此法不但穴位定位准确，而且也便于针灸知识不足的人应用。阿是定穴法有助于精确找到疼痛反应点，早日解除患者痛苦。

第四节　于氏头针的临床应用

于氏头穴治疗区的确定主要选用脑的体表及其邻近的腧穴的点、线、面治疗疾病，因此主要调节脑功能尤其是大脑皮质的功能，因此，治疗应用主要以脑源性疾病为主。

一、中风病

（一）概述

中风属中医病名，是主要表现为突然昏倒、不省人事、半身不遂、言语不利、口眼㖞斜等症状的疾病。西医学称之为"脑卒中"，是以脑血管意外导致脑损伤的一类疾病，特点为起病急、病情重、致死率和致残率高。根据病因病理，脑卒中可分为缺血性卒中和出血性卒中两大类，前者主要包括短暂性脑缺血发作、脑梗死（又叫脑血栓形成）、脑栓塞腔隙性脑梗死，后者主要包括脑出血、蛛网膜下腔出血等。其中常见的是脑出血和脑梗死。

脑出血又称高血压性脑出血。在长期高血压、脑血管病变的基础上，由于血压骤然升高，血管破裂所致。其病理变化，大多数由于脑组织局部出血及血肿形成，引起脑水肿，脑组织受压、推移、软化、坏死等而产生的严重症状。其临床表现根据出血部位、程度而异。

脑梗死全称为动脉粥样硬化性脑梗死，简称动脉硬化性脑梗死，或脑梗死，是脑部动脉粥样硬化和血栓形成，使血管腔变窄或闭塞，导致急性脑供血不足引起的局部脑组织坏死、水肿等严重变化。

（二）临床表现

脑出血患者的发病年龄多在 50～70 岁之间，寒冷季节发病较多，表现为突然发病，少数人发病前有头晕、口齿不清的前驱症状。急性期表现为头晕、头痛、呕吐、偏瘫、失语、意识障碍、大小便失禁等。血压一般在 180/120mmHg 以上。不同出血部位表现略有不同。如基底节出血可出现偏瘫、偏身感觉障碍、偏盲的"三偏"症状，严重者可出现重度昏迷，有打鼾声、反复呕吐、两眼向出血侧凝视的表现。脑叶出血以头痛、呕吐等颅内压增高症状为主，也可出现癫痫、单瘫等局灶症状。脑桥出血可见面神经、外展神经麻痹及对侧肢体偏瘫，重症患者可迅速昏迷、四肢瘫痪，少数人会出现去大脑强直发作，双侧瞳孔极度缩小，呈"针尖样"，并伴有持续高热。

脑梗死患者多见于 50～60 岁之间，多伴有高血压、冠心病和糖尿病，约 1/4 的患者有短暂性脑出血发作病史，常于睡眠中或安静时发病。临床主要症状为偏瘫、偏身感觉障碍和失语，一般意识清晰，少数有轻微的意识障碍。临床上主要有完全性卒中、进展性卒中、缓慢性卒中、大面积脑梗死、可逆性缺血性神经功能缺损和多发性脑梗死 6 种类型。

（三）治疗

1. 急性脑出血头针治疗原则

对于脑出血急性期的头穴治疗，西医学认为急性期不宜刺激头部，以防出血加重。但我们在长期的研究中发现，头穴针刺可减轻和抑制脑水肿的发生，促进脑细胞功能恢复和血肿吸收，因此对于适合针刺治疗的患者应尽量早期使用。

2. 急性脑出血头针治疗的适应证

（1）意识清楚或意识障碍较轻者。

（2）血压 180/110mmHg 以下，或血压处于稳定者。

（3）大脑半球出血，血肿局限，全脑征象较轻者。

（4）大脑半球白质出血，血肿在 20mL 以内者。

（5）病情虽较重，但经处理达到上述标准者。

（6）对于意识障碍较重、脑膜刺激征明显、双侧病理反射阳性、共同偏视等临床表现者，应密切观察病情变化，适时选择头穴治疗。其标准是病灶出血静止，生命指征稳定。

3. 急性脑出血头针治疗的禁忌证

（1）脑干出血、脑室出血、内囊出血损伤视丘下部者。

（2）大脑半球出血，血肿在 20mL 以上者。

（3）脑出血并发脑疝或者有脑疝倾向者。

（4）脑出血并发脑 - 心、脑 - 胃肠综合征等并发症者。

（5）脑出血病情逐渐加重者，尤其是生命体征（意识、血压、呼吸、心率、体温、瞳孔）进行性改变者。

（6）头穴治疗期间，病情有反复和加重趋向者。

4. 脑梗死的治疗原则和方法

脑梗死患者更应早期治疗，治疗时间越早恢复越快，后遗症越轻。中风病的头穴针刺治疗，无论是急性期还是恢复期（后遗症），主要根据临床表现选用相应的治疗区。如运动障碍、感觉障碍等选用顶区；语言障碍、眩晕、听力障碍等选用颞区；假性延髓性麻痹（饮水反呛、吞咽困难、声音嘶哑）、语言障碍等选用项区；精神症状或称额叶症状（强哭、强笑、违拗等）选用额区；失眠或嗜睡选用额区；尿便障碍（大小便失禁）选用顶区；视力障碍选用枕区；共济失调、平衡障碍选用枕下区；肌张力变化、不自主运动选用顶前区。

（四）体会

中风病的治疗也要采用中西医结合的办法，尤其是急性期，在抢救的基础上可结合头穴治疗。不结合头穴疗法，则功能恢复得慢，后遗症多。在急性期以后，需配合康复疗法，进行肢体功能恢复。

我们的研究发现，头针能改善全身的微循环，增加血液流变学、血小板的聚集力，对血脂、微量元素、免疫功能也有调节功能，可改善血管动脉粥样硬化状态。我们的临床研究表明，头穴丛刺结合溶栓疗法，能够增强溶栓效果，减轻残疾程度。头穴对中风病大部分有效，但有严重并发症者（因其无力活动）、严重精神症状不合作者效果不理想。临床及动物研究证明，头针可改善脑血液供应，改善脑的功能等，因而推断其可预防中风，延缓老年脑病的发生发展。

应用头针治疗中风时，每日或隔日针刺 1 次，10 ~ 15 天为 1 个疗程，每个疗程之间休息 3 ~ 5 天。针刺后对不影响生活的区域如头顶部的额区、顶前区、顶区可长留针 6 ~ 8 个小时，对于项区则留针不宜太长。具体针刺方法可参照前面头穴治疗中风病研究章节。

二、脑性瘫痪

（一）概述

脑性瘫痪是指在出生前或出生时由于多种原因引起的一组以非进行运

动障碍为主的综合征。出生前的因素为胎儿在子宫发育过程中母体的因素，如感染、代谢障碍、多胎妊娠或接触某些化学药物、放射线，围生期胎盘出现早剥、脐带绕颈等引起胎儿脑部发育异常。出生后常见的病因为头部外伤、脑炎、脑膜炎及核黄疸等。病理变化为不同程度的大脑皮层萎缩，脑沟变宽，脑回变窄，皮层下白质疏松、有囊样变性，甚至形成囊腔。

中医学认为，脏腑经络气血汇聚之所为脑，先天禀赋不足，后天失于濡养，精血亏虚不能上荣于头故而发病，本病属于"五软""五迟""五硬"范畴。从经络角度来看，本病的发生多认为与督脉受损、带脉气血运行失常有关。

（二）临床表现

本病主要在出生后或婴幼儿时期发病。由于小儿的语言表达能力尚未发育完全，脑性瘫痪的诊断常依靠家长对儿童发育情况的观察和定期体格检查而明确。本病主要表现为肢体痉挛性瘫痪，常伴有舞蹈状动作、肌阵挛等行为异常。重症患儿还伴有智力低下、癫痫、角弓反张、视觉或听觉功能障碍及性格异常等。临床上根据病变部位，主要分为痉挛型、舞蹈徐动症型、共济失调型、张力低下型及缓和性 5 种。各型脑瘫不呈进行性加重，随着年龄增长会有所改善，是本病的特点之一。

（三）治疗

于致顺教授在多年临床经验和研究的基础上，以"针场"假说为理论基础，采用头穴丛刺、长留针和间断捻针的方法治疗本病取得了显著疗效。头针治疗时根据临床表现可选用相应的治疗区。如运动障碍、感觉障碍选用顶区、顶前区；语言障碍、听力障碍选用颞区；视力障碍选用枕区；智力低下、情绪、行为和精神发育障碍选用额区；肌张力及姿势异常选用顶前区；流涎选用项区；癫痫发作选用顶区和脑电图异常部位等。每日或隔日 1 次，10~15 次为 1 个疗程，疗程间休息 3~7 天。

（四）体会

脑功能发育不全是儿童发生残疾的主要原因之一。本病虽为非进行性疾病，但运动功能缺失是长久存在的，治疗颇为棘手。国内外尚无特效药物治疗的报道。现代研究发现，头针针刺可促进脑电活动和神经递质的分泌，激活脑细胞的代偿功能。本病治疗时，因小儿害怕疼痛，自制能力又差，故针刺时需要家长协助固定患儿头部，医者进针动作要快而准，以减少患儿痛苦。

同时头穴针刺结合康复功能训练能明显改善患儿的症状和体征，如坚持爬行可以刺激受损的脑神经，有助于功能恢复。有研究发现，头部的控制能力发育成熟与否，在小儿的整体运动发育及其日常生活的高级运动发育中起着重要作用。枕下肌群训练对控制头部的前屈、后伸和转动，既是一种局部控制脑瘫患儿头部的方法，也是一种影响整体运动发育的方法。临床观察发现，患儿年龄越小，头针治疗效果越好，但对于婴幼儿，应注意囟门的闭合情况，以免针刺时损伤脑组织。

三、头痛

（一）概述

头痛是临床常见症状之一，多种原因皆可引起头痛。头痛通常是指头颅上半部，即眉毛以上至后枕下部这个范围内的疼痛，面部疼痛不在其内。根据发病部位不同，头痛可分为颅骨外头痛和颅骨内头痛。颅外动脉、肌肉和神经末梢的异常刺激是引起颅外头痛的主要因素，主要因长期焦虑、紧张、疲劳、夜间洗头等引起颈项部、头部肌肉持久收缩和相应的动脉扩张或血液循环不畅等所导致。颅内头痛与硬脑膜、血管和神经相关。根据病因，颅内头痛又可分为血管性疼痛、颅内高血压性头痛、紧张性头痛和脑外伤性头痛。血管性头痛又可分为偏头痛型和非偏头痛型，疼痛发作时与脉搏跳动一致。颅内压增高引起的头痛可呈慢性进行性加重，若伴有恶心呕吐、视盘水肿的表现，多为颅内肿瘤引起，应及时采用外科治疗，临床注意辨别。五官科疾病，如鼻窦、牙齿、眼睛、耳内病变也可引起头痛。此外，全身性疾病，如肺炎、煤气中毒、尿毒症、神经衰弱、焦虑症等引起内分泌改变也能引起头痛。

（二）临床表现

1. 血管性头痛

血管性头痛是指头部血管舒缩功能障碍引起的头痛症状，常发生在青春期，常有家族史，多在劳累、情绪激动后诱发。其包括典型偏头痛、普通偏头痛、椎－基底动脉型偏头痛、特殊类型的偏头痛、丛集性头痛和脑血管疾病（如脑出血、脑动脉炎）引起的头痛。

（1）典型偏头痛　有明显的先兆，如眼前闪光或冒金星、暗点或偏盲，或者伴有精神不振，嗜睡，持续数分钟后出现一侧剧烈头痛或两侧交替发作，疼痛多出现在颞部、额部或眼眶周围，多为胀痛、跳痛，按压后可略有缓解，常伴有恶心、呕吐、畏光，吐后疼痛减轻，常持续数小时，最长者1~2天，每日、数月或数年发作1次。

（2）普通偏头痛　先兆症状不明显或缺失，发作前有胃肠道症状或情绪改变，发作部位、性质与典型偏头痛相似，但是持续时间长，可达数日。

（3）椎－基底动脉型偏头痛　发作与月经相关，有典型的先兆症状，持续数分钟或发生晕厥，意识恢复后可出现枕部或颞侧的头部剧烈疼痛，伴有恶心呕吐，持续数小时。

（4）丛集性偏头痛　又称组胺型头痛，多见于男性，常在夜间无征兆的情况下突然发病，从一侧眼球或眶周开始，迅速波及至额、颞、面部，伴有流泪、鼻涕，发作比较规律，组胺试验阳性。

2. 紧张性头痛

紧张性头痛又称神经性头痛，是临床最常见的头痛类型，多见于青年女性和学生。头痛性质为持续性的头部闷痛，有压迫感、沉重感、重压感和紧箍感，常以头顶部、枕部明显。头痛的程度为轻度至中度，常发生在清晨或起床后不久。可持续数年不缓解，情绪不佳可加剧头痛的发作。西医学认为，本病与神经长期处于紧张和疲劳状态有关。另外，长期处于坐位时，肩胛骨和颈椎不良姿势引起的肌肉张力过高，导致血流减少、局部缺血也是引起头痛的重要因素。

（三）治疗

头为诸阳之会，三百六十五络皆上归于头。外感诸邪、内伤诸症皆可导致气血失调，使脑失所养，或闭阻脉络清窍而引起头痛。于氏头针治疗本病有立竿见影之效。治疗时选用疼痛部位的阿是穴为主，血管性疼痛可取穴太阳、头维、合谷、太冲；肌紧张性头痛可配合颈夹脊穴；颅内头痛可取穴风池、风府和下关；头皮下静脉丛炎可取穴风池、玉枕、通天、合谷；若伴有精神症状，如焦虑、失眠多梦等，可选用额区配合精神治疗。也可采用自我治疗方法，例如在疼痛部位叩击、以手梳头、指压等。

（四）体会

头痛的治疗，首先要明确病因。对于原无头痛突然发生剧烈头痛，且持续数天，止痛无效者，若伴有神经功能缺失症状或五官症状，必须排除器质性病变，找到原发病灶，切莫仅以止痛为目的。在排除颅内实质性病变、五官病、感染中毒性病变后，方可进行常规治疗。对于长期头痛的高血压患者，突发剧烈头痛，并伴有恶心、呕吐、言语不清、肢体无力症状者，要注意颅内出血的可能。对于有发热、意识障碍的头痛患者，应按照急症进行全面监测，以免耽误病情。现代研究发现，偏头痛发作时，血液中5-羟色胺的水平会降低，头痛缓解后可恢复正常，可能与5-羟色胺具有收缩大血管、扩张小血管的作用有关。此外，针刺可促进吗啡样物质的释放，从而产生镇痛作用。

四、抽动－秽语综合征和儿童多动症

（一）概述

抽动－秽语综合征又称小儿抽动症，是指小儿突然发生的快速固定的反复发作的非节律的不随意运动和发声，是由于肌肉（包括发音肌）抽动而引起的一种锥体外系疾病。本病的特点是慢性、波动性、多发性，以快速抽动，伴有不自主的发音、语言障碍为主要特征。儿童多动症，又称轻微脑功能障碍（失调）综合征，以注意力不集中或注意力缺陷、多动为主要症状，主要特点是注意力不集中、动作过多、情绪不稳、冲动任性、随心所欲，伴或不伴认知障碍，男孩发病多于女孩。以上疾病属小儿精神病范围，原因尚不清楚，可能与神经递质多巴胺、去甲肾上腺素的异常分泌有关。有学者认为，家庭的不良环境和教育方式对儿童的精神心理造成创伤也是导致疾病发生发展和恶化的重要因素。

中医古籍文献中虽无抽动症病名的记载，但却有相关症状的描述，如《素问·阴阳应象大论》云"风胜则动"。中医学认为，与抽动、抽搐相关的病证均与风邪有关，因此历代医家多将抽动症归于"肝风""慢惊风"范畴。儿童多动症中医学则无相关记载。

（二）临床表现

儿童抽动－秽语综合征的首发症状为头面部抽动，喉中发声。面部肌肉抽动可出现眨眼、皱眉、咧嘴、做怪相等；头颈部肌肉抽动可出现耸肩、扭颈、点头、摇头、挺脖子；躯干肌肉抽动可出现挺胸、扭腰；下肢肌肉抽动可出现蹬腿、蹬脚或抖腿的动作；上肢肌肉抽动可出现握拳、搓手指的异常表现；喉部肌肉抽动则表现为异常发音，如喉中发出"妈""哼"等秽语，或干咳、随地吐唾沫。少数患者还有模仿言语、重复言语、自残举动或赤身裸体的猥亵行为，神经系统检查有阳性体征。

儿童多动症的临床表现是复杂多样的，主要表现为注意力障碍：不能专心做事或听课，容易受到外界干扰；行为障碍：动作过多，言语过多，做事莽撞，容易惹是生非；情绪障碍：易哭、易笑，难以控制情绪，情绪不稳定，容易激动。患儿智力正常，但由于注意力不集中，经常不能按时完成家庭作业，及时掌握学习内容，学习较差。

（三）治疗

头针治疗以顶区与额区为主，也可根据脑电图的异常部位选用；注意避免精神刺激，防止过度兴奋；避免摄取有兴奋作用的食物与饮料。

（四）体会

儿童抽动－秽语综合征属于儿科的少见病。西药治疗本病以镇静剂控制症状为主，但是不良反应大，不易长期服用。临床实践发现，本病的发病是一个从单一症状向复杂症状发展的过程。病程长、易于反复，对学习和生活极其不利，需要早诊断、早治疗，病情严重者可能发展成精神障碍。本病病程短、病情轻，越容易治疗。有研究报道，免疫功能低下、上呼吸道感染可诱发或加重本病的发作，应多注意儿童营养，均衡饮食。此外，治疗时应多鼓励孩子，消除孩子的自卑心理，保持心情舒畅。

儿童多动症是大脑高级神经中枢对外界信息的读取和判断能力减弱所致，西医治疗主要以抗焦虑、抗抑郁为主。治疗时应注意孩子的心理变化，同时也要避免过度溺爱和放任自流。本病与抽动－秽语综合征均为儿科疾病，区别在于本病为脑功能性疾病，而抽动－秽语综合征为锥体外系疾病导致的肌肉异常抽动，应加以鉴别。

五、精神病

（一）概述

精神病是指以大脑神经功能失常导致认知、情感、意志或行为等精神障碍为表现的一类疾病，主要包括功能性精神病、器质性精神病、躯体疾病所致的精神病、精神发育迟滞、人格障碍及性心理障碍等。头针治疗本病主要以轻型功能性精神病为主，如神经衰弱，癔症，焦虑性、恐怖性、强迫性、抑郁性、疑病性神经症等。这里以癔症为例进行阐述。

中医学认为，癔症多因情志不舒、思虑伤脾所致。《灵枢·本神》记载，心怵惕思虑则伤神，神伤则恐惧自失。意伤则悗乱，四肢不举。魂伤则狂忘不精。本病与中医学"脏躁""奔豚""癫狂"证有相似之处。

（二）临床表现

患者主要表现为精神异常和类似神经疾病的症状，伴或不伴内脏和自主神经功能障碍。患者每次发作时，常在原来症状的基础上加重或减轻，如感觉障碍、运动障碍、自主神经功能障碍及精神症状等。

（三）治疗

头针治疗以额区、顶区为主，也可根据临床表现和脑电图选择治疗部位。

（四）体会

本病诊断时要仔细进行体格和神经系统检查，避免将器质性神经病误诊为癔症。尤其是在癔症首次发作时必须谨慎。同时注意，因环境吵闹、睡眠不适等引起的失眠或老年人睡眠减少容易觉醒等现象均为生理现象。针刺治疗本病时，医生应不断进行语言暗示，取得患者的信任，家属和朋友也应包容、理解和关爱患者，仔细聆听患者的忧虑，规劝其患病期间不要做出重大决定。

六、痴呆

（一）概述

痴呆是指大脑功能障碍导致的智力衰退，包括记忆力、学习力、社交力和情绪控制力减退，最终出现精神功能衰退的一组综合征。患者的意识觉醒程度是正常的，但意识内容明显缩小，不能适应社会生活和工作。根据发病年龄不同，本病可分为老年性痴呆和小儿大脑发育不全。老年性痴呆主要有 3 种类型：阿尔茨海默病、血管性痴呆和其他病变（如甲状腺、肾上腺皮质功能减弱、维生素 B_1 缺乏、药物中毒）引起的痴呆。

据统计，我国超过 60 岁的人口已经超过 1.5 亿人，超过总人口的10%，我国已经是一个老年型人口国家。痴呆在 60 岁以上老年人的发病率约为 10%，随着年龄的增加，发病率逐渐升高。一般认为，本病的发生与遗传、病毒感染和免疫性疾病相关，酒精中毒、脑血管病常是继发性痴呆的重要因素。

中医学认为，本病是肝肾亏虚、气血不足引起经脉失养、髓海失充所致，属中医学"健忘""癫狂"范畴。

（二）临床表现

本病起病缓慢，就诊时常已发病 1 年以上，是一种以智能障碍为主的慢性进行性疾病。主要分为遗忘期、痴呆前期和痴呆期三个阶段。

遗忘期主要表现为近记忆力减退，远记忆力保留，计算力尚可，但是推理判断能力不足，注意力缺失，学习效率低，容易出差错。性情忧郁，礼仪尚好。在人格方面，兴趣和活动范围变小。语言方面出现说话不流利。

痴呆前期表现为自制力差，记忆力减退，计算力、理解力、判断力明显下降。行为上可出现过度活动不安，半夜起床、开门、关门和搬东西。性格与原来完全相反，容易出现欣快和发怒，有冲动行为。

痴呆期表现为自制力丧失，记忆完全遗忘，计算力丧失，常出现幻觉，与虚拟中的人物对话，甚至出现躁狂、攻击和谵妄等人格改变，亦可有失认、失语和失用的表现。神经系统检查可见有锥体外系体征，如肌强直、震颤等，容易与帕金森病混淆。

（三）治疗

头穴因为具有调节脑细胞功能、改善脑血液供应的作用，故可改善症状，延缓疾病发展。病变早期主要与主管智力和情感的额叶相关，取穴可选用额区、顶前区。若累及到顶叶，出现失用、失认，则可配上顶前区；也可选用脑电图异常或影像学检查明确受损的部位进行治疗；平时可在相应的部位进行自我按摩。

（四）体会

西医治疗本病无特效药物，一般通过改善脑代谢、增加胆碱能递质的释放等延缓神经元的变性。针灸治疗本病具有肯定的疗效，在遗忘期和痴呆前期应用头针治疗可延缓病情的发展，但治疗以血管性痴呆为主，对于阿尔茨海默病的治疗则鲜有报道。研究发现，头针针刺时，脑电图的脑电波频率会增宽，波幅会增高，说明针刺可以兴奋大脑皮质。实验研究发现，针刺足三里后，大鼠海马中的5-羟色胺受体、环磷酸腺苷的含量降低，表明针刺改善记忆力可能与改善脑内能量代谢、促进脑组织修复有关。同时，应加强宣传教育，预防痴呆的发生，如坚持锻炼身体，培养乐观的性格，生活规律，睡眠充足，营养均衡，多看书，勤动脑等。

七、癫痫

（一）概述

癫痫是指大脑神经元局限性或弥散性地突然异常放电，从而引起阵发性全身或躯体局部肌肉抽搐的综合征。本病的主要特征为反复发作的神经元异常放电引起的大脑神经功能失常。根据放电神经元的部位及扩散范围不同，可表现为感觉、意识、运动、行为上的功能障碍。每次发作称为癫痫发作。病因包括原发性和继发性两种，原发性癫痫是指未发现明显病理变化的癫痫，多数发生在儿童或青少年；继发性癫痫又称症状性癫痫，是指由先天或遗传病、急慢性中毒、感染、脑出血等引起的癫痫。

中医学认为，本病多由肝郁气滞，郁而化火，灼津酿痰，上蒙清窍所致。如《医学纲目》记载："癫痫者，痰邪逆上也……邪气逆上，则头中气乱，头中气乱，则脉道闭塞，孔窍不通。"本病属中医学"痫证"范畴，因发作时常伴有羊鸣的声音，故又称"羊痫风"。

（二）临床表现

本病的临床表现是多种多样的，一般以抽搐为主。根据发作时脑电图在大脑半球受累神经元的范围分为部分性发作和全面性发作。

部分性发作又有单纯性和复杂性之分。单纯性发作不伴有意识障碍，表现为某一局部或一侧肢体的肌强直或阵挛性发作，或感觉异常。复杂性发作多伴有意识障碍，对他人的言语不起反应，脑电图的颞部或额颞部有异常，表现为先有单纯部分性发作，继发意识障碍，或开始即有意识障碍。

全面性发作包括两侧大脑半球自开始即同时受累，意识障碍也是最早的表现，包括失神发作、肌阵挛发作、阵挛性发作、强直性发作、强直 - 阵挛发作和无张力性发作。失神发作又称小发作，以意识障碍为主，表现为突然发生和休止的意识障碍，每次持续数秒至数十秒，清醒后对发作无记忆。肌阵挛发作表现为突然、短暂、快速的肌收缩，可遍及全身，也可局限于头面、躯干或四肢，脑电图可见棘慢波或尖慢波。强直性发作表现为全身进入强烈强直性痉挛，肢体身体、头眼偏向一侧，伴有自主神经症状，脑电图可见波率为每秒 10 周波的低电波幅。强直 - 阵挛发作又称大发作，以意识丧失和全身抽搐为特征，发作分为强直期、阵挛期和惊厥后期。阵挛性发作为全身肌肉重复性阵挛发作，是由全身肌肉突然而短暂收缩引起的不自主快速运动，脑电图可见快活动、尖慢波或棘慢波。无张力发作表现为部分肌肉或全身肌肉的张力突然降低，造成颈重、张口、肢体下垂或全身跌倒，脑电图为表现多棘慢波或低电位快活动。

（三）治疗

本病因为病程较长，除用针刺外，多采用埋线疗法（把羊肠线埋于穴位内，以长期刺激）。穴位可选用颞区、顶区、顶前区，还可配合涌泉、合谷、太冲、大椎穴，或选用脑电图异常放电的部位。

（四）体会

在头穴治疗的过程中，不能突然停用抗癫痫药物，一定要长时间逐渐减量，以防引起大发作。现代研究发现，针刺可以升高癫痫患者放电神经元的阈值，减少放电神经元的放电次数，从而起到镇静、抗癫痫的作用。

八、其他脑病

除上述疾病外，于氏头针对小儿高热引起的惊厥、帕金森病、尿潴留、尿失禁、痛经、斑秃、近视、耳聋耳鸣、视神经萎缩也有较好的治疗作用。

中篇
针灸配穴与处方

第八章　针灸配穴规律

　　针灸治病是通过针刺或艾灸刺激方法作用于腧穴，以调节阴阳，使脏腑经络功能得到恢复，增强机体抗病及适应能力，因此穴位的选择与疗效有着密切的关系。针灸配方的组成，虽没有君臣佐使之分，但有主穴配穴的区别。主穴一般是指直接作用于疾病的腧穴。配穴有以下几个作用：①辅助主穴，认为此穴作用不足，或未达到目的的再加其他穴。如《灵枢·杂病》云："心痛，引背不得息，刺足少阴，不已，取手少阳。"②临证加减，如治疗痢疾，一般用下合穴、募穴等，若恶心呕吐加内关、公孙，发烧加曲池、合谷等。③佐助主穴，如胃痛有时只用局部穴，疼痛加重，可加足三里。

　　配穴不同，所产生的作用也不同，如合谷穴，其性能能升能降、能开能宣，为理气之要穴，若与曲池合用，则能够清热、散风、活血、解肌，为理上焦之妙法。若与脾经之三阴交合用，可理气，为调经之要方。若与足少阴肾经之复溜配合，则能发汗、止汗（泻合谷补复溜能止汗，补合谷泻复溜能发汗）。若与肝经之太冲配合，则称四关，有夺关斩将之力，具有搜风、理痹、行瘀、通经、开窍醒神之功。

　　方剂学中有大方、小方之分，针灸配方亦有单方、多方之别，根据病情需要，可用一穴治疗，亦可用多穴收功；可用一经腧穴，亦可用多经腧穴。如《素问·骨空论》云，"大风颈项痛，刺风府"则为单穴治疗。《灵枢·癫狂》记载，"狂始发，少卧不饥，高自贤也，自辨智也，自尊贵也，善骂詈，日夜不休，治之取手阳明、太阳、太阴、舌下、少阴，视之盛者，皆取之，不盛，释之也"，为五经同用。

　　在长期的医疗实践中，针灸配方积累了很多经验，形成了很多规律，《黄帝内经》中就提出许多穴位治病的配方，《针灸甲乙经》的后半部分记载了针灸治病的配方，唐代的《备急千金要方》《外台秘要》除各病中有针灸配方外，还有专门章节介绍针灸配穴及配方。只有掌握配方规律及配穴方法，才能更好地掌握针灸治疗的真谛。

第一节　选穴的原则

　　针灸的疗效与穴位的选择（配方）和操作方法有密切关系，尤其是穴位的选择直接关系着针灸治疗的效果。

一、近部选穴

1. 概述

近部选穴又称局部取穴，《针灸学》阐述有关选穴原则时写道："近部选穴就是在病变局部或距离比较接近的范围选取穴位的方法，是腧穴局部治疗作用的体现。如颠顶痛取百会，胃痛取中脘，面瘫局部选颊车、地仓……"于致顺教授认为，这种表述不甚详细，局部取穴是在疾病的局部和附近选穴，腧穴是根据腧穴主治作用的第一个特点决定的。如《灵枢·经筋》载："治在燔针劫刺以知为数，以痛为输。"《灵枢·周痹》云："众痹……刺此者，痛虽已止，必刺其处，勿令复起。"《灵枢·厥病》曰："耳聋无闻取耳中，耳鸣取耳前动脉。"《针灸聚英》云："打仆伤损破伤风，先于痛处下针攻。"这些都是古人局部取穴的例子，具体又可分为以下几种情况。

（1）近部取穴多用于肢体部位的病证。在疾病所在部位取穴，即什么地方有病，就在那个部位取穴，无穴则可用阿是穴，体表或体廓的疾病、关节类疾病可选用关节局部附近的腧穴，如痿证、痹病，疮疡则可在疮疡上施灸。

（2）病变器官（尤其是面部五官）有病不能刺入针身，可在其器官的周围取穴。例如眼病，过去金针拨内障是将针体刺入眼内，现今多不用。眼部周围的腧穴可分为两层：第一层为眶内腧穴，如睛明、承泣、球后、上明等都是刺入眶内，一些慢性眼病，如视神经萎缩、慢性青光眼以及一些眼底部的病证多用这些穴，而且针体刺入较深，以使局部有发胀的感觉效果较好。因为眶内血管较多，不能压迫止血，所以一定与患者说明有眶内出血的可能。第二层为眶外腧穴，如鱼腰、攒竹等，再往外有太阳、四白等。耳病则选耳边的耳门、听宫、听会、翳风等，对于耳聋有的效果较好，但必须深刺1寸，使耳内有发胀的感觉。鼻病用迎香、印堂等。面部及五官病证，远部多配用合谷穴，即与"面口合谷收"相应。肛门用取长强、会阳及肛门周围3点、9点处。乳房有病取乳根、膺窗。前阴有病取曲骨等。

（3）脏腑体表的病证。此处的脏腑应当包括奇恒之腑。俞穴、募穴的作用则属此类。如头穴治疗脑源性疾病（癫、狂、中风等），项区治疗假性延髓性麻痹（亦有人用其治疗真性延髓麻痹），下腹部及腰骶部腧穴治疗不孕不育、小溲（生殖泌尿系统），胸部及背部七椎以上穴治疗心肺病尤其是肺病，上腹部及腰上部腧穴治疗胃病等。

（4）有时亦可刺入有病的器官或脏器内。如淋巴结核，可用火针刺入患病的淋巴结中央；甲状腺肿大可刺入肿大的甲状腺内，亦可刺入体腔内部。

2. 案例

（1）针刺肩三针结合拔罐治疗严重粘连性肩周炎

王某，女，58岁。主诉右侧肩部疼痛，活动受限3年，加重1周。3年前劳累后出现右侧肩关节疼痛，不敢做举上肢、背手等动作，拔罐治疗后有所改善，1周前受凉，肩部疼痛加重，拍X线片显示右侧肩关节骨质疏松，关节滑膜与肱骨头之间严重粘连。

取穴：主穴：肩髃右侧、肩前右侧、肩贞右侧。配穴：臂臑右侧、肩髎右侧、阿是穴右侧。

操作方法：每次主穴选3个，配穴1~2个。常规消毒后，用0.3mm×40mm毫针，直刺1~1.5寸，进针得气后用平补平泻法，留针10~15分钟，每5分钟运针1次，起针后用闪火拔罐5~15分钟。

按语：患者日久劳作，右侧上肢用力较多致筋脉受损，经络气血瘀血不通，故而出现右肩关节受损，活动受限。患者上肢后伸、旋内、外展均受限，X线检查肩关节粘连严重，肩部前方、上方、后方均有不同程度的压痛，说明本病属于多条经脉的病变。根据腧穴所在，主治所在的腧穴主治作用特点，选取右肩局部肩前、肩髃和肩贞穴以疏通经络，活血止痛。

（2）秩边穴治疗膀胱尿道炎

张某，女，38岁。自述3天前受凉后出现尿频、尿急、尿痛，每次尿10次以上。尿常规检测显示急性膀胱尿道炎。口服三金片后症状有所缓解，但仍有尿不尽的感觉，现伴有腰部酸痛、小腹坠胀等症状。

取穴：秩边穴^{双侧}。

操作方法：选用3寸半的毫针，直刺或斜向会阴部，由浅入深得气后，轻轻捻针，使针感向会阴部或沿着膀胱经向下传导，以针感传向会阴部，"气至病所"效果最佳。每5分钟行针1次，留针30分钟。

按语：本病属中医学淋证疾病的热淋范畴，由于外邪侵袭，湿热蕴结下焦，膀胱宣化失常，气化不利从而发病，治当清利下焦湿热，疏导膀胱气机。《灵枢·九针十二原》载："八曰长针，长七寸……锋利身薄，可以取远痹……"针刺时采用长针深刺以达一针透多穴的作用。《针灸甲乙经》曰"腰痛骶寒，俯仰急难……秩边穴主之"，故本病选取腰骶部后方的秩边穴，配合深刺法直达病处，以达清利湿热、疏导经络之效。

二、远部选穴

远部选穴就是选用与疾病有关的远隔部位的腧穴。它是由腧穴主治作用特点的第二条决定的，即有些腧穴，尤其是肘膝以下的穴位，不但能治疗该穴所在部位的疾病，还可以治疗相关部位的组织、器官、内脏以及与内脏等有关的疾病。这些穴既包括本经的穴位，也包括其他经的穴位；既包括特定穴位，也包括其他常用穴位。古人对这部分内容论述很多。如《素问·咳论》云："治脏者治其俞，治腑者治其合，浮肿者，治其经。"《灵枢·厥病》云："厥心痛，色苍苍如死状，终日不得太息，肝心痛也，取之行间、太冲。"《针灸大全·千金要穴歌》云："三里内庭穴，肚腹妙中诀，曲池与合谷，头面病可撤；腰背痛相连，委中昆仑穴；头面如有痛，后溪并列缺；环跳与阳陵，膝前兼腋胁。"临床中多采用四总穴及其补充穴或一些成方。定穴应当简化，只有简化才能让更多的人掌握，才能推广与发展。

（一）本经选穴及应用

1. 概述

本经选穴是指选用本经与疾病有关的远隔部位腧穴。远部选穴的腧穴较多，又可分为如下几种情况：①内脏有病或与内脏有关的疾病，可选用本脏所属经脉上分布的腧穴。奇经八脉及其与此脉有关的脏腑有病，亦可选用与此脉交会及其代表穴治疗。②五官及其他器官有病，可选用与器官相通经脉的腧穴治疗。③某部位有病，可选用与此部位相通的腧穴治疗。

2. 案例

（1）远端取穴治头病

李某，女，45岁。自述两天前受寒后出现头部刺痛，颈部不适。伴有形寒肢冷，喷嚏乏力，脉浮，舌淡，苔薄白。

取穴：足通骨右侧、束骨穴右侧。

操作方法：常规消毒后，取 0.3mm×40mm 毫针斜刺 1 寸，平补平泻，得气后留针 30 分钟，1 次而愈。

按语：远端取穴法在《灵枢·终始》篇早有论述。其云："病在上者，下取之；病在下者，高取之；病在头者，取之足；病在腰者，取之腘。"本病患者出现头项强痛，同时伴有畏寒肢冷、流涕等"太阳病"的表现，治疗取其右足上的足太阳膀胱经穴的足通骨和束骨穴，以疏通经络、活血止痛。

（2）任督相配治痫证

杨某，女，24岁。自幼时有发作性精神恍惚、昏不知人的表现。发作前出现头晕、恶心、胸闷的先兆，发作时两目上视，牙关紧闭，口中怪叫，醒后如常人，发作后疲倦乏力。

取穴：任脉取膻中、鸠尾、气海；督脉取百会、腰俞、风府。

操作方法：常规消毒，采用 0.3mm×40mm 毫针，百会采用斜刺进针后捻转提插 3~5 分钟，膻中、鸠尾逆经脉循行平刺 1~1.5 寸，捻转得气。其余穴位常规直刺，平补平泻，得气后留针 30 分钟，4 周为 1 个疗程。

按语：痫证是一种发作性神志异常的疾病，多因肝气失于调和，气逆痰涌所致。本病治疗，有从肝论治者，有从痰论治者，亦有从瘀论治者，然疗效多不能令人满意。对此疾的针灸治疗，可将任、督脉经穴配合使用。因督脉"行于脊里，入属于脑"，能"总督诸阳"，任脉行人身之前，能"总任诸阴"，任、督经穴相配，能调和阴阳，聪脑醒神。头部穴位则多用透刺，如百会透四神聪，四神聪分别透前后顶与左右络却穴。若为女性患病，则在月经期间以任脉经穴为主，平时以督脉经穴为主。若患者为原发性癫痫的女性，治疗取任督脉经穴，月经期间可取膻中、鸠尾、气海、百会、四神聪；平时取百会、腰俞、风府、风池、申脉、照海。

（二）他经选穴及应用

除可选用本经远隔部位的穴位之外，亦可根据病情，选用有关的其他经腧穴。

1. 分类

他经选穴又分为表里经选穴、同名经选穴和表里同名经选穴三类。

（1）表里经选穴

有些疾病，不但选用本经腧穴，亦可选用其表里经的腧穴治疗。

（2）同名经选穴

十二经中根据脏腑所属及循行部位，分为手三阴经、手三阳经、足三阴经和足三阳经。其中手、足阴阳经中有名称相同的经脉。当某脏腑经脉有病时，可选用名称相同的手经或足经的腧穴治疗。

（3）表里同名经选穴

表里经与同名经同时应用，称为表里同名经选穴法，是根据表里经脉经气相同和同名经脉经气相求的原理，在将十二经脉分别归纳为三组表里同名经的基础上，进行辨证归经，循经取穴。当某脏腑经脉有病时，除选用本经腧穴外，还可以选用表里经与同名经腧穴。

2. 案例

（1）针刺治疗老年性夜尿多

张某，男，62 岁。自述夜间尿量多半年余，加重半个月。每日夜间排尿 4~5 次，伴有心烦失眠，口渴，精神倦怠，疲乏无力。

取穴：主穴：肾俞、太溪、复溜。配穴：腹泻加中脘、足三里；头痛加风池、太阳；肩背痛加肩三针。

操作方法：采用补法，得气后留针30分钟，行针2～3次。

按语：老年性尿频当属膀胱病。中医学认为，肾主水，司开合，膀胱主气化，肾和膀胱与尿液的排液密切相关。随着年龄的增长，肾气渐衰，气化功能减弱，故而夜尿频而量多。夜尿频而多会影响睡眠，导致精神疲惫乏力，影响正常生活。治疗当以补肾为主，穴取足太阳膀胱经之肾俞及足少阴肾经之太溪、复溜为主。此属本经取穴，亦属于表里经取穴。

（2）上肢穴位注射治疗痔疮

赵某，男，56岁。长年便秘患痔疮10余年，1周前劳累后痔核肿胀疼痛，伴少量出血，肛门瘙痒难耐。

取穴：双上肢尺泽与太渊连线上。

操作方法：在两穴连线上，用拇指交替按压，力量均匀，发现变白色或暗红色或有轻凹陷处，称为痔疮穴，每侧注射复方丹参注射液1mL。

按语：痔疮在肛门，为大肠病，痔疮穴在肺经上，当为表里经选穴。在痔疮穴上注射复方丹参液，能够清大肠湿热，疏导肛门局部气血瘀滞，是治疗痔疮的经验穴。

（三）同经相应取穴法及应用

1. 概念

同经相应取穴法是根据《内经》中缪刺、巨刺（可能是互刺之误）、远道刺的原则，在临床实践中总结出来的一种新疗法。经临床应用，疗效显著。

同经相应取穴法是以患部的压痛或自觉疼痛最剧处作为对应标志，然后取与患部相交叉对称之同经相应穴位或部位（阿是穴）进行针刺的一种方法。所谓"同经"，系指所选取的经穴必须与患处同属一经，更须是左手经与右足经相对。例如，患部属手太阳小肠经的经行部位，治疗时应取足太阳膀胱经穴。患部如属足少阴肾经，则选取手少阴心经的经穴，余可类推。所谓"相应"，是指人体的不同肢体，其部位、形状相类，功能相似的对应部位，如腕关节外侧的相应部位为外踝，掌指关节的相应部位则为跖趾关节，余可类推。选取相应部位时必须注意，要尽可能选取与患部在部位、形状和功能各方面都相类似的地方，例如外踝近正中线的丘墟穴，其相应部位为阳池穴，因阳池与丘墟既同属手足少阳经，又均位于腕、踝关节伸侧近正中线处。

2. 取穴方法

（1）患部及交叉对称的同经相应部位，均正当经穴时，则采取针刺经穴治疗。如两者一当经穴时，其一不当经穴，或两者均不当经穴时，则按下述之原则，一处取经穴，一处取阿是穴，或者均取同经相应部位之阿是穴针刺。

（2）患部面积较大，超过一经之经行部位时，可以选取与患部之经行部位相应的数经同时针刺。

（3）有局限性瘀血、肿胀时，先在患部本经井穴或交叉对称之同经井穴点刺出血，然后再用同经相应取法针刺，如此常能提高疗效。

3. 针刺穴位

应用同经相应取穴法，治疗以局限性疼痛为主症的四肢疾患，除阿是穴外，一般常用的有 76 个穴位。

4. 适应证

同经相应取穴法，主要适用于扭挫伤和普通外伤（如刀伤、磨擦伤），以及外科急性感染、肌肉劳损、风湿性肌痛、关节炎、神经痛等多种以局限性疼痛为主症的四肢疾患。

5. 针刺手法

本疗法的针刺手法与一般针刺手法大致相同。一般针刺手法大都是根据病情的虚实寒热，采取补泻或平补平泻法来调节气血、经络、脏腑之有余或不足。同经相应取穴法亦同样针对病情的虚实，施以补泻之法。为了减轻患者扎针时的痛苦，入针时最好是轻捻慢进，不可太深太猛，只要注意做好适当的捻转，使患者在不痛的情况下产生轻松感觉，便能起到预期效果。

6. 案例

（1）扭挫伤

柴某，女，45 岁，农民。自诉昨晚在田间劳动，不慎被树桩绊倒，右手挫伤，肿胀疼痛难忍，伴功能障碍。检查患者右手腕和大鱼际部肿胀发青。压痛点以右手厥阴心包经大陵穴、手太阴肺经鱼际穴和拇指掌指关节处为重，活动受限。当为其在右手太阴肺经少商穴点刺出血，然后在左足太阴脾经太白穴和足厥阴肝经中封穴各刺入一针，捻转 10 分钟后，患者自觉疼痛减轻。

二诊：翌日来诊，自诉患部肿胀、疼痛均减轻，活动仍受限。检查患部瘀血肿胀，但已出现皱纹。效不更方，除针上穴外，加针左足太阴经隐白穴点刺出血。当捻转太白、中封二穴时，患者自觉患部有轻松凉爽感，手活动也较前自如。

三诊：第四日来诊，自诉已下地劳动，唯拇指活动时仍疼痛。检查患部肿胀消退，拇指掌指关节部有轻度压痛。仅为其在左足太阴脾经太白穴刺入一针，一边捻针，一边嘱患者同时活动拇指，患者自诉已不感觉疼痛。

（2）一般性外伤

赵某，男，农民。患者夜间走路不慎右小腿碰撞在庭院内石桌上，当即疼痛难忍，患部皮破流血、肿胀，跛行到卫生保健站，用红汞消毒，外敷以消炎粉并用绷带包扎。

翌晨到巡回医疗队就诊。检查右小腿胫骨前缘及外侧面当上巨虚穴稍下部位，皮破后结一薄层血痂，患部肿胀疼痛，跛行。首先在患肢井穴点刺出血，然后在左手阳明大肠经下廉与温溜之间阿是穴刺入一针，捻转数分钟后，自觉患部有清凉松快感，疼痛亦随之减轻。

二诊：患者自诉肿胀渐消，走路时疼痛减轻。检查患部肿胀大部已消，仍有压痛。按上法诊治，起针后行走时较前显著灵便。

三诊：患者自诉已下地参加劳动，但走路时感疼痛，结痂处瘙痒。仍在上述穴位针刺。病程5天，共针治4次痊愈。

（3）肩关节炎

王某，女。主诉于半年前突然感到右肩关节活动受限，如欲与对侧运动时，必须费力并且伴有疼痛产生。西医诊断为肩关节周围炎。经理疗、中药汤剂、针灸、按摩治疗后，时轻时重，尤其晚上尤甚，不能安睡。现患侧肢体外旋、上举均受限，穿衣、梳头有困难。检查可见右肩上举时呈痛苦面容，臂不能上举，忍痛可上举70°，后伸、外展受限，臂内收尚可，阳明大肠经的肩髃穴和三焦经的肩髎穴压痛明显。取穴为阳明胃经之髀关穴、膀胱经之承扶穴和胆经的环跳穴，捻转10分钟后，患者自述有热流窜动，上臂前举约80°，疼痛减轻。隔日针灸1次。

二诊：臂上举和屈伸有明显进步。在针刺上述穴位，捻转数分钟后，嘱咐患者做抬肩运动，臂可与肩部平，但梳头动作仍有困难，过度用力时疼痛加重，留针30分钟。

本病治疗1周后，右肩功能基本恢复正常。

（四）根据解剖生理知识选穴

1. 神经根或神经干选穴

根据神经分布，在支配疾病部位的神经干或神经根（包括神经丛）部位选穴，主要用于肢体的运动或感觉障碍。有些腧穴，实际就是刺在神经干上，如环跳、委中等。其特点是针刺时，马上有电击样感觉传到末梢。夹脊穴就属于神经根的分布部位，其主治多与神经支配有关，亦与神经节段有关。神经丛，尤其是颈丛及腰丛，分别与上、下肢有关。

2. 神经节段选穴

在脊髓灰质的同节段及邻近节段内，其前角、后角、侧角及其传出、传入纤维之间有着一定的联系，当针灸等刺激相应部位腧穴时，通过其联系，则可影响到同节段或邻近节段功能，从而调节本脊髓神经节段内所支配的内脏及其他各种功能。

3. 案例

（1）针灸次髎穴治疗尿潴留

张某，男，45岁。3日前腰椎间盘手术后出现排尿困难。术后有尿意不能排出，尿液充盈于膀胱，置导尿管。现小便仍排不出，小腹胀痛明显，头晕目眩，舌淡，苔白，脉沉。

取穴：次髎穴^{双侧}。

操作方法：患者取侧卧位，于第二骶后孔中取次髎穴，采用3.5寸毫针直接刺入皮肤，进针2～2.5寸，针下由沉紧变为落空感时缓慢调整针体方向，同时询问患者有无酸麻胀感觉并传之于前阴后。行捻转泻法两分钟，留针30分钟。留针时点燃艾条，悬灸次髎穴，灸至穴位处皮肤潮红，有轻微灼痛感。

按语：尿潴留是指膀胱内尿液不能自行排除，是一种排尿障碍，属于中医学中癃闭的范畴。本例患者行腰椎间盘手术，可能导致排尿反射的反射弧受损，膀胱逼尿肌无力，故而导致不能排尿而出现尿潴留。次髎穴位于第2骶后孔，强刺激手法针刺次髎穴不仅能兴奋盆骶神经和骶髓排尿中枢，而且能够促进尿道平滑肌收缩，增强排尿活动。艾条性温，悬灸次髎穴可温通经脉，助膀胱化气，增强膀胱逼尿肌力量，从而增强排尿功能。次髎穴除用于尿潴留等泌尿系统疾病外，对月经不调、痛经、带下等妇科疾病及腰膝疼痛也有良好的作用。

（2）极泉穴治疗肩臂痛

王某，男，49岁。自诉1周前在搬运货物时拉伤左侧上肢。现左手大臂疼痛，连带肩胛骨、颈肩部酸楚不适，不能抬起。

取穴：腋横纹上2寸稍向内2cm即是该穴。配穴：手不可举加曲池；臂痛加肩髃、手三里、外关；肩胛背痛加天宗、肩外俞、曲垣和肩贞等。

操作方法：患者取仰卧位，手掌置于胸前，用3寸毫针迅速刺入皮下，达2～2.5寸时停止捻转，采用轻慢提插的行针方式，令有触电样感觉沿着上臂放至五指，留针30分钟。

按语：本病患者在劳作时发生左侧上肢拉伤，导致气血瘀滞，经脉血脉不通，故而出现肩臂疼痛不能抬举之症。极泉穴下有腋神经经过，刺激极泉穴可以调理经络，行气化瘀而止痛。

三、对症选穴

（一）治疗全身病候

有些腧穴对全身性疾病有作用，因此患有全身性疾病可采用这些穴位治疗。如八会穴、行针指要歌即属于此类。

行针指要歌

或针风，先向风府百会中；或针水，水分夹脐上边取；

或针结，针着大肠泄水穴；或针劳，须向膏肓及百劳；

或针虚，气海丹田委中奇；或针气，膻中一穴分明记；

或针嗽，肺俞风门须用灸；或针痰，先针中脘三里间；

或针吐，中脘气海膻中补；翻胃吐食一般医，针中有妙少人知。

注：大肠泄水穴指大肠俞与二间。百劳穴乃经外奇穴，位于大椎穴上2寸旁开1寸。丹田为关元穴之别名。

（二）随症加减

在临床上除了治疗主要疾病之外，还可根据兼症加减取穴。临床常见对症取穴见表8-1。

表8-1　临床常见对症取穴

症状	选穴	症状	选穴
发热	大椎、曲池、合谷	失眠	神门、三阴交、太溪
昏迷	人中、十宣	多梦	心俞、神门、太冲
休克（阳脱）	灸百会、神阙、关元，针足三里	嘶哑	扶突、间使、合谷
多汗	合谷、复溜	舌肌麻痹	哑门、廉泉、合谷
盗汗	后溪	喉梗阻	天突、扶突、合谷
牙关紧闭	下关、颊车、合谷	流涎	人中、颊车、合谷
心悸	内关、郄门	心痛	膻中、内关
咳嗽	天突、列缺	呃逆	膈俞、内关、劳宫
噎	天突、内关	腹胀	天枢、气海、内关、足三里
胸闷	中脘、内关	胁肋痛	支沟
恶心、呕吐	内关、足三里	飧泄	足三里、公孙
遗精、阳痿、早泄	关元、三阴交	便秘	天枢、支沟
尿闭	三阴交、阴陵泉	尿失禁	曲骨、三阴交
脱肛	长强、承山	腓肠肌痉挛	承山
皮肤瘙痒	曲池、血海、三阴交	虚弱	关元、足三里

四、经验选穴

1. 概述

所谓经验选穴有两个意思：一是古人将临床经验加以总结，并为了便于学习和记忆，将其内容编成歌赋，如四总穴歌、回阳九针歌、长桑君天星秘诀歌、玉龙歌、百症赋等。二是有些穴位在临床上对某些病效果很好，但从目前中医理论又不太好解释或解释得不理想，就把它归为经验穴或称效穴。如至阴穴矫正胎位不正、绝骨穴治落枕、内庭能消食、少泽穴治乳少等；有些以病证命名的经外奇穴，如翳明穴、落枕穴、安眠穴等都属于这个范围；有的是根据个人经验或根据前人经验结合临床实践，把某些穴或某个穴称为验穴或效穴，如项部穴（有称项针）治疗假性延髓性麻痹、养老穴治腰痛等，这些穴虽然用中医理论能解释，但主要突出的是个人经验。常用的针灸经验选穴见表8－2。

表8－2　针灸经验选穴

病证	经验穴	病证	经验穴
幽门痉挛	内关、足三里	乳汁不足	膻中
足跟痛	大陵	肠梗阻	内关、足三里
腕扭伤	外关、液门	口腔炎	劳宫
肩凝	条口透承山	脱肛	百会
子宫出血	大敦	流感	大椎
无脉症	太渊或人迎	眼睑下垂	血海
癔病	内关	痔疮出血	二白
眼球震颤	球后	腹胀	公孙
痫证	长强	阴道滴虫	蠡沟
睾丸炎	中封	乳胀	内关
疳积	四缝	痢疾	曲池

2. 案例

（1）针刺膝眼穴治疗痛经

李某，女，38岁。自诉月经来潮时下腹疼痛难忍，不能正常工作。月经周期短，每18～20天来1次，每次经前两天至经后前两天腹痛剧烈，需要服用止痛片镇痛。

取穴：内膝眼[双侧]、外膝眼[双侧]。

操作方法：膝关节屈曲90°，用3.5寸毫针于内外膝眼垂直进针约3寸，行提插捻转补法，中等强度刺激。

体会：痛经是妇女经期或行经前后以周期性疼痛为主的一类病证。中医学认为，痛经与肝、肾、冲、任等经脉有关，乃肝肾不足，胞脉失养，气机不畅，瘀阻胞宫而致，治宜温补肝肾，行气导滞。内外膝眼长针深刺，针尖可达两个腘窝，从而疏导肾气。肝肾同源，肾气舒畅，肝气得以运化，宗筋得舒，则疼痛乃消。

（2）睛明穴治疗急性腰扭伤

梁某，男，40 岁。自诉 1 日前因搬动衣柜扭伤腰部。现腰部疼痛难忍，下蹲和直立困难。

取穴：睛明^{双侧}。

操作方法：患者仰卧位，医生左手轻推眼球向外侧固定，右手缓慢进针，紧靠眶缘直刺 0.5～1 寸，以局部有胀感为度，不提插捻转。针刺后嘱咐患者做前屈、后伸、侧弯等腰部运动，留针 15 分钟。

体会：足太阳膀胱经始于目内眦，主干沿肩胛骨内侧、脊柱两旁到达腰部，进入脊柱两旁的肌肉。根据经脉所过、主治所及，睛明是膀胱经的起始腧穴，又是手足太阳、足阳明、阴跷、阳跷五脉的交会穴。睛明穴可激发本经和他经的经气，使经脉疏通，直达病所，达到活血化瘀、通经活络止痛的目的。

五、阿是定穴法

上海科学技术出版社的《针灸学词典》云："阿是穴是指按压痛点取穴。"《新编针灸大辞典》记载："凡以压痛点或其他病理反应点作为穴位治病，这个穴则称之为阿是穴。"新世纪（第二版）全国高等中医药院校规划教材《针灸学》指出："阿是穴是指无固定名称，亦无固定位置，而是以压痛点或病变局部或其他反应点等作为针灸施术部位的一类腧穴，又称天应穴、不定穴、压痛点等。"

《备急千金要方》曰："吴蜀多行灸法，有阿是之法，言人有病痛，即令捏其上。若里当其处，不问孔穴，即得便快或痛处，即云阿是，灸刺皆验，故曰阿是穴也。"

从字面理解，"阿"原是对痛感的惊叫声，意指按捏其病痛部位，患者感到舒适（快）或疼痛处，就可作为针灸的穴位。阿是穴与《灵枢·经筋》"以痛为输"及后人所称的"天应穴"意同，这类穴位既没有固定名称，也没有固定位置，后世亦称不定穴、天应穴。从记载来看，"阿是"不单是对"阿是穴"名称的解释，也应该包括选穴（配穴、定穴）的方法。

过去"阿是"一直被认为是一种穴名。《针灸学》在腧穴的分类中认为，"人体的腧穴总体上可归纳为十四经穴、奇穴、阿是穴3类"。于致顺教授认为，"阿是"不仅是一个穴位名称，而且也是一种选穴方法。《备急千金要方》指出："有阿是之法，言人有病痛……即云阿是，故曰阿是穴也。"这段话有两个意思，一个意思为这是阿是穴的命名根据，"故曰阿是穴也"。另一个意思为"阿是"是一种选穴的方法，即"阿是之法"或称为"阿是定穴法"。具体方法是：即令捏其上，若里当其处，即得便快或痛处。现今对腧穴的生物学特性研究以后，可以采用测低电阻点的方法探明阿是选穴的科学性。阿是选穴法所选的部位可以是经穴、奇穴，也可以不是腧穴的部位，故古有"不问孔穴"的记载。

一种疾病可有几个、十几个，甚至几十个可选用的腧穴，到底应该选哪几个腧穴，针灸学家皆有各自的选穴方法。如膝关节病，若按"近部选穴"原则，其周围有足三里、阴陵泉、阳陵泉、鹤顶、内外膝眼（内膝眼亦称犊鼻）、委中、委阳、阴谷、梁丘、血海等穴位可以选择。但具体选哪些腧穴呢？胃经在下肢部的"下合穴"有胃－足三里、大肠－上巨虚、小肠－下巨虚以及胆－阳陵泉，皆为腹部病证。可用足三里，也可不用足三里。又如上肢的肺经腧穴，皆有治疗肺病的功能，那么哪些穴对哪些肺病（证）效果最好？古人选用了"阿是法"进行治疗，即选用"即得便快或痛处"的"阿是之法"。"阿是之法"不但用于针灸，其他外治法皆可应用，如穴位敷膏药、肌内效贴等。

"阿是之法"为"针灸处方"中"选穴原则"的"近部选穴"增添了一种简捷的方法。尤其为针灸知识不太多的人，选用无伤害、无意外的针灸方法（如电锟针罐、电锟头针等针灸方法）提供了方便。这也有利于针灸技术的推广，免去住院或活动不便的患者必须到医院治疗的不便等，无论在经济效益上，还是社会效益上都有积极的意义。

从目前探穴仪的研究看，目的就是寻找低电阻点。低电阻点就是"言人有病痛，即令捏其上，若理当是处，不问孔穴，既得便快及痛处"的位置，即阿是定穴法选取的阿是穴。在正常人体，低电阻点大多是重要腧穴的部位，因此有人用压痛点进行"诊断"，一般选用井穴、原穴、郄穴、背俞穴、募穴等特定穴进行穴位压痛诊断。一部分腧穴也是根据其压痛点而命名和应用的，例如阑尾穴、胆囊穴等。《耳穴诊断》也多是选用耳穴的部位，其临床选穴方法也多用压痛点或低电阻点。

临床治疗三叉神经痛、网球肘都是选用疾病部位对侧相同部位的压痛点，针刺后给予重刺激，有的外伤也用对侧相同部位的压痛点，均取得了不错的效果。这属于巨刺法，也是压痛点治疗，属于阿是定穴法。又如痔疮与脱肛的治疗，在背部寻找痔疮点与反应点，用三棱针进行挑刺治疗，这虽不是压痛点，但也属于反应点，也属于"阿是之法"的范畴。所以"阿是定穴"不但可以用于近部选穴，也可用于远部选穴。

所谓"定穴"应该包括穴位的选定（用什么穴）和部位的选定（位置）。关于腧穴的定位方法，《针灸学》中提出了骨度分寸定位法、体表解剖标志定位法、手指同身寸定位法和简便定位法。于致顺教授认为，应该增加阿是定位法，可以是压痛点，也可以是低电阻点或其他的疾病反应点。

腧穴的位置多是指体表部位，多用两线的交叉点进行定位。例如，足三里在犊鼻下三寸胫骨前嵴外一横指，其位置是直线犊鼻下三寸与直线胫骨前嵴外一横指的交叉点。骨度分寸多是横寸，从某处到某处的直线，其交叉处即是该穴，这个交叉处多认为是一个点。

关于"点"的含义，《辞海》关于几何中的"点"没有相关的说明。《新编新华字典》："几何系统，尤其是指欧几里得的几何系统中尚未下明确定义的成分之一，如两点之间直线最短。"《现代汉语词典》："几何学中指没有长、宽、厚而只有位置的几何图形。两直线相交处或线端的两端都是点。""点"的具体含义有很多，此处应当认为是一定的地点，与几何中的"点"有所区别。既然占一定部位，就应该有面积，但它指的是体表，然而穴位不应该仅指体表部位。针刺有深浅、有方向，针尖的角度各有不同。例如"五刺法"中的合谷刺，用于治疗"肌痹"，具体刺法是在患病局部向左、右两侧外方斜刺，直接针在肌肉部分，好像鸡爪的形状，其深部有 3 个部位。所以认为，用传统的方法定腧穴位置，可能有一定的出入，这样用阿是定位法（压痛点、反应点及探穴仪寻找的部位）选取的穴位就相对比较准确。特别是远部及对症选穴时，若无阿是点则为此穴不可用。

因此，于致顺教授将传统的选穴方法与"阿是之法"进行比较后认为，"阿是之法"选的腧穴效果会更好。这为今后选穴、配穴提供了一个新的思路。

六、干针疗法

有人提出"干针"的针刺方法。在美国，"干针疗法"是指用针灸针或不含药液的注射针去刺激肌肉压痛点以治疗疼痛的方法。于致顺教授认为，这种选穴方法采用的就是"阿是定穴法"，其治疗的疾病，也符合古代"五刺法"中的"合谷刺"。凡是"学说"必须用疗效来证实，用事实来决定。

因此，"干针疗法"可以说是对《针灸学》选穴方法（阿是定穴法）与刺法（合谷刺）的补充。

第二节 配穴的方法

一、本经配穴法

本经配穴法即某一脏腑、经脉发生病变时，选择某一脏腑、经脉的腧穴，配成处方，如肺病既可以选取局部腧穴肺的募穴中府，也可以选取本经之尺泽或太渊。《灵枢·厥病》记载的"厥头痛，项先痛，腰脊为应，先取天柱，后取足太阳"就属于本法的具体应用。

二、表里配穴法

本法是以脏腑、经脉的阴阳表里配合关系作为配穴依据，即某一脏腑、经脉有病，专取其表里经腧穴组成处方施治。在临床上既可单取其表经腧穴，也可单取里经或表里配合。如《灵枢·厥病》载："厥心痛，与背相控，善瘛，如从后触其心，伛偻者，肾心痛也，先取京骨、昆仑。"这是里病取表经腧穴。《灵枢·五邪》载："邪在肾，则病骨痛、阴痹……取之涌泉、昆仑。"这是表里配合应用。《灵枢·厥病》载："厥心痛，腹胀胸满，心尤痛甚，胃心痛也，取之大都、太白。"这是表证取里经腧穴。特定穴中的原络配穴法，也是本法在临床上的具体运用。

原络配穴是指相表里经的原穴与络穴配合应用。在应用时，无论是表经还是里经，均以原穴为主、络穴为客，所以又称之为主客配穴法。本法的应用依据是表里经在经络上与络脉相互联系，在内脏上，阴经属脏络腑，阳经属腑络脏，故二经相配可起协助作用，增强疗效。

原络配穴应用的原则：①根据脏腑经络的先病与后病。先病者为主，取其原穴；后病者为客，取其络穴。如肺经先病则取其原穴太渊为主，大肠经后病则取其络穴偏历为客。反之，大肠经先病，肺经后病，则取大肠经原穴合谷为主，肺经络穴列缺为客。②根据病变的脏腑。病变的脏腑取原穴为主，相表里的取络穴为客。如肝病导致视力模糊，可取肝经原穴太冲为主，胆经络穴光明为客。

十二经治症主客原络
肺之主大肠客

太阴多气而少血，心胸气胀掌发热，喘咳缺盆痛莫禁，咽肿喉干身汗越，肩内前廉两乳疼，痰结膈中气如缺，所生病者何穴求，太渊偏历与君说。

大肠主肺客

阳明大肠夹鼻孔，面痛齿疼腮颊肿，生疾目黄口亦干，鼻流清涕及血涌，喉痹肩前痛莫当，大指次指为一统，合谷列缺取为奇，二穴针之居病总。

脾主胃客

脾经为病舌本强，呕吐胃翻疼腹脏，阴气上冲噫难瘳，体重不摇心事妄，疟生振栗兼体羸，秘结疸黄手执杖，股膝内肿厥而疼，太白丰隆取为尚。

胃主脾客

腹胀心闷意凄怆，恶人恶火恶灯光，耳闻响动心中惕，鼻衄唇㖞疟又伤，弃衣骤步身中热，痰多足痛与疮疡，气蛊胸腿疼难止，冲阳公孙一刺康。

真心主小肠客

少阴心痛并干噎，渴欲饮兮为臂厥，生病目黄口亦干，胁臂疼兮掌发热，若人欲治勿差求，专在医人心审察，惊悸呕血及怔忡，神门支正何堪缺。

小肠主真心客

小肠之病岂为良，颊肿肩疼两臂旁，项颈强疼难转侧，嗌颔肿痛甚非常，肩似拔兮臑似折，生病耳聋及目黄，臑肘臂外后廉痛，腕骨通里取为详。

肾之主膀胱客

脸黑嗜卧不欲粮，目不明兮发热狂，腰痛足疼步艰履，若人捕获难躲藏，心胆战兢气不足，更兼胸结与身黄，若欲除之无更法，太溪飞扬取最良。

膀胱主肾之客

膀胱颈病目中疼，项腰足腿痛男行，痫疟狂颠心胆热，背弓反手额眉棱，鼻衄目黄筋骨缩，脱肛痔漏腹心膨，若要除之无别法，京骨大钟任显能。

三焦主包络客

三焦为病耳中聋，喉痹咽干目肿红，耳后肘疼并出汗，脊间心后痛相从，肩背风生连膊肘，大便坚闭及遗癃，前病治之何穴愈，阳池内关法理同。

包络主三焦客

包络为病手挛急，臂不能伸痛如屈，胸膺胁满腋肿平，心中淡淡面色赤，目黄善笑不肯休，心烦心痛掌热极，良医达士细推详，大陵外关病消释。

胆主肝客

气少血多肝之经，丈夫寒疝苦腰疼，妇人腹膨小腹肿，甚则嗌干面脱尘，所生病者胸满呕，腹中泄泻痛无停，癃闭遗溺疝瘕痛，太光二穴即安宁。

肝主胆客

胆经之穴何病主？胸胁肋疼足不举，面体不泽头目疼，缺盆腋肿汗如雨，颈项瘰疬坚似铁，疟生寒热连骨髓，以上病证欲除之，须向丘墟蠡沟取。

三、同名经配穴法

1. 概述

十二经中根据脏腑所属及循行部位，分为手三阴经、手三阳经、足三阴经和足三阳经，其中手足阴阳经中名称相同的经脉称为同名经。当某脏腑经脉有病时，除选用本经腧穴外，还可选用名称相同的手足经腧穴治疗。

表里经与同名经同时应用，称表里同名经配穴法。表里同名经配穴法是根据表里经的经气相同、同名经的经气相求原理，把十二经脉分别归纳为三组表里同名经的基础上进行辨证归经，然后采取表里同名经相配的循经取穴法。当某经有病时，除选用本经腧穴外，还可选用表里经与同名经腧穴。如治疗手太阴肺经疾病，可先取对所治疾病治疗作用较好的肺经穴位，再取手阳明大肠经（肺与大肠相表里）中与所治疾病关系密切的穴位，后取足太阴脾经（肺与脾属同名经）的有关穴位。经多年的临床实践证明，此法确有很好的治疗效果，在很多情况下疗效超过一般的循经取穴，是一种值得推广的取穴方法。

2. 案例

手足太阴肺经治疗腹痛

苗某，女，52岁。素体脾胃不足，消化力弱，前日饮食生冷不洁之物而腹痛隐隐，泄泻大作，水样便日行十余次，经黄连素等药物治疗未效。粪检有少量脓细胞及不消化食物残片。脉细，舌淡苔薄。治以温中化湿，益气止泻。采用针刺和艾灸联合治疗，结果第1天治疗后症状明显减轻，大便改为日行三四次。第2天治疗后即愈。

取穴：地机^{双侧}（足太阴脾经）、足三里^{双侧}（足阳明胃经）、尺泽^{双侧}（手太阴肺经），灸气海。

操作方法：地机、足三里、尺泽采用1.5寸毫针，直刺1寸，行针平补平泻，留针30分钟，每日治疗1次，气海采用雀啄灸，距气海穴1～1.5cm，灸10分钟，皮肤发红透热为度。

按语：本例素体脾胃不足，近又饮食内伤，治当标本兼顾。地机为足太阴脾经郄穴，郄穴者经气深聚之所，善治本经深部的急性疾患；足三里为足阳明胃经合穴，既取合治内腑之意，又系强壮健脾要穴，与地机同用，也切合表里经同取之义；尺泽属手太阴肺经合穴，与地机同用，取同名经的经气相投，以共同调整脾胃气机，恢复胃肠传导功能；加灸气海更增强温中化湿、益气止泻之效。

四、俞募配穴法

俞募配穴法亦称"前后配穴法"或"腹背阴阳配穴法"。前指胸腹为阴，后指脊背为阳。本法是以前后部位所在的腧穴配伍成处方的方法。《灵枢·官针》所指的"偶刺法"及"募俞配穴法"等均属本法范畴。凡脏腑病均可采用此法，如胃脘痛前取中脘、建里，后配脾俞、脊中等，或用募穴中脘和背俞穴胃俞即属本法。

1. 俞募配穴法的主治范围

滑伯仁《难经本义》载，"阴阳经络，气相交贯，脏腑腹背，气相通应"，说明脏腑之气与俞募穴是相互贯通的。因此，募穴的主治性能与背俞穴有共同之处。募穴可以单独使用，也可与背俞穴配合使用，即谓之"俞募配穴"，属前后配穴的方法，治疗范围见表8-3。

表8-3 俞募配穴主要治疗范围

脏腑	俞穴	募穴	主要治疗范围
肺	肺俞	中府	呼吸系统病证，如咳嗽、喘息、胸部胀满等
心包	厥阴俞	膻中	心系疾病，如心区疼痛、心悸等
心	心俞	巨阙	心、胃疾患，如心悸、神经官能症、胃痛等
肝	肝俞	期门	肝、胃疾患，如肝区痛、呕吐、吞酸等
胆	胆俞	日月	肝、胆疾患，如季肋部痛、黄疸等
脾	脾俞	章门	肝、脾疾患，如肝脾大、疼痛、腹胀、消化不良等
胃	胃俞	中脘	胃部疾患，如胃痛、胃胀、食欲不振等
三焦	三焦俞	石门	水代谢障碍，如水肿、腹水、腹泻等

脏腑	俞穴	募穴	主要治疗范围
肾	肾俞	京门	肾脏及生殖系统疾患，如腰痛、腰酸、遗精、早泄等
大肠	大肠俞	天枢	肠道疾病，如便秘、腹泻、腹痛等
小肠	小肠俞	关元	小肠、膀胱及生殖系统疾患，如肠绞痛、疝气、遗尿、尿闭等
膀胱	膀胱俞	中极	膀胱及生殖系统疾患，如遗尿、尿闭、遗精、月经失调等

2. 俞募配穴法的应用根据

（1）俞穴和募穴都是脏腑之气输注或汇聚之处，与脏腑关系极为密切，既可反映脏腑疾病，又可调节脏腑治疗脏腑病。如《难经·六十七难》云："阴病行阳，阳病行阴，故令募在阴，俞在阳。"这就是说，功能失调属阴的脏病，常在属阳的腰背部俞穴出现压痛、敏感区或硬结等现象；功能失调的腑病，常在属阴的胸腹部募穴出现压痛、敏感区和硬结等现象。

（2）遵照《素问·阴阳应象大论》所说的"故善用针者，从阴引阳，从阳引阴"，可见俞穴和募穴可调节脏腑之阴阳。所谓从阴引阳，即属于阳腑病的病，常出现于阴分的募穴，故针刺募穴多用来治疗属阳的腑病。所谓从阳引阴，即五脏病，常反应于阳分的背俞穴，故针刺背俞穴可用来治疗属阴的脏病。在临床上病变是复杂的，往往脏病及腑、腑病及脏，或虚实并见、寒热错杂，故可俞募同用，以增强调节脏腑的功能。

3. 俞募配穴法的临床应用

（1）在诊断疾病时，根据俞募穴出现的体表反应点，可以推知相应脏腑的病变。同时俞募二穴也可相互诊察病证，作为协助诊断的一种方法。所谓"审募而察俞，察俞而诊募"。

（2）在治疗方面，当某一脏或一腑有病时，可取所属的俞募穴进行治疗。如肝有病，可取其俞穴肝俞和募穴期门。

（3）俞募穴还可用于治疗与其脏腑相联属的组织器官的病证。如肝开窍于目，目疾可以取肝俞穴。

（4）俞募穴单独应用时，五脏有病可取其相应的俞穴，六腑有病可取其相应的募穴。

五、上下配穴法

上下配穴法是泛指人身上部腧穴与下部腧穴配合成处方的配穴方法。如《百症赋》记载："强间（上）丰隆（下）之际，头痛难禁……观其雀目肝气，睛明（上）行间（下）二细推。"《天元太乙歌》记载的"心痛手颤少海间，欲要除根针阴市"以及"八脉交会穴"配合应用等均属于本法的应用。

六、左右配穴法

本法是根据外邪所犯经络的不同部位，在"缪刺""巨刺"的原则下配穴成方的方法。它既可左右双穴同取，也可左病取右，右病取左；既可取经穴，又可取络穴，随病而取；若脏腑经络病涉及双侧时，可左右腧穴同时并取。若风中经络，症见半身不遂时，可采取左病取右，或右病取左的"巨刺""缪刺"，也可左右腧穴同时并用。

巨刺：邪在经脉。其表现为病痛在左，右侧脉象也有变化。治法为刺经，即用对侧之经穴治疗或两侧腧穴均用。

缪刺：邪在络脉。身形有病而三部脉象无变化，治法为络刺，即在对侧井穴或络脉上点刺出血，不留针。

七、三部配穴法

三部配穴法是指在病变部位的局部、邻近和远端同时选穴，配伍成穴位处方，此法临床应用极为广泛。局部（即疾病所在部位，有病器官周围和疾病内脏的体表）取1~2穴，邻近取1~2穴，远端取2~4穴，可取本经腧穴，亦可以取他经腧穴。三部配穴法常见应用组合详见表8-4。

表8-4　三部配穴法举例

部位	近部（局部、邻近）	远道
前额	印堂、阳白	合谷、内庭
颞部	太阳、率谷	中渚、足临泣
后头	风池、天柱	后溪、束骨
头顶	百会、四神聪	太冲
眼部	睛明、承泣、风池	合谷、光明
鼻部	印堂、迎香	合谷
口齿	颊车、下关、地仓	合谷
耳部	翳风、听宫	中渚、外关、足临泣
肺	天突、膻中	列缺、尺泽
胃	中脘、胃俞	内关、足三里
肝胆	肝俞、胆俞	太冲、阳陵泉

部位	近部（局部、邻近）	远道
大小肠	大小肠俞、天枢、关元	上巨虚、足三里
膀胱	次髎、中极	三阴交
生殖器	中极、关元	三阴交
肛门	长强、白环俞	承山
上肢	肩髎、曲池	夹脊颈5~胸1
下肢	环跳、阳陵泉	夹脊颈5~胸1

八、接经配穴法

经络的功能在人体可以通里达外，贯穿上下，运行气血，营养全身。全身十二经脉的循行通路也是互相衔接、周环不休地进行气血流注，如《素问·举痛论》云："经脉流行不止，环周不休。"因此，腧穴也可治疗其衔接经的疾病，如杨上善在《黄帝内经太素》中曰："以其上下相接，故手太阴、阳明之上病，宜疗足太阴、阳明；足太阴、阳明之下病，宜疗手太阴、阳明。"此所谓接经配穴法。接经就是经脉上下相互连接，包括手足同名经相接。接经配穴法是先诊断出属何经的病证，然后在选取本经穴的同时，取其同侧与上或下所接的经脉，或取手足同名经脉的五输穴、原穴或络穴进行针刺治疗的方法。接经配穴法常见应用案例详见表8-5。

表8-5 接经配穴法举例

病证	病属经名	接经经名	取穴
咽喉痛	手太阴肺经	（下接）大肠经	合谷
舌强	足太阴脾经	（下接）心经	通里
牙痛	足阳明胃经	（上接）大肠经	合谷
胃痛	足阳明胃经	（下接）脾经	公孙
失眠	手少阴心经	（上接）脾经	三阴交
眩晕	足厥阴肝经	（上接）胆经	阳辅
肠痈	手阳明大肠经	（下接）胃经	足三里
腹胀	足太阴脾经	（上接）胃经	足三里
肩痛	手阳明大肠经	（下接）胃经	条口
肩痛	手太阳小肠经	（下接）膀胱经	飞扬

续　表

病证	病属经名	接经经名	取穴
肩痛	手少阳三焦经	（下接）胆经	阳陵泉
下肢痛	足阳明胃经	（上接）大肠经	温溜
下肢痛	足太阳膀胱经	（上接）小肠经	腕骨
下肢痛	足阳明胃经	（上接）大肠经	手三里
下肢痛	足太阳膀胱经	（上接）小肠经	支正
下肢痛	足少阳胆经	（上接）三焦经	外关
膝痛	足太阴脾经	（同名经）肺经	孔最
腰痛	足少阴肾经	（上接）膀胱经	委中
足跟痛	足少阴肾经	（下接）心包经	大陵
胸胁痛	足少阳胆经	（上接）三焦经	支沟

九、时间配穴法

见第十章内容。

第三节　配穴相关的几个问题

针灸的疗效，除了与腧穴的选择有关以外，还与以下几个方面有关，即在考虑选穴、配穴的同时也要考虑"处方的变化规律"。

一、治疗方法及手法的选择

1. 治疗方法的选择

针灸除针刺与灸法外，还有古代的锋针、梅花针、镍针、火罐及现代的电针、穴位注射、埋针、磁穴等。各种方法的适应证不完全相同，所以在配方的同时，也要考虑具体方法的选择。

2. 针灸手法的选择

针灸手法的选择主要是补泻手法及先后的选择，对此《灵枢·终始》曰："凡刺之道，气调而止，补阴泻阳，音气益彰，耳目聪明。反此者，血气不行。"《灵枢·口问》云："人之哕者……谷入于胃，胃气上注于肺，今有故寒气与新谷气，俱还入于胃，新故相乱，真邪相攻，气并相逆，复出于胃，故为哕，补手太阴，泻足少阳。"《灵枢·终始》还说："阴盛而阳虚先补其阳，后泻其阴而和之；阴虚而阳盛，先补其阴，后泻其阳而和之。"因此，在针刺处方时应该注明是补是泻以及补泻的先后。如合谷与复溜并用，由于补泻方法不同会收到不同的效果，补复溜泻合谷则可止汗，补合谷泻复溜则可发汗。又如三阴交与合谷合用，补合谷泻三阴交有行气、活血、解郁、通经的作用，可以治疗血滞经闭，导致堕胎；相反则有理气养血、固经清热、健脾等作用。常用的针灸标志符号详见表8-6。

表8-6　常用的针灸标志符号

标志	代表意义	标志	代表意义
⏐	毫针平补平泻	↓	放血
⊤	毫针补法	⊥	毫针泻法
::	皮肤针	O→	埋针
△3	艾炷灸三壮	↑	温针灸
X	艾条灸	O	拔罐
⏐X	针加艾条灸	IN	电针
⏐O	毫针加罐		

二、选穴主次与腧穴的配合

选穴时应有主穴，有配穴。主穴是直接治疗疾病的腧穴，是每次（或交替）必须使用的腧穴；配穴是根据证候加减或配合主穴作用的腧穴。由于腧穴的配伍不同所产生的效果也不同。如曲池与肩髃合用为治疗上肢痿证与痹证的主穴，有通经活络等作用；而与大椎合用，则以阳治阳，有清热的作用；与血海合用可清血分之热，而治瘾疹等皮肤病。又如合谷为手阳明大肠经之原穴，能升、能降、能开、能宣，为治气分之主穴。若与曲池合用，均属阳明，有清热、散风、活血、解肌等作用；与三阴交合用，则理气调经，为治妇科病之要法；若与肝经之原穴太冲合用，则可搜风、理痹、行瘀、通经、开窍醒神等，具有斩将夺关之力，故称之为四关；若与肾经之复溜合用，则能解表、固表、止汗、发汗，又有调营和卫之功。腧穴在不同机体状态下可发挥不同的作用，如足三里与阳陵泉合用，既可治疗下肢之痹证与痿证，又可治疗肝胃不和之腹痛。

三、选穴次序与针刺先后

选穴后针刺的先后与疗效也有密切关系，如《灵枢·五色》记载："病生于内者，先治其阴，后治其阳，反者益甚；其病生于阳者，先治其外，后治其内，反者益甚。"《灵枢·厥病》曰："厥头痛，贞贞（当为员员，即眩晕之意）头重而痛，泻头上五行、行五，先取手少阴，后取足少阴。"《灵枢·周痹》云："痛从上下者，先刺其下以过之，后刺其上以脱之。"临床一般先上后下，如治胃痛一般按内关、中脘、足三里的顺序效果较好；一般局部疼痛性疾病，多不先取局部，而慢性疾病则多从局部开始。

四、选穴多少

腧穴是针灸施术的部位，因此选穴首先要掌握选穴要领和腧穴性能，尽量做到少而精。如《灵枢·九针十二原》说："节之交，三百六十五会，知其要者一言而终，不知其要流散无穷。"杨继洲在《针灸大成》的《策》中说："故三百六十五络，所以言其烦也，而非要也；十二经穴所以言其法也，而非会也，总而会之，则人身之气有阴阳，而阴阳之运有经络，循其经而按之，则气有连属，而穴无不正，疾无不除。譬之庖丁解牛，会则其凑，通则其虚。无假斤斫之劳，而顷刻无全牛焉，何也？彼固得其要也。故不得其要，虽取穴之多，亦无以济人；苟得其要，则虽会通之简，亦足以成功，惟在善灸者加之意焉耳。"《黄帝内经》提出了精简取穴的要领，虽取穴少，然却精当，故《灵枢·官能》说："先得其道，稀而疏之。"所谓要领就是常用的特定穴。如《灵枢·九针十二原》云："五脏有疾，当取之十二原。"《灵枢·邪气脏腑病形》的"荥俞治外经，合治内府"，《素问·咳论》的"治脏者，治其俞；治腑者，治其合；浮肿者，治其经"，以及《素问·长刺节论》的"治寒热深专者，刺大脏，迫脏刺背，背俞也"等均是临床应用特定穴的经验之谈，后世对特定穴应用也有很多论述。可见掌握特定穴及其作用是针穴配方和取穴少而精的要领。但少而精不是目的，主要是根据临床需要，如《灵枢·卫气失常》说的"夫病变化，浮沉深浅，不可胜穷，各在其处……间者小之，甚则众之，随意变而调气"就是这个意思。

五、留针时间与疗程

1. 留针时间

根据病情可不留针或留针几十分钟、几小时、几日甚至几十日，小儿一般不留针，有的因时间限制可强刺激不留针。一般留针 20～30 分钟，病重、急性疼痛性疾病、久病等可久留针。《灵枢·终始》云："久病者，邪气入深，刺此病者，深内而久留之，间日复刺之。"

可根据体质而定。如《灵枢·逆顺肥瘦》云："年质壮大，血气充盈，肤革坚固，因加以邪，刺此者，深而留之。""瘦人者，皮薄色少，肉廉廉然，薄唇轻言，其血清气滑，易脱于气，易损于血，刺此者，浅而疾之。""刺壮士真骨，坚肉，缓节，监监然，此人重则气涩血浊，刺此者，深而留之。""婴儿者，其肉脆，血少，气弱，刺此者，以毫针，浅刺而疾发针，日再可也。"

2. 疗程

根据病情疗程可长可短。有的针 1 次即可，有的针的时间可达到数月，但中间需有一定的休息时间。《灵枢·寿夭刚柔》云："病九日者，三刺而已；病一月者，十刺而已，多少远近，以此衰之。"

六、针刺时机

针灸治病，要掌握时机。一是应尽早治疗，如《灵枢·逆顺》云："上工刺其未生者也，其次刺其未盛者也，其次刺其已衰者也。下工刺其方袭者也，与其形之盛者也，与其病之与脉相逆者也，故曰，方其盛也，勿敢毁伤，刺其已衰，势必大昌，故曰：上工治未病，不治已病，此之谓也。"二是掌握治疗时机，如治疟须于发病前两个小时针刺。

第九章　特定穴的应用

第一节　俞穴与募穴

一、俞穴及其作用

（一）概述

俞穴又称背俞穴，是脏腑经络之气输注于背腰部的腧穴。背俞穴位于背腰部足太阳膀胱经的第一条侧线上，大体依据脏腑位置自上而下排列，分别冠以脏腑之名，共十二穴。背俞穴首见于《灵枢·背腧》，载有五脏背俞穴的名称和位置。《素问·气府论》提出"六腑之俞各穴"，但尚未列出穴位名称。《脉经》才明确了肺俞、肾俞、肝俞、心俞、脾俞、大肠俞、膀胱俞、胆俞、小肠俞、胃俞等十个背俞穴的名称和位置。此后《针灸甲乙经》又补充了三焦俞，《备急千金要方》又补充了厥阴俞，从而完备了十二背俞穴（表9－1）。

表9－1　十二背俞穴

脏	背俞穴	腑	背俞穴
肺	肺俞	大肠	大肠俞
肾	肾俞	膀胱	膀胱俞
肝	肝俞	胆	胆俞
心	心俞	小肠	小肠俞
脾	脾俞	胃	胃俞
心包	厥阴俞	三焦	三焦俞

（二）作用

1. 治疗五脏病证

《素问·长刺节论》说："迫脏刺背，背俞也。"《难经·六十七难》云："阴病行阳……俞在阳。"《素问·阴阳应象大论》指出"阴病治阳"。

2. 治疗与脏腑相关的五官九窍、皮肉筋骨等病证

如肝俞既能治疗肝病，又能治疗与肝有关的目疾、筋脉挛急等病；肾俞既能治疗肾病，也能治疗与肾有关的耳鸣、耳聋、阳痿及骨病等。

十二背俞穴歌

三椎肺俞厥阴四，心五肝九十胆俞，十一脾俞十二胃，十三三焦椎旁居，肾俞却与命门平，十四椎外穴是真，大肠十六小十八，膀胱俞与十九平。

（三）案例

胃俞配中脘穴治疗胃轻瘫

王某，男，32 岁。主诉进食后腹胀不适 1 年，1 周前吃午饭时与同事生气后腹胀加重。患者形体消瘦，伴嗳气肠鸣，平卧减轻，倦怠乏力，大便干，无腹痛，肝脾未触及，舌淡，苔白，脉弱。

取穴：中脘、胃俞（双侧）。

操作方法：患者取侧卧位，用直径 0.35mm×40mm 无菌针灸针，采用单手进针法刺向胃俞，向椎体方向斜刺 0.5 寸。募穴（中脘）选用双手加持进针法，直刺 0.5~1 寸，平补平泻，得气后，留针 30 分钟。

按语：胃轻瘫以胃排空延迟为特征，以腹胀、早饱等为特点，与脾胃失和、胃失通降之"痞满病"相近，故多将该病归于"痞满"范畴。"胃喜润而恶燥"，胃阴耗伤，失其濡润之性，遂其通降之能受制，气不下行，盘踞中焦，故见胀满之状。本病患者形体瘦弱，脾胃虚弱，又与同事生气，肝气郁滞，此乃肝郁脾虚致运化失常之证。因此，治疗本病应以养阴健脾、和胃助运为法。中脘配胃俞属于俞募配穴法，是针灸取穴的常用配伍之一，可明显加快胃排空的速度。

二、募穴及其作用

（一）概述

募穴是脏腑经气结聚于胸腹部的腧穴。"募"具有广泛征集的意思。募穴始见于《素问·奇病论》。云："胆虚气上溢而口为之苦，治之以胆募俞。"《难经·六十七难》有"五脏募皆在阴，而俞皆在阳者"的记载，但无具体穴名。至《脉经》才明确了期门、日月、巨阙、关元、章门、太仓、中府、天枢、京门、中极等十个募穴的名称和位置。《针灸甲乙经》又补充了三焦募石门，后人又补充了心包募膻中，始臻完备。

五脏六腑共有十二个募穴。募穴之分布，有在本经者，有在他经者；有呈双穴的，有为单穴的。分布于肺经的有本脏募中府；分布于胆经的有本腑募日月、肾脏募京门；分布于肝经的有本脏募期门、脾脏募章门；分布于胃经的有大肠募天枢，以上均为双穴。其余都分布于任脉，如心包募膻中、心募巨阙、胃募中脘、三焦募石门、小肠募关元、膀胱募中极，均为单穴（表9-2）。

表9-2　十二募穴

双穴		单穴	
脏腑	募穴	脏腑	募穴
肺	中府	心包	膻中
肝	期门	心	巨阙
胆	日月	胃	中脘
脾	章门	三焦	石门
肾	京门	小肠	关元
大肠	天枢	膀胱	中极

（二）作用

1. 六腑有病多用募穴治疗

《难经·六十七难》有"阳病行阴，故令募在阴"的记载，《素问·阴阳应象大论》说"阳病治阴"，说明六腑病证多取募穴治疗，如大肠病多取天枢、膀胱病多取中极等。

2. 用于疾病诊断

当脏腑有病时，相应募穴或俞穴上会出现压痛点、反应点、低电阻点，故募穴可以用于脏腑疾病的诊断。

十二募穴歌

天枢大肠肺中府，关元小肠巨阙心，中极膀胱京门肾，胆日月肝期门寻，脾募章门胃中脘，气化三焦石门针，心包募穴何处取，胸前膻中觅浅深。

（三）案例

针刺章门、期门穴治疗产后乳汁不足

王某，女，28岁。产后半月，乳汁不足，前几日夫妻吵架，乳汁点滴全无。患者素体瘦弱，饮食量少，现头胀痛，乳胀，口苦，脉沉弦。

取穴：主穴：章门、期门；配穴：气血虚弱，加合谷、足三里；肝经郁热，加太冲、行间。

操作方法：患者仰卧位，章门直刺1寸，使针感向乳房部位放射。期门穴平刺向乳根，进针1~1.5寸，使针感向整个乳房扩散。

　　按语：产后乳汁不行属妇科产后病证，主要病机为气血虚弱，生化之源不足。本案患者暴怒伤肝，肝失疏泄，气滞，乳汁运行受阻致点滴全无。章门为脾经的募穴，八会穴之一，脏会章门，又为肝经与胆经的交会穴。针刺可健脾和胃，补气调血，通络催乳。期门穴为肝之募穴。针之可疏肝理气，泄肝经之郁热。二穴合用，则气血充，肝气疏，乳汁自通。

第二节　原穴与络穴

一、原穴及其作用

（一）概述

　　十二经脉在腕、踝关节附近各有一个重要经穴，是脏腑原气经过和留止的部位，称为"原穴"，又名"十二原"。原气导源于肾间动气，是人体生命活动的原动力，通过三焦运行于脏腑，是十二经的根本。

　　原穴是经脉和脏腑的代表，即"所过者为原"。《灵枢·九针十二原》中提出了五脏的原穴：肺原出于太渊，心原出于大陵，肝原出于太冲，肾原出于太溪，脾原出于太白。《灵枢·本输》补充了六腑的原穴：大肠原出于合谷，小肠原出于腕骨，胃原出于冲阳，膀胱原出于京骨，三焦原出于阳池，胆原出于丘墟，并指出了各个原穴的位置，但其中尚缺少心经原穴神门，后《针灸甲乙经》补齐。阴经五脏之原，即是五输穴中的输穴，《类经图翼》有"阴经之输并于原"之说，所指的就是"以输为原"。这与阳经六腑腧穴之外另有原穴有别。《难经·六十二难》指出："三焦行诸阳，故置一输名曰原。"意思是说，三焦原气行于外，阳经脉气盛长，故于输穴之外另有原穴。原穴为人体生命之本，脏腑经脉之根，具有应用范围广、疗效好、易得气、取穴方便的特点，备受历代医家重视。据统计，《针灸大成》治症总要部分记载的151首处方中，有52%为原穴组方。十二原穴见表9-3。

表9-3　十二原穴

脏	原穴	腑	原穴
肺	太渊	大肠	合谷
肾	太溪	膀胱	京骨
肝	太冲	胆	丘墟

续　表

脏	原穴	腑	原穴
心	神门	小肠	腕骨
脾	太白	胃	冲阳
心包	大陵	三焦	阳池

（二）作用

1. 可根据原穴的反应变化，推断脏腑功能的盛衰

原穴是脏腑原气所留止之处，是本经的代表，因此脏腑发生病变时，就会相应地反映到原穴上来，正如《灵枢·九针十二原》所说："五脏有疾也，应出十二原，十二原各有所出，明知其原，睹其应而知五脏之害矣。"故原穴可以治疗各自所属脏腑的病变。

2. 可治疗其脏腑病

在治疗方面，《灵枢·九针十二原》云："五脏有疾也，当取之十二原。"针刺原穴能够使三焦原气通达，从而发挥其维护正气、抗御病邪的作用，说明原穴有调整脏腑经络虚实的功能。

3. 可治疗所过经脉循经部位的疾病

原穴可治疗与脏腑有关的几条经脉所过部位的疾病，如耳病取太溪穴、面部疾病取合谷穴。

4. 可激发经气

原穴是经络感传的激发部位，用于激发本经的经气，增强治病效果。

十二原穴歌

肺渊包陵心神门，大肠合谷焦阳池，

小肠之原腕骨穴，足之三阴三原太，

胃原冲阳胆丘墟，膀胱之原京骨取。

（三）案例

1. 失眠症

刘某，女，17 岁。自诉 3 个多月来因学习紧张，加之跟同学拌嘴，逐渐感觉头痛，失眠多梦，四肢酸懒，记忆力减退。患者发育一般，血压、心肺正常，肝脾未触及，满脸倦容。舌淡，苔薄白，脉弦细。

取穴：太冲^{双侧}、神门^{双侧}、三阴交^{双侧}。

操作方法：太冲、三阴交采用直刺 0.5 寸，神门为斜刺向上肢近端 0.8 寸。行针时捻转加提插，连续 3～5 分钟，得气后留针 3 分钟，两周 1 个疗程。

按语：失眠属中医学"不寐""不得眠""目不瞑"等病证的范畴。《灵枢·大惑论》载："卫气不得入于阴，常留于阳。留于阳则阳气满，阳气满则阳跷盛，不得入于阴则阴气虚，故目不瞑矣。"指出本病的病因病机以情志内伤、营卫失和、阴阳失调为主，或营阴虚不能纳卫阳，或卫阳盛不能入营阴。本案患者由于学习紧张，损伤心脾，又加之跟同学拌嘴，形成肝气郁滞之失眠，故治疗以心肝二脏为主，兼以脾肾为辅。原穴是脏腑之气所经过和留止的部位，而运行于经脉中的原气则是经络进行各种生理活动的力量，代表原气的原穴对经络和内脏的治疗具有十分重要的作用。太冲、神门分别为足厥阴肝经和手少阴心经的原穴。故本案采用太冲和神门穴用以疏肝调神，配合三阴交以补肝、肾、脾，诸穴合用，共达调神益智之效。若肝胃不和，可加足阳明胃经原穴冲阳。此外，取冲阳和足太阴脾经原穴太白配天枢可治疗腹泻；取足少阳肾经原穴太溪、足太阳膀胱经原穴京骨配中极可治疗遗精、小便频数及遗尿；取太白和手太阴肺经原穴太渊配中府能治疗脾虚咳嗽，若肾虚咳喘可加太溪；取手少阳三焦经原穴阳池和足少阳胆经原穴丘墟配大椎可治疗寒热往来。

2. 产后腰痛

李某，女，28 岁。主诉：产后腰痛 3 年，疼痛绵绵不已，喜按喜揉，不耐久坐，遇劳更甚。伴有神疲乏力，舌质淡，苔薄，脉沉细。

取穴：太溪^{双侧}、肾俞^{双侧}。

操作方法：得气后留针 30 分钟，10 次为 1 个疗程。

共两个疗程，痊愈。

按语：本病发生于产后，考虑与产后骨盆肌松弛、子宫后倾有关。中医学认为属冲任受损，耗伤精血，肾府失养。治当补肾填精。太溪为足少阴肾经之原穴，故因肾所致的他脏病证和他脏病变累及于肾脏者，在标本兼顾、因果并治的处方中均可选取肾经原穴太溪。本穴的主治病证相当于西医学中的泌尿系统、生殖系统、内分泌系统、消化系统等相关病证。辨证取穴准确，配伍得当，手法适宜，故而收到良好的效果。

二、络穴及其作用

（一）概述

络脉在经脉别出的部位各有一个腧穴，称为络穴。络穴有两个意思，一是联络之意，是表里经脉的穴位，具有联络表里两经的作用；二是络脉的代表，是络脉别出于本经的部位。

络穴名称首见于《灵枢·经脉》。十二经的络穴皆位于肘膝关节以下，加上任脉之络穴鸠尾散布于腹、督脉之络穴长强散布于尾骶部、脾之大络大包穴散布于胸胁，共有十五穴，故称为"十五络穴"。另外《素问·平人气象论》说"胃之大络，名曰虚里，贯膈络肺，出于左乳下，其动应衣，脉宗气也"，故又有"十六络"之说。

（二）作用

1. 络穴主治络脉相关的病证

如手少阴心经别络，实则胸中满，虚则不能言语，皆可取其络脉穴通里进行治疗。十五络穴病证表现见表9-4。

表9-4　十五络穴病证表现

经脉	络穴	病证		备注
		实证	虚证	
肺	列缺	手锐骨、掌中热	哈欠	
肾	大钟	隆闭	腰痛	其病气逆则烦闷
肝	蠡沟	阴茎挺长	阴部暴痒	其病气逆则睾肿卒疝
脾	公孙	肠中切痛	鼓胀	厥气上逆则霍乱
心	通里	胸中支满	不能言语	
心包	内关	心痛	头项强	
大肠	偏历	龋齿、耳聋	齿寒、痹膈	
膀胱	飞扬	鼽、窒、头背痛	鼽衄	
胆	光明	四肢厥冷	痿躄、坐不起	
胃	丰隆	癫狂	不收、胫枯	其病气逆则喉痹卒喑
小肠	支正	骨节弛缓、肘废	生赘疣	
三焦	外关	肘挛	不收	
任脉	鸠尾	腹皮痛	瘙痒	
督脉	长强	脊背疼痛	头重、高摇之	
脾之大络	大包	周身尽痛	关节弛缓无力	

2. 络穴治疗表里经病

络穴能沟通表里二经脉，故有"一络通二经"之说，因此，不但可以治疗本经病，还可治疗表里经病或表里经同病。如手太阴肺经络穴列缺，既能治疗肺经的咳嗽、喘息，又能治疗手阳明大肠经的齿痛、头项等疾患。

十五络穴歌

肺经列缺胃丰隆，通里心经肾大钟，

支正小肠大偏历，内关包肝蠡沟封，

飞扬膀胱三焦外，胆是光明别络崇，

督脉长强任尾翳，公孙脾络大包同。

（三）案例

1. 心肾络穴治疗遗尿

范某，男，15 岁。主诉：自幼有遗尿病史，随着年龄的增大，病情逐渐加重，现几乎每夜遗尿 1 次，有时甚至两次，羞愧难言，经多方治疗，效果不佳。检查可见身体健壮，发育良好。

取穴：通里^{双侧}、大钟^{双侧}、中极、太溪^{双侧}。

操作方法：通里、大钟毫针刺入后用泻法；中极、太溪用平补平泻法。留针 20 分钟，间歇行针 3 次。

治疗两次即获痊愈。巩固治疗 8 次，3 个月后随访，未见复发。

按语：遗尿多为肾气不足，下元不固，膀胱约束无权所致。通里为手少阴心经之络穴，别走手太阳；大钟为足少阴肾经之络穴，别走足太阳。针刺二穴，能够交通心肾，约束膀胱。配膀胱的募穴中极，以疏调膀胱腑气；配肾经之原穴太溪，补益肾气。诸穴配用，相得益彰。

2. 络穴为主治疗支气管哮喘

患者，女，9 岁。主诉：咳嗽、气喘 6 天。患儿 4 年前因感冒而致咳嗽、气喘，反复发作，久治不愈，每年秋冬病情加重。6 天前因受凉而发病。查体：患儿呼吸急促，喉中哮鸣，张口抬肩，不能平卧，口唇轻度发绀，双肺闻及哮鸣音。

取穴：内关^{双侧}、丰隆^{双侧}。

操作方法：平补平泻，留针 20 分钟，间歇行针两次。

治疗 1 次，症状明显缓解，治疗 3 次，临床症状完全消失。

按语：内关为手厥阴心包经的络穴，别走手少阳三焦经，故刺内关可宽胸理气，豁痰平喘。《医学纲目》云："诸痰为病，头风咳嗽，一切痰饮，取丰隆、中脘。"丰隆穴为足阳明胃经的络穴，别走足太阴脾经，脾为生痰之源，故刺丰隆可化痰平喘。

第三节　郄穴与下合穴

一、郄穴及其作用

（一）概述

"郄"同隙，有孔隙之意。郄穴是气血曲折汇聚的地方，也是经络之气深聚的部位，大多分布在四肢肘膝关节以下。十二经脉各有一个郄穴，阴阳跷脉及阴阳维脉也各有一个郄穴，合而为十六郄穴。郄穴的名称和位置，首见于《针灸甲乙经》，后代医家逐渐开始重视郄穴在疾病治疗中的作用，如《针灸资生经》有孔最疗唾血，养老疗肩欲折，梁丘疗胫痛冷、痹膝痛、不能屈伸等。十六郄穴见表9－5。

表 9 - 5　十六郄穴

脏	郄穴	腑	郄穴
肺	孔最	大肠	温溜
肾	水泉	膀胱	金门
肝	中都	胆	外丘
心	阴郄	小肠	养老
脾	地机	胃	梁丘
心包	郄门	三焦	会宗
阴跷	交信	阴维	筑宾
阳跷	跗阳	阳维	阳交

（二）作用

1. 治疗疼痛性疾病

郄穴多用于治疗本经循行部位及所属脏腑的急性和疼痛性疾病。其中，阴经郄穴多用于治疗血证，如孔最治疗咯血、中都治疗崩漏等。阳经郄穴多用于治疗急性疼痛，如颈项部疼痛取外丘、胃脘部疼痛取梁丘等。

2. 用于疾病诊断

当某脏腑有病变时，又可按压郄穴进行检查，可作为辅助诊断之用。

3. 可用于针刺麻醉

如肺切除用郄门穴。

十六郄穴歌

郄义即孔隙，本是气血集，

病证反应点，临床能救急；

肺向孔最取，大肠温溜列，

胃经是梁丘，脾属地机穴；

心则取阴郄，小肠养老列，

膀胱金门守，肾向水泉施；

心包郄门刺，三焦会宗持，

胆郄在外丘，肝经中都是；

阳跷跗阳走，阴跷交信期，

阳维阳交穴，阴维筑宾知。

（三）案例

1. 孔最治疗支气管扩张、咯血

王某，男，47 岁，支气管扩张咯血史 5 年。前日下午因劳累过度，突然胸闷、咳嗽，咯血两次，共约 400mL，次日咯血 3 次，共约 100mL。治疗：双侧肺经郄穴孔最，予鱼腥草注射液，日两次。次日仅见痰中带血丝，又治疗 1 日，血止。

取穴：孔最^{双侧}。

操作方法：孔最穴捻转速度达 200 转/分钟，连续行针 5 分钟，留针 30 分钟。

按语：支气管扩张咯血来势凶猛，属于内科急重症之一。宋代《针灸资生经》指出孔最"疗唾血"；《针灸聚英》中记载："孔最主热病汗不出，咳逆……吐血。"肺经郄穴孔最，具有清热止血、调和肺气之效，故用治本病治疗而获效。

2. 梁丘治疗十二指肠溃疡

张某，男，24 岁。主诉：3 年来常上腹部疼痛，胃镜确诊十二指肠球部溃疡。今疼痛又作。行针时疼痛大减，针后疼痛消失。次日加针脾俞、胃俞，治疗 1 个月，以巩固疗效。随访 3 个月未发。

取穴：梁丘^{双侧}、内关^{双侧}。

操作方法：持续运针 5 分钟，中强刺激，留针 30 分钟，中间两次运针。

按语：梁丘穴为胃经郄穴。现代实验研究证实，针刺梁丘既能舒胃解痉止痛，又能抑制胃酸分泌，促使溃疡愈合。《标幽赋》载，"胸满腹痛刺内关"，内关可调理胃腑气机，是治疗腹痛的经验穴，两穴共用可谓标本兼顾之治。

3. 地机治疗急性胰腺炎

王某，女，52岁。上腹部剧痛，拒按，肠鸣音消失，腹部望之膨隆，伴呕吐、发热，诊断为急性出血坏死型胰腺炎。行中西医结合治疗，西药予青链霉素、阿托品以消炎、解痉、止痛，中药予大剂生大黄攻下，然而腹痛依然，大便未下。改用针灸治疗后，解下恶臭大便，疼痛即减。继续针刺数日，病情缓解，由内科保守治疗获愈。

取穴：地机^{双侧}、足三里^{双侧}。

操作方法：行强刺激，持续运针30分钟，肠鸣音亢进，有便意，给予出针。

按语：地机为足太阴脾经郄穴，与足三里配合使用可治疗急性胰腺炎，针刺地机能调整胃肠功能，解痉止呕，抗感染及调节胰腺分泌等，且能促使麻痹之肠道蠕动，从而通腑攻下，通则不痛。

4. 养老治疗急性腰扭伤

赵某，女，54岁。主诉：昨日搬运重物，不慎扭伤腰部，疼痛难忍，一夜未曾安睡。针刺同时嘱患者活动腰部。5分钟后，疼痛减轻。再针双侧承山，局部加拔火罐。治疗后疼痛锐减。次日又治1次而愈。

取穴：养老^{双侧}、承山^{双侧}。

操作方法：采用1.5毫针平刺养老穴，提插捻转，中强刺激，持续运针。承山穴采用直刺，双向快速捻转，刺激强度以患者耐受为度。

按语：《素问·厥论》云："手太阳厥逆……腰不可以俯仰。"养老乃手太阳小肠经之郄穴，针刺养老可舒筋活络，蠲除腰痛。

二、下合穴及其作用

（一）概述

下合穴又称六腑下合穴，即指"胃合于三里，大肠合入于巨虚上廉，小肠合入于巨虚下廉，三焦合入于委阳，膀胱合入于委中央，胆合入于阳陵泉。"其根据《灵枢·邪气脏腑病形》"合治内腑"而提出。因大肠、小肠、三焦经在上肢有合穴，而以上六穴都在下肢，为了与五腧穴的"合穴"相区别，故以下合穴命名。《灵枢·本输》云："六腑皆出足之三阳，上合于手者也。"因"大肠、小肠皆属于胃"，所以大肠、小肠的下合穴都在胃经上。《针灸甲乙经》指出："委阳，三焦下辅俞也……此太阳之别络也。"膀胱主藏津液，三焦主水液代谢，故三焦与膀胱关系密切，因此，三焦的下合穴在膀胱经上。胃、胆、膀胱三经的合穴本在下肢，因此，以上六穴称为六腑下合穴。

（二）作用

下合穴主要用于六腑疾病，《灵枢·邪气脏腑病形》有相关记载。下合穴主治病证见表9－6。

表9－6 下合穴主治病证

六腑	下合穴	病证表现
大肠	上巨虚	大肠病者，肠中切痛而鸣濯濯，冬日重感于寒即泄，当脐而痛，不能久立，与胃同候，取巨虚上廉
小肠	下巨虚	小肠病者，小腹痛，腰脊控睾而痛，时窘之后，当耳前热。若寒甚，若独肩上热甚，及手小指次指之间热；若脉陷者，此其候也。手太阳病也，取巨阙下廉
三焦	委阳	三焦病者，腹气满，小腹尤坚，不得小便，窘急，溢则水留，即为胀……取委阳
膀胱	委中	膀胱病者，小腹偏肿而痛，以手按之，即欲小便而不得，肩上热，若脉陷，及足小趾外廉及胫踝后皆热，取委中央
胃	足三里	胃病者，胃脘当心而痛，上支两胁，膈咽不通，食饮不下，取之三里也
胆	阳陵泉	胆病者，善太息，口苦，呕宿汁，心下澹澹，恐人将捕之……取阳陵泉

下合穴歌

胃经下合三里乡，上下巨虚大小肠，

膀胱当合委中穴，三焦下合属委阳，

胆经之合阳陵泉，腑病用之效必彰。

（三）案例

阳陵泉治疗胆绞痛

张某，女，48岁。主诉：1个月前劳累后出现胃脘部不适，饮食减少。近1周上腹部时有隐痛。患者神疲乏力，口苦恶心，舌红，苔白腻，脉弦细。查体可见全身皮肤、眼内巩膜黄染，肝脾未触及，无腹痛、无压痛和反跳痛。墨菲征（＋）。

取穴：阳陵泉^{双侧}。

操作方法：穴位常规消毒后，采用2寸毫针在阳陵泉位置向腘窝方向刺入1～1.5寸，行针手法采用捻转泻法，得气后留针30分钟，中间行针两次。

按语：胆绞痛是常见的胆道疾病之一，常与胆结石、胆囊炎、胆蛔虫等因素刺激胆总管引起胆道括约肌急性痉挛，导致腹部发生剧烈疼痛。《灵枢·邪气脏腑病形》载"合治内腑"，指出下合穴可用于治疗六腑疾病。阳陵泉是胆腑的下合穴，又是八会穴之筋会，临床运用具有疏通胆腑、缓解止痛的作用。

第四节　五输穴与八会穴

一、五输穴及其作用

（一）概述

1. 五输穴的含义

十二经在肘膝关节以下各有五个重要的经穴，分别名为井、荥、输、经、合，称为五输穴。五输穴首见于《灵枢·九针十二原》。云："所出为井，所溜为荥，所注为输，所行为经，所入为合。"但并未指出具体的穴位名称和位置。《灵枢·本输》则详细阐述了各经井、荥、输、经、合各穴的名称和具体位置，唯独没有手少阴心经，其后在《针灸甲乙经》才补充完备。

古人把经气运行过程用自然界的水流由小到大、由浅入深的变化来形容，把五输穴按井、荥、输、经、合的顺序，从四肢末端向肘、膝方向依次排列。井穴多位于手足四肢爪甲之侧，喻作水的源头，形容脉气始出而浅小，是经气所出的部位，即"所出为井"。荥穴多位于掌指或跖趾关节之前，喻作水流尚微，荥迁未成大流，形容脉气尚小，是经气流行的部位，即"所溜为荥"。输穴多位于掌指或跖趾关节之后，喻作水流由小而大，形容脉气较盛，由浅入深，是经气渐盛，由此注彼的部位，即"所注为输"。经穴多位于腕踝关节以上，喻作水流变大，畅通无阻，形容脉气更盛，是经气正盛运行经过的部位，即"所行为经"。合穴位于肘膝关节附近，喻作江河水流汇入湖海，形容脉气深大，是经气由此深入，进而会合于脏腑的部位，即"所入为合"。

五输穴又配属五行，《灵枢·本枢》指出，阴经的井穴属木，阳经的井穴属金。《难经·六十四难》补全了阴阳各经脉五输穴的五行属性，即"阴井木，阳井金；阴荥火，阳荥水；阴俞土，阳俞木；阴经金，阳经火；阴合水，阳合土"，均依五行相生规律而来，同时又有"阴阳皆不同，其意何也？然：是刚柔之事也，阴井乙木，阳井庚金。阳井庚，庚者乙之刚也。阴井乙，乙者庚之柔也。乙为木，故言阴井木也，庚为金。故言阳井金也，余皆仿此"，所以五输穴又称为五行输。肘膝以下之五输穴，阴经以输代原之外，阳经又有一个原穴。《难经·六十二难》说："脏井荥有五、腑独有六者，何谓也？然：腑者阳也，三焦行于诸阳，故置一输，名曰原，所以腑有六者，亦与三焦共一气也。"所以阴经有三十个穴，阳经则有三十六个穴，共有六十六个腧穴，故又有六十六穴之称。

经脉之传递从手太阴肺经开始而终于足厥阴肝经，其经脉之循行，手之三阴从腹走手，手之三阳从手走头，足之三阳从头走足，足之三阴从足走腹，周而复始，如环无端，而井、荥、输、经、合的方向，皆从末稍（井）开始而走向肘膝（合）。关于其原因，张志聪说："经脉之始终，手之三阳从手走头，足之三阳从头走足，足之三阴从足走腹，手之三阴从腹走手，始于肺而终于肝，常荣无已，终而复始，此气血循行之始终也。"本篇论五脏六腑："皆出于井、溜于荥、注于输、行于经、入于合，从四肢而通于脏腑，此经脉之始终也。""脏腑之经别，大络与经脉缪处，通血脉于孙络，渗出皮肤者也……井者水上有水乃澹渗，皮肤之血从井而溜于脉中，注于输，行于经，动而不居，行至于膝而与经脉中之血气相合者也。""肺出于少商者，谓脏腑之血气，从大络而注于孙络皮肤之间；肺脏所出之血气，从少商而合于手太阴之经也。"

2. 五输穴与五行的关系

五输穴与五行的关系包括两个方面，一是五输穴随着经脉而分属于五脏。经脉、脏腑各有五行所属，五输穴亦随其脏腑经脉而分属于五行，如肺脏及肺经属金，而肺经的五输穴，少商、鱼际、太渊、经渠、尺泽均属于金。二是五输穴又有其自己的属性，即阳井金、阴井木，按照相生的顺序分别与荥、输、经、合相配。

3. 五输穴的内容

五输穴按阴阳相合、刚柔相济的关系，将阴井乙木与阳井庚金配合起来，成为子午流注针法按时取穴及合日互用开穴规律的理论基础。六阴经五输穴五行配属见表9-7，六阳经五输穴五行配属见表9-8。

表9-7　六阴经五输穴五行配属

六阴经	井（木）	荥（火）	输（土）	经（金）	合（水）
肺（金）	少商	鱼际	太渊	经渠	尺泽
肾（水）	涌泉	然谷	太溪	复溜	阴谷
肝（木）	大敦	行间	太冲	中封	曲泉

续 表

六阴经	井（木）	荥（火）	输（土）	经（金）	合（水）
心（火）	少冲	少府	神门	灵道	少海
脾（土）	隐白	大都	太白	梁丘	阴陵泉
心包（相火）	中冲	劳宫	大陵	间使	曲泽

表9-8 六阳经五输穴五行配属

六阳经	井（金）	荥（水）	输（木）	经（火）	合（土）
大肠（金）	商阳	二间	三间	阳溪	曲池
膀胱（水）	至阴	通谷	束骨	昆仑	委中
胆（木）	窍阴	侠溪	足临泣	阳辅	阳陵泉
小肠（火）	少泽	前谷	后溪	阳谷	小海
胃（土）	厉兑	内庭	陷谷	足三里	解溪
三焦（相火）	关冲	液门	中渚	支沟	天井

4. 五输穴主病

五输穴是常用要穴，输有转输、输注的意思，是脏腑经气游行出入的部位，因此它可以反映脏腑的状态，也能治疗脏腑的疾病，为古今医家所重视。例如井穴可用于治疗神志昏迷；荥穴可用于治疗热病；输穴可用于治疗关节痛；经穴可用于治疗喘咳；合穴可用于治疗六腑病证等，此即《难经·六十八难》所说的"井主心下满，荥主身热，俞主体重节痛，经主喘咳寒热，合主逆气而泄"的具体应用。另外，《灵枢·顺气一日分为四时》提出："病在脏者取之井；病变于色者取之荥；病时间时甚者取之输；病变于音者取之经；经满而血者，病在胃，及以饮食不节得病者，取之于合。"还有根据季节因时而刺的记载，如《难经·七十四难》指出："春刺井，夏刺荥，季夏刺俞，秋刺经，冬刺合。"

（1）井穴主治 《素问·缪刺论》云："邪客于皮毛，入舍于孙络，留而不去，闭塞不通，不得入于经，流溢于大络，而生奇病也。夫邪客于大络者，左注右，右注左，上下左右与经相干，而布于四末，其气无常处，不入于经俞。"因此，当络脉有病时，当取布于四末之井穴治疗。《针灸大成·十二经井穴》就是根据缪刺论，将十二井穴之主病进行了归纳。其云："人病膨胀、喘咳、缺盆痛、心烦、掌热、肩背疼、咽痛喉肿，斯乃以脉循上膈肺中，横过腋关，穿过尺泽入少商，故邪客于手太阴之络而生是病，可刺手太阴肺经井穴少商也……"一个络脉有病可刺一个井穴，几个络脉同时发病时，可刺几个井穴。如《针灸大成·足太阴井》云"人病尸厥暴死，脉犹如常人而动。然阴盛于上，则邪气重上，而邪气逆，阳气乱，五络闭塞，结而不通，故状若尸厥。身脉动，不知人事，邪客手足少阴、太阴，足阳明络，比五络，命所关。可初刺足太阴脾隐白，二刺足少阴肾涌泉，三刺足阳明胃厉兑，四刺手太阴肺少商，五刺手少阴心少冲，五井穴各二分，左右皆六阴数，不愈，刺冲门；不愈，以竹管吹两耳，以指掩管口，勿泄气……甚者灸维会三壮"等。其他井穴治疗可见《针灸大成·卷五》。

（2）输穴治脏病，合穴治腑病　如《素问·咳论》中说："治脏病者，治其输；治腑病者，治其合。"

（3）原穴治五脏病及六腑病　如《灵枢·九针十二原》说："五脏有疾，当取十二原。""凡此十二原者，主治五脏六腑之有疾也。"

（4）主治不同季节之疾病　古人认为，不同季节可选用不同腧穴，故有"春夏取井荥，秋冬取经合"之说，关于它的道理，也有不同解释。一是从阳气的深浅解释，如《难经·七十难》说："春夏刺浅，秋冬刺深。""春夏者阳气在上，人气亦在上，故当浅刺。秋冬者阳气在下，人气也在下，故当深刺。"另一种是从疾病的部位解释，《难经·七十四难》云："春刺井者，邪在肝；夏刺荥者，邪在心；季夏刺输者，邪在脾；秋刺经者，邪在肺；冬刺合者，邪在肾。"并解释说"五脏一病，则有五也，假令肝病，色青者肝也，臊臭者肝也，喜酸者肝也，喜呼者肝也，喜泣者肝也，其病众多不可尽言也"，还提出"针之要妙，在于秋毫者也"。现在多数人认为应当结合症状，结合四时气候，配合井、荥、输、经、合灵活运用，不必春夏一定刺井荥，秋冬一定刺经合。

（二）作用

1. 本经补泻

根据脏腑、经络病候辨其虚实。如肺病可取本经经穴，辨虚实而直接补泻；亦可取本经五输穴，采用"虚则补其母穴，实则泻其子穴"的方法进行选穴。

2. 异经补泻

依照五行生克乘侮的关系于他经取穴，多用于继发病或脏器关系失调。临床上常用"补母泻子"的方法，其中又包括用生我、我生的经穴补泻和用克我、我克的经穴补泻两种。

3. 远治作用

根据"四肢以分经为主""脉所过，主治所及"的理论，阅历代针灸效方，多数是取五输穴以治疗头、颈、胸、背、腰、腹以及内脏病变的，如在古今临床上广为应用的"四总穴"就是绝好的例证。

4. 经病、络病皆治

《内经》指出，络病者用缪刺，经病者用巨刺，其法多用五输穴，病左刺右，病右刺左，如阳明火盛，而见口唇糜烂，左上齿疼痛，可泻右侧解溪穴。

5. 五输穴的用法

（1）脏腑表里经配合应用　具体分为表里单经独用和表里配合两种。如《灵枢·厥病》记载的"胃心痛，取之大都、太白"是表经病取里经穴，表里单经独取之法。又如《灵枢·五邪》云："邪在肾，则病骨痛、阴痹。阴痹者按之而不得，腹胀腰痛，大便难，肩背颈项痛，时眩，取之涌泉、昆仑。"此为脏腑表里经配合应用之法。

（2）手足同名经配穴法　如太阳头痛，取手太阳小肠经的后溪、前谷，配足太阳经的昆仑、京骨疗效很好。

（3）灵活变通的配穴法　根据多经同病或气血逆乱的复杂病变而采用的配穴法。如十二井穴治疗中风闭证，或热厥、气厥、小儿惊厥，共用十二经穴。

（4）按照主治特点配穴　如《难经·六十八难》谓"井主心下满，荥主身热，输主体重节痛，经主喘咳寒热，合主逆气而泻"取穴，或按照季节，或按照五行属性或按照脏腑经络病变而取穴。

（5）按时开穴　按时开穴即按照子午流注的时间开合取穴，取"天人相合"之理，结合人身经气运行的节律——时间条件，取经气当盛的开穴时辰施治。

（6）泻火补水法　《难经·七十五难》根据五行生克关系，指出对肝实肺虚之证要用泻心火、补肾水的方法治疗。其意在于泻火能抑木，可夺肝之实，减少其克金之力。水为肝之子，补水可制心火，使火不刑金，济金以资肺之虚。

（7）泻井刺荥法　实热证需要刺井穴时，可根据"实则泻其子"的原则，以荥穴代井。《难经·七十三难》云："诸井者，肌肉浅薄……刺之奈何？然：诸井者木也，荥者火也，火者木之子，当刺井者，以荥泻之。"因此有"泻井须泻荥、补井当补合"之说。

井荥输原经合歌

少商鱼际与太渊，经渠尺泽肺相连，
商阳二三间合谷，阳溪曲池大肠牵。

隐白大都太白脾，商丘阴陵泉要知，

历兑内庭陷谷胃，冲阳解溪三里随。

少冲少府属于心，神门灵道少海寻，

少泽前谷后溪腕，阳谷小海小肠经。

涌泉然谷与太溪，复溜阴谷肾所宜，

至阴通谷来京骨，昆仑委中膀胱知。

中冲劳宫心包络，大陵间使传曲泽，

关冲液门中渚焦，阳池支沟天井索。

大敦行间太冲看，中封曲泉属于肝，

窍阴侠溪临泣胆，丘墟阳辅阳陵泉。

（三）案例

脾经荥、输穴治疗急性腹痛

王某，女，28 岁。自诉 1 日前喝完冷饮后出现阵发性腹痛，以脐周疼痛明显，伴恶心呕吐，痛苦面容。查体发现腹软，中腹部有压痛，无反跳痛，肝脾未触及，舌淡苔薄白，脉沉紧。既往有慢性浅表性胃炎。

取穴：大都^{双侧}，太白^{双侧}。

操作方法：常规消毒后，采用 0.30mm×40mm 毫针沿骨边缘平刺入大都和太白穴，行捻转泻法 1～2 分钟，得气后，留针 20 分钟，中间行针两次。

按语：患者既往患有胃病史，现食用寒凉食物后出现腹痛，病位在脾胃，为脏腑病变。《灵枢》记载："病在阴之阴者，刺阴之荥输。"在人体，五脏为阴，六腑为阳，病在五脏者，可取阴经的荥穴和输穴，故本病取脾经的荥穴大都和输穴治疗，一次即愈。

二、八会穴及其作用

（一）概述

"会"有会合、会聚之意。八会穴是指脏、腑、气、血、筋、脉、骨、髓等精气所会聚腧穴。八会穴首载于《难经·四十五难》。云："腑会太仓（中脘），脏会季胁（章门），筋会阳陵泉，髓会绝骨，血会膈俞，骨会大杼，脉会太渊，气会三焦外一筋直两乳内（膻中）也。"

八会穴与其所属的 8 种脏器组织的生理功能有着密切关系。如章门为脏之会穴，因五脏皆禀于脾，为脾之募穴也。中脘为腑之会穴，因六腑皆禀于胃，为胃之募穴也。膻中为气之会穴，因其为宗气之所聚，为心包之募穴也。膈俞为血之会穴，因其位于心肝俞穴之间，心主血，肝藏血故也。大杼为骨之会穴，因其近于椎骨（柱骨之根）故也。阳陵泉为筋之会穴，因其位于膝下，膝为筋之府也。太渊为脉之会穴，因其为手太阴经之原，居于寸口。绝骨为髓之会穴，因其属于胆经，胆主骨所生病，骨生髓故也。八会穴见表9-9。

表9-9　八会穴

八会	穴名	经属
脏会	章门	脾经募穴
腑会	中脘	胃经募穴
气会	膻中	心包经募穴
血会	膈俞	膀胱经穴
筋会	阳陵泉	胆经合穴
脉会	太渊	肺经输穴
骨会	大杼	膀胱经穴
髓会	绝骨	胆经穴

（二）作用

1. 治疗脏腑疾病

因八会穴与其所属的8种脏器组织的生理功能有着密切关系，故在临床应用时，凡是与脏、腑、气、血、筋、脉、骨、髓这八者有关的病变，都可以取其聚会的腧穴进行治疗。

2. 治疗热病

《难经·四十五难》指出，"热病在内者，取其会之气穴也"，故八会穴还能治疗热病。

八会穴歌

腑会中脘脏章门，髓会绝骨筋阳陵。

血会膈俞骨大杼，脉太渊气膻中存。

（三）案例

悬钟穴治疗偏头痛

李某，男，50岁。自诉经常右侧疼痛，有沉重感，头眩，视物不清。针后头痛减轻，次日头痛痊愈。

取穴：悬钟右侧。

操作方法：常规消毒，针刺悬钟穴后，平补平泻，留针30分钟。

按语：《针灸甲乙经》云："足少阳胆经起于目内眦，上抵头角，下耳后，循颈行手少阳之前……"经脉所过，主治所及。悬钟为胆经上的穴位，故可治疗胆经所循行部位的病证，如偏头痛、颈项痛等。此外，悬钟穴之经气至达循胸过季胁，下会髀厌中，所以对肝郁气滞之两胁胀痛、腰痛、急性腰扭伤也有一定疗效。八会穴之髓会为绝骨（即悬钟穴），故曰髓病治此，故此穴对于脑髓病变有独特的疗效。

第五节　八脉交会穴与交会穴

一、八脉交会穴及其作用

（一）概述

1. 八脉交会穴的内涵

八脉交会又称八法交会、八法交会八脉、八脉交会八法，八法交会八穴等。其中有八脉、八穴、八法、交会等字样。

（1）八脉　是奇经八脉，即任脉、督脉、带脉、冲脉、阴维脉、阳维脉、阴跷脉、阳跷脉。

（2）八穴　在十二经手足部位有八个腧穴，分别代表八个奇经，古人认为此八穴分别与此八脉相同。

（3）八法　此八穴（八脉）又与八卦、九宫相配合，而用于灵龟八法、飞腾八法等。

（4）交会　古人认为，奇经八脉可分成四组，每组的两条经脉又在一定部位交会（合于一定部位）。

因此，代表奇经八脉与十二正经脉气相通，又与八卦、九宫相配的八个腧穴，称为八脉交会穴，它们均分布在肘膝以下。八脉交会穴是金元时期窦汉卿得于山人宋子华之手，乃"少室隐者"之所传。因窦氏善用此法而声誉倍增，故又称"窦氏八会"。八脉交会穴是根据奇经八脉与十二经脉的联系而运用的。《医学入门》云："八法者，奇经八穴为要，乃十二经之大会也。"又说"周身三百六十穴统于手足六十六穴，六十六穴又统于八穴"，其说明八穴之精义所在，它是特定穴的重要组成部分。

2. 八脉交会穴的内容及相配

八脉交会穴即内关、外关、列缺、后溪、申脉、照海、公孙、足临泣，上肢四个穴，下肢四个穴，奇经八脉与十二正经的八穴相互交会的关系是公孙通过足太阴脾经入腹会于关元，与冲脉相通；内关通过手厥阴心包经起于胸中，与阴维脉相通；外关通过手少阳三焦经上肩循天髎，与阳维脉相通；临泣通过足少阳胆经过季胁，与带脉相通；申脉通过足太阳膀胱经，与阳跷脉相通；后溪通过手太阳小肠经交肩会于大椎，与督脉相通；照海通过足少阴肾经循阴股入腹达胸，与阴跷脉相通；列缺通过手太阴肺经循喉咙，与任脉相通。八脉交会穴见表9－10。

表9－10　八脉交会穴

经属	八穴	通八脉	会合部位
足太阴	公孙	冲脉	胃、心、胸
足厥阴	内关	阴维	
手少阳	外关	阳维	目外眦、颊、颈、耳后、肩
足少阳	足临泣	带脉	
手太阳	后溪	督脉	目内眦、项、耳、肩胛
足太阳	申脉	阳跷	
手太阴	列缺	任脉	胸、肺、膈、喉咙
足少阴	照海	阴跷	

（二）作用

八脉交会穴自宋朝以来，应用较广，治疗范围也较多。

1. 主治交会部位疾病

由于奇经八脉与十二正经的经气以八穴相会通，所以此八穴既能治奇经病，又能治正经病。如公孙通冲脉，既能治足太阴脾经病，又能治冲脉病；内关通阴维脉，既能治手厥阴心包经病，又能治阴维脉病。阴维和冲脉在心、胸、胃处交会，故内关与公孙就可以主治心、胸、胃部疾病。

临床上常将八脉交会穴采用上下配穴法，分为四组配合应用。如胸腹胀满、脘痛等症，可取内关与公孙，因阴维通于内关，冲脉通于公孙，阴维与冲脉合于心、胸、胃之故。又如后溪配申脉可治内眼角、耳、项、肩胛部病及发热恶寒等表证，外关配足临泣可治疗外眼角、耳、颊、颈、肩部病及寒热往来证，列缺配照海可治喉咙、胸膈、肺病和阴虚内热等。

2. 以八穴为主，配合其他穴，治疗八组疾病

《针灸聚英》将此称为"窦氏八穴"，高武在《针灸聚英·卷二》中称，在每个穴之后最少列二十四证，最多列出三十一证，共八段，如《针灸聚英·公孙穴下》云："足太阴脾，通冲脉，合于心胸，主治二十七证。九种心痛，心、胃；痰膈涎闷，心、胸；脐腹痛胀，三焦、胃；胁肋疼痛，心、脾；产后血迷，心主；气隔食不下，小肠、胃；泄泻不止，大肠、胃；疟气疼痛，心、胃；里急后重，大肠；伤寒结胸，小肠、心；水隔酒痰，肝、胃；中满不快，反胃呕吐，胃；腹胁胀满疼痛，脾、胃；肠风下血，大肠、包络；脱肛不收（大人、小儿），大肠、肺；气膈，心、肺；食膈不下，胃、脾；食积疼痛，胃、脾；癖气、小儿食癖，小肠、心主；儿枕痛，小肠、三焦；酒癖，胃、三焦；腹鸣，小肠、胃；血刺痛，肝、脾；小儿脾泻，脾、肾；泄泻腹痛，大肠、胃；胸中刺痛，心；疟疾心痛，心包络。右（上）病公孙悉主之先取公孙，后取内关。"之后又云："右（上）法先刺主证之穴，随病左右上下所在取之，仍循扪导引，按法祛除，如病未已，必求合穴，未已则求之，须要停针待气，使上下相接，快然无其所苦，而后出针。"最后高武说：按此八穴，治法溥博，亦许学士所谓广络原野，冀获一免者也。

《针灸大成》则将八穴以图表示位置，称为"八脉图并证治穴"，每穴之主治以西江月概述之，在《针灸大全》基础上加以发展，进行归纳。以《西江月》概括其主病之后，先介绍"徐氏"对每症之配穴，又加上自己的经验补充。

附：《针灸大成》八脉图并证治穴

1. 冲脉

【考穴】公孙二穴，脾经。足大趾内侧，本节后一寸陷中，举足，两足掌相对取之。针一寸，主心腹五脏病，与内关主客相应。

【治病】

（1）西江月词

九种心疼延闷，结胸翻胃难停，酒食积聚胃肠鸣，水食气疾膈病。

脐痛腹疼胁胀，肠风疟疾心疼，胎衣不下血迷心，泄泻公孙立应。

（2）徐氏治症用穴

凡治后症，必先取公孙为主，次取各穴应之。

九种心疼，一切冷气：大陵、中脘、隐白。

痰膈涎闷，胸中隐痛：劳宫、膻中、间使。

气膈五噎，饮食不下：膻中、三里、太白。

脐腹胀满，食不消化：天枢、水分、内庭。

胁肋下痛，起止艰难：支沟、章门、阳陵泉。

泄泻不止，里急后重：下脘、天枢、照海。

胸中刺痛，隐隐不乐：内关、大陵、彧中。

两胁胀满，气攻疼痛：绝骨、章门、阳陵泉。

中满不快，翻胃吐食：中脘、太白、中魁。

胃脘停痰，口吐清水：巨阙、中脘、厉兑。

胃脘停食，疼刺不已：中脘、三里、解溪。

呕吐痰涎，眩晕不已：膻中、中魁、丰隆。

心疟，令人心内怔忡：神门、心俞、百劳。

脾疟，令人怕寒腹痛：商丘、脾俞、三里。

肝疟，令人气色苍白，恶寒发热：中封、肝俞、绝骨。

肺疟，令人心寒怕惊：列缺、肺俞、合谷。

肾疟，令人洒热，腰脊强痛：大钟、肾俞、申脉。

疟疾大热不退：间使、百劳、绝骨。

疟疾先寒后热：后溪、曲池、劳宫。

疟疾先热后寒：曲池、百劳、绝骨。

疟疾心胸疼痛：内关、上脘、大陵。

疟疾头痛眩晕，吐痰不已：合谷、中脘、列缺。

疟疾骨节酸痛：魄户、百劳、然谷。

疟疾口渴不已：关冲、人中、间使。

胃疟，令人善饥，不能食：厉兑、胃俞、大都。

胆疟，令人恶寒怕惊，睡卧不安：临泣、胆俞、期门。

黄疸，四肢俱肿，汗出染衣：至阳、百劳、腕骨、中脘、三里。

黄疸，遍身皮肤、面目、小便俱黄：脾俞、隐白、百劳、至阳、三里、腕骨。

谷疸，食毕则心眩，心中怫郁，遍体发黄：胃俞、内庭、至阳、三里、腕骨、阴谷。

酒疸，身目俱黄，心中懊痛，面发赤斑，小便赤黄：胆俞、至阳、委中、腕骨。

女劳疸，身目俱黄，发热恶寒，小便不利：关元、肾俞、至阳、然谷。

(3) 杨氏补充治证用穴

月事不调：关元、气海、天枢、三阴交。

胸中满痛：劳宫、通里、大陵、膻中。

痰热结胸：列缺、大陵、涌泉。

四肢风痛：曲池、风市、外关、阳陵泉、三阴交、手三里。

咽喉闭塞：少商、风池、照海、颊车。

2. 阴维脉

【考穴】内关二穴，心包经。去掌二寸两筋间，紧握拳取之。针一寸二分，主心、胆、脾、胃之病，与公孙二穴，主客相应。

【治病】

（1）西江月词

中满心胸痞胀，肠鸣泄泻脱肛，食难下膈酒来伤，积块坚横胁抢。

妇女胁疼心痛，结胸里急难当，伤寒不解结胸膛，疟疾内关独当。

（2）徐氏治症用穴

凡治后症，必先取内关为主，次取各穴应之。

中满不快，胃脘伤寒：中脘、大陵、三里、膻中。

中焦痞满，两胁刺痛：支沟、章门、膻中。

脾胃虚冷，呕吐不已：内庭、中脘、气海、公孙。

脾胃气虚，心腹胀满：太白、三里、气海、水分。

胁肋下疼，心脘刺痛：气海、行间、阳陵泉。

痞块不散，心中闷痛：大陵、中脘、三阴交。

食症不散，人渐羸瘦：腕骨、脾俞、公孙。

食积血瘕，腹中隐痛：胃俞、行间、气海。

五积气块，血积血澼：膈俞、肝俞、大敦、照海。

脏腑虚冷，两胁疼痛：支沟、通里、章门、阳陵泉。

风壅气滞，心腹刺痛：风门、膻中、劳宫、三里。

大肠虚冷，脱肛不收：百会、命门、长强、承山。

大便艰难，用力脱肛：照海、百会、支沟。

脏毒肿痛，便血不止：承山、肝俞、膈俞、长强。

五种痔疾，攻痛不已：合阳、长强、承山。

五痫等症，口中吐沫：后溪、神门、心俞、鬼眼。

心性呆痴，悲泣不已：通里、后溪、神门、大钟。

心惊发狂，不识亲疏：少冲、心俞、中脘、十宣。

心气虚损，或歌或笑：灵道、心俞、通里。

心中惊悸，言语错乱：少海、少府、心俞、后溪。

心中虚惕，神思不安：乳根、通里、胆俞、心俞。

心惊中风，不省人事：中冲、百会、大敦。

心脏诸虚，怔忡惊悸：阴郄、心俞、通里。

心虚胆寒，四体颤掉：胆俞、通里、临泣。

3. 督脉

【考穴】后溪二穴，小肠经。小指本节后外侧骨缝中，紧握拳尖上。针一寸，主头面项颈病，与申脉主客相应。

【治病】

（1）西江月词

手足拘挛战掉，中风不语痫癫，头痛眼肿泪涟涟，腿膝背腰痛遍。

项强伤寒不解，牙齿腮肿喉咽，手麻足麻破伤牵，盗汗后溪先砭。

（2）徐氏治症用穴

凡治后症，必先取后溪为主，次取各穴应之。

手足挛急，屈伸艰难：三里、曲池、尺泽、合谷、行间、阳陵泉。

手足俱颤，不能行步握物：阳溪、曲池、腕骨、太冲、绝骨、公孙、阳陵泉。

颈项强痛，不能回顾：承浆、风池、风府。

两腮颊痛红肿：大迎、颊车、合谷。

咽喉闭塞，水粒不下：天突、商阳、照海、十宣。

双蛾风，喉闭不通：少商、金津、玉液、十宣。

单蛾风，喉中肿痛：关冲、天突、合谷。

偏正头风及两额角痛：列缺、合谷、太阳紫脉、头临泣、丝竹空。

两眉角痛不已：攒竹、阳白、印堂、合谷、头维。

头目昏沉，太阳痛：合谷、太阳紫脉、头维。

头项拘急，引肩背痛：承浆、百会、肩井、中渚。

醉头风，呕吐不止，恶闻人言：涌泉、列缺、百劳、合谷。

眼赤肿，冲风泪下不已：攒竹、合谷、小骨空、临泣。

破伤风，因他事搐发、浑身发热颠强：大敦、合谷、行间、十宣、太阳紫脉（宜锋针出血）。

（3）杨氏补充治证用穴

咳嗽寒痰：列缺、涌泉、申脉、肺俞、天突、丝竹空。

头目眩晕：风池、命门、合谷。

头项强硬：承浆、风府、风池、合谷。

牙齿疼痛：列缺、人中、颊车、吕细、太渊、合谷。

耳不闻声：听会、商阳、少冲、中冲。

破伤风症：承浆、合谷、八邪、后溪、外关、四关。

4. 阳跷脉

【考穴】申脉二穴，膀胱经。足外踝下陷中，赤白肉际，直立取之。针一寸，主四肢风邪及痈毒病，与后溪主客相应。

【治病】

(1) 西江月词

腰背屈强腿肿，恶风自汗头痛，雷头赤目痛眉棱，手足麻挛臂冷。

吹乳耳聋鼻衄，痫癫肢节烦憎，遍身肿满汗头淋，申脉先针有应。

(2) 徐氏治症用穴

凡治后症，必先取申脉为主，次取各穴应之。

腰背强不可俯仰：腰俞、膏肓、委中（刺紫脉出血）。

肢节烦痛，牵引腰脚疼：肩髃、曲池、昆仑、阳陵泉。

中风不省人事：中冲、百会、大敦、印堂、合谷。

中风不语：少商、前顶、人中、膻中、合谷、哑门。

中风半身瘫痪：手三里、腕骨、合谷、绝骨、行间、风市、三阴交。

中风偏枯，疼痛无时：绝骨、太渊、曲池、肩髃、三里、昆仑。

中风四肢麻痹不仁：肘髎、上廉、鱼际、风市、膝关、三阴交。

中风手足瘙痒，不能握物：臑会、腕骨、合谷、行间、风市、阳陵泉。

中风口眼㖞斜，牵连不已：人中、合谷、太渊、十宣、瞳子髎、颊车（此穴针入一分，沿皮向下透地仓穴。左泻右，右泻左，灸可二七壮）。

中风角弓反张，眼目盲视：百会、百劳、合谷、曲池、行间、十宣、阳陵泉。

中风口噤不开，言语謇涩：地仓（宜针透）、颊车、人中、合谷。

腰脊项背疼痛：肾俞、人中、肩井、委中。

腰痛，起止艰难：然谷、膏肓、委中、肾俞。

足背生毒，名曰发背：内庭、侠溪、行间、委中。

手背生毒，名附筋发背：液门、中渚、合谷、外关。

手臂背生毒，名曰附骨疽：天府、曲池、委中。

(3) 杨氏补充治证用穴

背胛生痈：委中、侠溪、十宣、曲池、液门、内关、外关。

遍体疼痛：太渊、三里、曲池。

鬓髭发毒：太阳、申脉、太溪、合谷、外关。

项脑攻疮：百劳、合谷、申脉、强间、委中。

头痛难低：申脉、金门、承浆。

颈项难转：后溪、合谷、承浆。

5. 带脉

【考穴】临泣二穴，胆经。足小趾次趾外侧，本节中筋骨缝内，去一寸是。针五分，放水随皮过一寸，主四肢病，与外关主客相应。

【治病】

（1）西江月词

手足中风不举，痛麻发热拘挛，头风痛肿项腮连，眼肿赤疼头旋。

齿痛耳聋咽肿，浮风瘙痒筋牵，腿疼胁胀肋肢偏，临泣针时有验。

（2）徐氏治症用穴

凡治后症，必先取临泣为主，次取各穴应之。

足跗肿痛，久不能消：行间、申脉。

手足麻痹，不知痒痛：太冲、曲池、大陵、合谷、三里、中渚。

两足颤掉，不能移步：太冲、昆仑、阳陵泉。

两手颤掉，不能握物：曲泽、腕骨、合谷、中渚。

足趾拘挛，筋紧不开：足十趾节、握拳指尖（小麦炷，灸五壮）、丘墟、公孙、阳陵泉。

手指拘挛，伸缩疼痛：手十指节、握拳指尖（小麦炷，灸五壮）、尺泽、阳溪、中渚、五虎。

足底发热，名曰湿热：涌泉、京骨、合谷。足外踝红肿，名曰穿踝风：昆仑、丘墟、照海。

足跗发热，五指节痛：冲阳、侠溪、足十宣。

两手发热，五指疼痛：阳池、液门、合谷。

两膝红肿疼痛，名曰鹤膝风：膝关、行间、风市、阳陵泉。

手腕起骨痛，名曰绕踝风：太渊、腕骨、大陵。

腰胯疼痛，名曰寒疝：五枢、委中、三阴交。

腿胯疼痛，名曰腿叉风：环跳、委中、阳陵泉。

白虎历节风疼痛：肩井、三里、曲池、委中、合谷、行间、天应（遇痛处针，强针出血）。

走注风游走，四肢疼痛：天应、曲池、三里、委中。

浮风，浑身瘙痒：百会、百劳、命门、太阳紫脉、风市、绝骨、水分、气海、血海、委中、曲池。

头项红肿强痛：承浆、风池、肩井、风府。

肾虚腰痛，行动艰难：肾俞、脊中、委中。

闪挫腰痛，起止艰难：脊中、腰俞、肾俞、委中。

虚损湿滞腰痛，行动无力：脊中、腰俞、肾俞、委中。

诸虚百损，四肢无力：百劳、心俞、三里、关元、膏肓。

胁下肝积，气块刺痛：章门、支沟、中脘、大陵、阳陵泉。

（3）杨氏补充治证用穴

手足拘挛：中渚、尺泽、绝骨、八邪、阳溪、阳陵泉。

四肢走注：三里、委中、命门、天应、曲池、外关。

膝胫酸痛：行间、绝骨、太冲、膝眼、三里、阳陵泉。

腿寒痹痛：四关、绝骨、风市、环跳、三阴交。

臂冷痹痛：肩井、曲池、外关、三里。

百节酸痛：魂门、绝骨、命门、外关。

6. 阳维脉

【考穴】外关二穴，三焦经。掌背去腕二寸，骨缝两筋陷中，伏手取之。针一寸二分，主风寒经络皮肤病，与临泣主客相应。

【治病】

（1）西江月词

肢节肿疼膝冷，四肢不遂头风，背胯内外骨筋攻，头项眉棱皆痛。

手足热麻盗汗，破伤眼肿睛红，伤寒自汗表烘烘，独会外关为重。

（2）徐氏治症用穴

凡治后症，必先取外关为主，次取各穴应之。

臂膊红肿，肢节疼痛：肘髎、肩髃、腕骨。

足内踝红肿痛，名曰绕踝风：太溪、丘墟、临泣、昆仑。

手指节痛，不能伸屈：阳谷、五虎、腕骨、合谷。

足趾节痛，不能行步：内庭、太冲、昆仑。

五脏结热，吐血不已，取五脏俞穴，并血会治之：心俞、肺俞、脾俞、肝俞、肾俞、膈俞。

六腑结热，血妄行不已，取六腑俞，并血会治之：胆俞、胃俞、小肠俞、大肠俞、膀胱俞、三焦俞、膈俞。

鼻衄不止，名血妄行：少泽、心俞、膈俞、涌泉。

吐血昏晕，不省人事：肝俞、膈俞、通里、大敦。

虚损气逆，吐血不已：膏肓、膈俞、丹田、肝俞。

吐血衄血，阳乘于阴，血热妄行：中冲、肝俞、膈俞、三里、三阴交。

血寒亦吐，阴乘于阳，名心肺二经呕血：少商、心俞、神门、肺俞、膈俞、三阴交。

舌强难言及生白苔：关冲、中冲、承浆、聚泉。

重舌肿胀，热极难言：十宣、海泉、金津、玉液。

口内生疮，名枯槽风：兑端、支沟、承浆、十宣。

舌吐不收，名曰阳强：涌泉、兑端、少冲、神门。

舌缩难言，名曰阴强：心俞、膻中、海泉。

唇吻裂破，血出干痛：承浆、少商、关冲。

项生瘰疬、绕颈起核，名曰蟠蛇疬：天井、风池、肘尖、缺盆、十宣。

瘰疬延生胸前，连腋下者，名曰瓜藤疬：肩井、膻中、大陵、支沟、阳陵泉。

左耳根肿核者，名曰惠袋疬：翳风、后溪、肘尖。

右耳根肿核者，名曰蜂窝疬：翳风、颊车、后溪、合谷。

耳根红肿痛：合谷、翳风、颊车。

颈项红肿不消，名曰项疽：风府、肩井、承浆。

目生翳膜，隐涩难开：睛明、合谷、肝俞、鱼尾。

风沿烂眼，迎风冷泪：攒竹、丝竹、二间、小骨空。

目风肿痛，胬肉攀睛：和髎、睛明、攒竹、肝俞、委中、合谷、肘尖、照海、列缺、十宣。

牙齿两颔肿痛：人中、合谷、吕细。

上片牙痛及牙关不开：太渊、颊车、合谷、吕细。

下片牙疼及颊项红肿痛：阳溪、承浆、颊车、太溪。

耳聋，气痞疼痛：听会、肾俞、三里、翳风。

耳内或鸣或痒或痛：客主人、合谷、听会。

雷头风晕，呕吐痰涎：百会、中脘、太渊、风门。

肾虚头痛，头重不举：肾俞、百会、太溪、列缺。

痰厥头晕，头目昏沉：大敦、肝俞、百会。

头顶痛，名曰正头风：上星、百会、脑空、涌泉、合谷。

目暴赤肿疼痛：攒竹、合谷、迎香。

（3）杨氏补充治证用穴

中风拘挛：中渚、阳池、曲池、八邪。

7. 任脉

【考穴】列缺二穴，肺经。手腕内侧一寸五分，手交叉沿指尽处骨间是。针八分，主心腹胁肋五脏病，与照海主客相应。

【治病】

（1）西江月词

痔疟便肿泻痢，唾红溺血咳痰，牙疼喉肿小便难，心胸腹疼噎咽。

产后发强不语，腰痛血疾脐寒，死胎不下膈中寒，列缺乳痈多散。

（2）徐氏治症用穴

凡治后症，必先取列缺为主，次取各穴应之。

鼻流涕臭，名曰鼻渊：曲差、上星、百会、风门、迎香。

鼻生息肉，闭塞不通：印堂、迎香、上星、风门。

伤风面赤，发热头痛：通里、曲池、绝骨、合谷。

伤风感寒，咳嗽咳满：膻中、风门、合谷、风府。

伤风，四肢烦热头痛：经渠、曲池、合谷、委中。

腹中肠痛，下利不已：内庭、天枢、三阴交。

赤白痢疾，腹中冷痛：水道、气海、外陵、天枢、三阴交、三里。

胸前两乳红肿痛：少泽、大陵、膻中。

乳痈肿痛，小儿吹乳：中府、膻中、少泽、大敦。

腹中寒痛，泄泻不止：天枢、中脘、关元、三阴交。

妇血积痛，败血不止：肝俞、肾俞、膈俞、三阴交。

咳嗽寒痰，胸膈闭痛：肺俞、膻中、三里。

久嗽不愈，咳唾血痰：风门、太渊、膻中。

哮喘气促，痰气壅盛：丰隆、俞府、膻中、三里。

吼喘胸膈急痛：彧中、天突、肺俞、三里。

吼喘气满，肺胀不得卧：俞府、风门、太渊、中府、三里、膻中。

鼻塞不知香臭：迎香、上星、风门。

鼻流清涕、腠理不密，喷嚏不止：神庭、肺俞、太渊、三里。

妇人血沥，乳汁不通：少泽、大陵、膻中、关冲。

乳头生疮，名曰妒乳：乳根、少泽、肩井、膻中。

胸中噎塞痛：大陵、内关、膻中、三里。

五瘿等症。项瘿之症有五：一曰石瘿，如石之硬；二曰气瘿，如绵之软；三曰血瘿，如赤脉细丝；四曰筋瘿，乃无骨；五曰肉瘿，如袋之状，此乃五瘿之形也。扶突、天突、天窗、缺盆、俞府、膺俞（喉上）、膻中、合谷、十宣（出血）。

口内生疮，臭秽不可近：十宣、人中、金津、玉液、承浆、合谷。

三焦极热，舌上生疮：关冲、外关、人中、迎香、金津、玉液、地仓。

口气冲人，臭不可近：少冲、通里、人中、十宣、金津、玉液。

冒暑大热，霍乱吐泻：委中、百劳、中脘、曲池、十宣、三里、合谷。

中暑自热，小便不利：阴谷、百劳、中脘、委中、气海、阴陵泉。

小儿急惊风，手足搐搦：印堂、百会、人中、中冲、大敦、太冲、合谷。

小儿慢脾风，目直视，手足搐，口吐沫：大敦、脾俞、百会、上星、人中。

消渴等症，三消其症不同，消脾、消中、消肾。《素问》云："胃府虚，食斗不能充饥；肾脏渴，饮百杯不能止渴；及房劳不称心意，此为三消也。"乃土燥承渴，不能克化，故成此病。人中、公孙、脾俞、中脘、关冲、照海（治饮不止渴）、太溪（治房不称心）、三里（治食不充饥）。

黑痧，腹痛头痛，发热恶寒，腰背强痛，不能睡卧：百劳、天府、委中、十宣。

白痧，腹痛吐泻，四肢厥冷，十指甲黑，不得睡卧：大陵、百劳、大敦、十宣。

黑白痧，头痛发汗，口渴，大肠泄泻，恶寒，四肢厥冷，不能睡卧，名曰绞肠痧，或肠鸣腹响：委中、膻中、百会、丹田、大敦、窍阴、十宣。

（3）杨氏补充治证用穴

血迷血晕：人中。

胸膈痞结：涌泉、少商、膻中、内关。

脐腹疼痛：膻中、大敦、中府、少泽、太渊、三阴交。

心中烦闷：阴陵、内关。

耳内蝉鸣：少冲、听会、中冲、商阳。

鼻流浊污：上星、内关、列缺、曲池、合谷。

伤寒发热：曲差、内关、列缺、经渠、合谷。

8. 阴跷脉

【考穴】照海二穴，肾经。足内踝下陷中，令人稳坐，两足底相合取之。针一寸二分，主脏腑病，与列缺主客相应。

【治病】

（1）西江月词

喉塞小便淋涩，膀胱气痛肠鸣，食黄酒积腹脐并，呕泻胃翻便紧。

难产昏迷积块，肠风下血常频，膈中快气气核侵，照海有功必定。

（2）徐氏治症用穴

凡治后症，必先取照海为主，次取各穴应之。

小便淋涩不通：阴陵泉、三阴交、关冲、合谷。

小腹冷痛，小便频数：气海、关元、肾俞、三阴交。

膀胱七疝、奔豚等症：大敦、阑门、丹田、三阴交、涌泉、章门、大陵。

偏坠水肾，肿大如升：大敦、曲泉、然谷、三阴交、归来、阑门、膀胱俞、肾俞（横纹可灸七壮）。

乳弦疝气，发时冲心痛：带脉、涌泉、太溪、大敦。

小便淋血不止，阴器痛：阴谷、涌泉、三阴交。

遗精白浊，小便频数：关元、白环俞、太溪、三阴交。

夜梦鬼交，遗精不禁：中极、膏肓、心俞、然谷、肾俞。

妇人难产，子掬母心不能下，胎衣不去：巨阙、合谷、三阴交、至阴（灸效）。

女人大便不通：申脉、阴陵泉、三阴交、太溪。

妇人产后脐腹痛，恶露不已：水分、关元、膏肓、三阴交。

妇人脾气、血蛊、水蛊、气蛊、石蛊：膻中、水分（治水）、关元、气海、三里、行间（治血）、公孙（治气）、内庭（治石）、支沟、三阴交。

女人血分单腹气喘：下脘、膻中、气海、三里、行间。

女人血气劳倦，五心烦热，肢体皆痛，头目昏沉：肾俞、百会、膏肓、曲池、合谷、绝骨。

老人虚损，手足转筋，不能举动：承山、阳陵泉、临泣、太冲、尺泽、合谷。

霍乱吐泻，手足转筋：京骨、三里、承山、曲池、腕骨、尺泽、阳陵泉。

寒湿脚气，发热大痛：太冲、委中、三阴交。

肾虚脚气红肿，大热不退：气冲、太溪、公孙、三阴交、血海、委中。

干脚气，膝头并内踝及五指疼痛：膝关、昆仑、绝骨、委中、阳陵泉、三阴交。

浑身胀满，浮肿生水：气海、三里、曲池、合谷、内庭、行间、三阴交。

单腹蛊胀，气喘不息：膻中、气海、水分、三里、行间、三阴交。

心腹胀大如盆：中脘、膻中、水分、三阴交。

四肢、面目浮肿大不退：人中、合谷、三里、临泣、曲池、三阴交。

妇人虚损形瘦，赤白带下：百劳、肾俞、关元、三阴交。

女人子宫久冷，不受胎孕：中极、三阴交、子宫。

女人经水正行，头晕，小腹痛：阳交、内庭、合谷。

室女月水不调，脐腹痛疼：肾俞、三阴交、关元。

妇人产难，不能分娩：合谷、三阴交、独阴。

（3）杨氏补充治证用穴

气血两蛊：行间、关元、水分、公孙、气海、临泣。

五心烦热：内关、涌泉、十宣、大陵、合谷、四花。

气攻胸痛：通里、大陵。

心内怔忡：心俞、内关、神门。

咽喉闭塞：少商、风池、照海。

虚阳自脱：心俞、然谷、肾俞、中极、三阴交。

上八法，先刺主症之穴，随病左右上下所在，取诸应穴，仍循扪导引，按法祛除。如病未已，必求合穴，须要停针待气，使上下相接，快然无所苦，而后出针。或用艾灸亦可。在乎临时机变，不可专拘于针也。

八脉交会穴歌

公孙冲脉心胸胃，内关阴维下总同，

临泣胆经连带脉，阳维目锐外关逢。

后溪督脉内眦颈，申脉阳跻络亦通，

列缺任脉行肺系，阴跻照海隔喉咙。

（三）案例应用

1. 单穴治疗偏头痛

李某，男，30岁。主诉：左侧偏头痛数年，发作两小时。左侧偏头痛反复发作，近来发作尤其频繁，两小时前与人吵架复发，从左侧太阳穴至耳后呈弧线样闪电性刺痛，表情痛苦，舌红，苔薄白，脉弦紧。此乃病在肝胆，木火生风，上扰清阳所致。

取穴：列缺^{右侧}。

操作方法：取对侧列缺沿经斜刺，得气后，将针体向尺侧旋转，转至肌纤维缠针身，患者感觉疼痛而能忍受时，捏住针柄，勿使回转。5分钟后疼痛消失，将针逆转回位出针。一年后随访未复发。

按语：单穴取穴法是取八脉交会穴中之一穴，不配用其他穴位。适用于发病急，病变部位局部，如急性腰扭伤、偏头痛或四肢疼痛偏于一肢，只限于一经者。这种方法取穴精练，穴与病之针对性强，作用专一，取效极速，在临床具体运用上又有单侧取穴和双侧取穴之别，单侧取穴又有对侧、同侧取穴之异，但以选取对侧穴位为常用。

偏头痛一症多与肝胆风火上扰有关。列缺系八脉交会穴，手太阴肺经之络穴。在五行上肺属金，肝属木，针列缺有扶金抑木之意，同时列缺与任脉交通。任脉为"阴脉之海"，刺列缺能激发阴经之气，起到济阴涵阳、平火息风之效。《四总穴歌》有"头项寻列缺"之谓。用列缺治疗此病，一要取对侧穴位，二要旋转针体，使肌纤维缠绕针身，以提高疗效。

2. 上下配穴治疗腰腿痛

齐某，女，60岁。主诉：右侧腰腿痛两天。3年前不慎将腰扭伤，未治疗自行缓解。之后时常感右侧腰痛，昨日摔倒将腰部扭伤，右侧腰部剧痛，之后即感右侧腿痛，呈放电样自臀部沿腿后外侧向足跟放射。患者表情痛苦，腰不能直，右腿不能着地行走，检查腰3~腰5右侧明显压痛，右臀部环跳穴处压痛，直腿抬高试验（+），舌无明显变化，脉弦紧。

取穴：后溪^{左侧}、申脉^{右侧}。

操作方法：先针右侧申脉，得气后即出针。再取左侧后溪，得气后行提插捻转泻之，同时嘱患者右脚不断踩地。10分钟后疼痛完全消失。

按语：上下配穴法为窦氏所创之八穴四级阴阳配合之法。《针经指南》云："公孙二穴……合内关穴。""临泣二穴……亦合于外关。""后溪二穴……合申脉。""照海二穴……合列缺。"八穴两两相合，上下配合，合而攻之，疗效显著。临床应用中又分两种取穴方法：①上下左右并用法：上下相配的两个腧穴左右均取，四肢各一，呈四方围攻之势，病必除矣，用于头、胸、腹部急性发作的病痛。②左右对应交叉法：上下相配的一组腧穴，每个腧穴只取一侧，呈交叉对应取穴。如胃脘痛，左侧内关与右侧公孙相配，或右侧内关与左侧公孙相配，多用于慢性顽固性疾病。本病诊断为右侧坐骨神经痛。按"左右对应交叉法"取左侧后溪、右侧申脉针之。后溪为手太阳小肠经输穴、八脉交会穴通于督脉，"输主体重节痛，督脉为病、脊强反折"。申脉通阳跻脉，《八脉八穴治症歌》云：腰背屈强、腿肿、肢节疼痛，申脉先针有应。

3. 灵龟八法推算八脉交会穴治疗牙痛

孙某，女，45岁。主诉：右侧牙痛1小时。患者近来因工作忙、着急上火而牙痛，自服去痛片后疼痛缓解，1小时前牙痛复发，越来越重。患者痛苦呻吟，以手捂腮，左腮肿胀，右上牙牙龈红肿，舌红苔薄，脉滑而数。

取穴：先内庭^{双侧}、合谷^{双侧}，后申脉^{左侧}、后溪^{右侧}。

操作方法：取内庭（双）、合谷（双）针之，行泻法，行针15分钟疼痛不减，将针取出。遂按灵龟八法推算，先针左侧申脉，得气后行泻法，配右侧后溪，对应交叉配穴。针刺后疼痛逐渐缓解，留针20分钟，疼痛消失。

按语：徐凤在《针灸大全》中发展八脉八穴按时选穴学说，提倡用灵龟八法和飞腾八法。该法是将八脉交会穴与九宫八卦相结合，按照日时干支基数进行相加相除运算，最后根据公式得数与九宫数字决定取穴的一种按时开穴法。其临床应用亦分两种情况：第一，行针时穴，再配病穴；第二，与患者约定于病穴开穴时辰施针。前者多用于急下，后者多用于慢性病。本病因胃火上攻所致，诊断为胃火牙痛，故取内庭（双）、合谷（双）针之，行泻法，行针15分钟然疼痛不减，故在辨证取穴无效的情况下，改用灵龟八法推算开八脉交会穴，并采用左右交叉对应开穴法，结果针后疼痛缓解。按灵龟八法推算，正逢申脉开穴时间，先针左侧申脉，得气后行泻法，配右侧后溪，对应交叉配穴，针刺后疼痛逐渐缓解。

《灵枢·岁露》云："人与天地相参也，与日月相应也。"人体经络气血之运行，随着天时的推移而呈现出节律性的盛衰变化。如《素问·八正神明论》说："天温日明，则人血淖液而卫气浮，故血易泻，气易行；天寒日阴，则人血凝泣而卫气沉……是以因天时而调血气也。"

4. 灵活运用八脉交会穴治疗腰痛

张某，女，44岁，教师。主诉：腰痛1天。患者半年前曾不慎将腰扭伤，未经治疗自行缓解，昨日夜间腰痛突然发作，疼痛剧烈，不能直腰行走。患者急性病容，痛苦表情，腰3~骶2压痛，以右侧为著，舌淡，苔薄，脉沉紧而涩。

取穴：后溪^{左侧}、外关^{右侧}。

操作方法：常规消毒后，针左侧后溪穴，得气后行提插捻转多种手法，中等刺激，针刺后10分钟疼痛未明显减轻，复配取右侧外关，得气后感酸胀感向肩部放射，腰痛随即缓解，继续行针，并嘱患者活动腰部，15分钟后疼痛消失。

按语：八脉交会穴的临床应用多在窦氏八穴四组上下配合的基础上取穴，实践证明，疗效确实很好。但在临床上还可根据具体病情，打破窦氏的这种配穴方法，同样可收到很好的效果。本病腰痛由气滞血瘀所致，当即取左侧后溪穴，疼痛未明显缓解后，再取右侧外关穴，非窦氏的上下配穴法，但收到了非常令人满意的效果。受本案的启发，凡遇到一侧腰腿痛患者，在取后溪穴效不佳的情况下，配用同侧外关，可收奇效。

二、交会穴及其作用

（一）概述

交会穴的记载始见于《针灸甲乙经》，是指两条以上经脉交叉或会合部位的腧穴，多分布于头面、躯干部位。这些经脉包括正经，也包括奇经；可以是阳经或阴经之间的交会，也可以是阴经和阳经之间的交会；可以是正经之间交会，也可以是正经或奇经之间的交会。交会穴的数目较多，现将《针灸甲乙经》所记载的交会穴归纳如表 9 – 11。

表 9 – 11　经脉交会腧穴

经属	穴名	交会经脉	经属	穴名	交会经脉
手太阴	中府	手足太阴之会	手厥阴	天池	手厥阴、足少阳之会
手阳明	臂臑	手阳明络之会	足少阳	瞳子髎	手太阳、手足少阳之会
	肩髃	手阳明、阳跷脉之会		上关	手少阳、足阳明之会
	巨骨	手阳明、阳跷脉之会		颔厌	手少阳、足阳明之会
	迎香	手足阳明之会		听会	手少阳脉气所发
足阳明	承泣	阳跷、任脉、足阳明之会		悬厘	手足少阳、阳明之会
	巨髎	阳跷、足阳明之会		曲鬓	足太阳、少阳之会
	地仓	阳跷、手足阳明之会		天冲	足太阳、少阳之会
	下关	足阳明、少阳之会		率谷	足太阳、少阳之会
	头维	足少阳、阳明之会		浮白	足太阳、少阳之会
	气冲	冲脉起于气冲		头窍阴	足太阳、少阳之会
足太阴	三阴交	足太阴、厥阴、少阴之会		完骨	足太阳、少阳之会
	冲门	足太阴、厥阴之会		本神	足太阳、少阳之会
	府舍	足太阴、阴维、厥阴之会		阳白	足太阳、少阳之会
	大横	足太阴、阴维之会		头临泣	足太阳、少阳、阳维之会
	腹哀	足太阴、阴维之会		目窗	足少阳、阳维之会
手太阳	天容	手少阳脉气所发		正营	足少阳、阳维之会
	臑俞	手太阳、阳维、阳跷之会		承灵	足少阳、阳维之会
	秉风	手阳明、太阳、手足少阳之会		脑空	足少阳、阳维之会
	颧髎	手少阳、太阳之会		风池	足少阳、阳维之会
	听宫	手足少阳、手太阳之会		肩井	手足少阳、阳维之会
足太阳	睛明	手足太阳、阳明之会		日月	足太阳、少阳之会
	大杼	足太阳、手太阳之会		环跳	足少阳、太阳二脉之会
	风门	督脉、足太阳之会		带脉	足少阳、带脉二脉之会
	附分	手足太阳之会		五枢	足少阳、带脉二脉之会
	上髎	足太阳、少阳之络		维道	足少阳、带脉之会
	跗阳	阳跷之郄		居髎	阳跷、足少阳之会
	申脉	阳跷所生		阳交	阴维之郄
	仆参	足太阳、阳跷所会	足厥阴	章门	足厥阴、少阳之会
	金门	阳维所别属也		期门	足太阴、厥阴、阴维之会

续　表

经属	穴名	交会经脉	经属	穴名	交会经脉
足少阴	大赫	冲脉、足少阴之会	任脉	承浆	足阳明、任脉之会
	气穴	冲脉、足少阴之会		廉泉	阴维、任脉之会
	四满	冲脉、足少阴之会		天突	阴维、任脉之会
	中注	冲脉、足少阴之会		上脘	任脉、足阳明、手太阳之会
	肓俞	冲脉、足少阴之会		中脘	手太阳、少阳、足阳明所生，任脉之会
	商曲	冲脉、足少阴之会		下脘	足太阴、任脉之会
	横骨	冲脉、足少阴之会		阴交	任脉、冲脉之会
	石关	冲脉、足少阴之会		关元	足三阴、任脉之会
	阴都	冲脉、足少阴之会		中极	足三阴、任脉之会
	腹通谷	冲脉、足少阴之会		曲骨	任脉、足厥阴之会
	幽门	冲脉、足少阴之会		会阴	任脉、别络、夹督脉、冲脉之会
	照海	阴跷脉所生	督脉	神庭	督脉、足太阳、阳明之会
	交信	阴跷之郄		水沟	督脉、手足阳明之会
	筑宾	阴维之郄		百会	督脉、足太阳之会
手少阳	臑会	手阳明之络		脑户	督脉、足太阳之会
	丝竹空	足少阳脉气所发		风府	督脉、阳维之会
	天髎	手少阳、阳维之会		哑门	督脉、阳维之会
	翳风	手足少阳之会		大椎	手足三阳、督脉之会
	角孙	手足少阳之会		陶道	督脉、足太阳之会
	和髎	手足少阳、手太阳之会		长强	督脉别络，少阴所结

（二）作用

交会穴的作用与交会经脉有关，有几条经脉交会就有几条经脉的作用。如关元、中极是任脉的经穴，又与足三阴经相交会，因而既可以治疗任脉疾患，又可以治疗足三阴经的疾患；三阴交是足太阴、足厥阴和足少阴的经脉交会穴，因此可以治疗脾、肝、肾三经的疾病。

第十章 时间针法

中医学很早就发现了人的生理活动、病理变化与时间有着密切关系，如《灵枢·五十营》记载："人经脉上、下、左、右、前、后而十八脉，周身十六丈二尺，以应二十八宿，漏水下百刻，以分昼夜。故人一呼脉再动，气行三寸，一吸脉亦再动，气行三寸，呼吸定息，气行六寸……一万三千五百息，气行五十营于身，水下百刻，日行二十八宿，漏水皆尽脉终矣。"《素问·气交变大论》曰："善言天者必应于人。"《灵枢·逆顺》云："气之逆顺者，所以应天地、阴阳、四时、五行也。"《素问·八正神明论》云："先知日之寒温，月之虚盛，以候气之浮沉，而调之于身……是故天温日明，则人血淖液而卫气浮，故血易泻，气易行；天寒日阴，则人血凝泣而卫气沉……是以因天时而调气血也。"《灵枢·顺气一日分四时》说："夫百病者，多以旦慧、昼安、夕加、夜甚。"所以《素问·五常政大论》说："故治病者，必明天道地理、阴阳更胜、气之先后、人之寿夭、生化之期，乃可知人之形气矣。"

时间针法就是观察到日月、星辰、四时、八节之时序，根据人体的自然周期现象，认为人体气血循行流注与时间因素有着密切的关系，随着时间的推移和阴阳消长，经脉气血运行出现周期性的盛衰，在经脉上有生、克，在腧穴上有开、阖，在一定时间内，气血流注于某一部位，再根据虚实，在这个部位上施以适当的手法，则会获得最佳效果。

时间针法包括"子午流注"针法、"灵龟八法"和"飞腾八法"。子午流注是以五输穴为基础，以时间为条件的一种配穴方法，具体又可分为纳甲法、养子时刻注穴法、纳子法。灵龟八法与飞腾八法则是以八脉交会穴为基础，以时间为条件的一种配穴方法，它们都是以时间为配穴的主要条件，故又称时间针法。

第一节 天干与地支

古代记录时间，包括年、月、日、时皆以天干与地支或相结合来记录。时间针法则是以天干与地支为基础，来推算穴位的开阖，故首先必须掌握天干、地支的含义及与各方面的关系。

一、天干

（一）概述

天干是甲、乙、丙、丁、戊、己、庚、辛、壬、癸，排列顺序象征一切事物的发生、成长、死亡和更生。

甲：《史记·律书》云："甲者，言万物剖符甲而出也。"《汉书·律厉志》云"出甲而甲"。刘温舒云："甲乃阳内而阴尚包之，草木始甲而出也。"所以甲象征草木破土而出，具有万物始生、芽孢初裂之意。

乙：《史记·律书》云："乙者，言万物生轧轧也。"《汉书·律厉志》云"奋轧于乙"。刘温舒云："乙者阳过中，然未得正方，尚乙属也。"乙代表初生之芽进一步发展，也有象形的意思，乙字似新芽出土、枝叶柔软屈曲之状。

丙：《史记·律书》云："丙者，言阳道显明。"《汉书·律厉志》云"明炳于丙"。刘温舒云："丙，炳也，万物炳然著见而弛也。"丙具有万物生长、现其形已显然可见之意。

丁：《史记·律书》云："丁者，言万物之丁壮也。"《汉书·律厉志》云"大盛于丁"。丁有壮大的意思，象征着草木成长壮实，如人之成丁。

戊：《尔雅》云："戊，茂也，物皆茂盛也。"《汉书·律厉志》云"丰楙于戊"。戊：原音、意与茂相同，因梁太祖避其曾祖讳"茂琳"改读。戊有草木茂盛的意思。

己：《汉书·律厉志》云"理纪于己"。《礼记》郑注云"己之言起也，其合英者，抑屈而起"。其意为由茂盛而含英吐秀，引申为万物起而有形可记。

庚：《史记·律书》云"阴气庚物"。《汉书·律厉志》云"敛更于庚"。《尔雅》云："庚，犹更也。"《礼记》郑注云："庚之言更也，万物皆肃然更改。"可知，庚有更改之意，象征草木由茂盛而转向枝叶萧条。

辛：《史记·律书》云："辛者，言万物之辛生。"《汉书·律厉志》云"悉新于辛"。刘温舒云："万物肃然更茂，实新成。"辛有果实成熟之意。

壬：《史记·律书》云："壬之为言任也，言阳气壬养万物于下也。"《汉书·律书》云"怀妊于壬"。刘温舒云"壬而为胎，与子同义"。壬象征阳气潜伏地中、万物孕育之状，具有孕育新生力量之意。

癸：《史记·律书》云"癸之为言揆也"，"万物可揆度"。《汉书·律厉志》云"陈揆于癸"。癸与发（繁体写作癸）皆为癸（音bō）字头，故有拨的意思，故"癸有拨除障碍而新生之意"。

从殷代开始，"十干"就被利用记天日之次第，故谓之天干。

（二）天干与阴阳、五行、方位、四季的关系

1. 天干与阴阳的关系

天干与其他事物一样，也有阴阳之分，其奇者为阳、偶者为阴，即甲、丙、戊、庚、壬为阳干，乙、丁、己、辛、癸为阴干。

2. 天干与五行、方位的关系

天干也代表五行和方位，其关系是甲、乙代表东方和木；丙、丁代表南方和火；戊、己代表中央和土；庚、辛代表西方和金；壬、癸代表北方和水。

3. 天干与四季的关系

天干与四季的关系是，甲、乙代表春；丙、丁代表夏；戊、己代表长夏；庚、辛代表秋；壬癸代表冬。

天干与阴阳、五行、方位、四季的关系见表 10 - 1。

表 10 - 1　天干与阴阳、五行、方位、四季的关系

阴阳		五行	方位	四季
阳干	阴干			
甲	乙	木	东	春
丙	丁	火	南	夏
戊	己	土	中	长夏
庚	辛	金	西	秋
壬	癸	水	北	冬

（三）天干与脏腑经络的关系

每个天干代表一个（有的代表两个）脏腑和一条（有的两条）经脉。其关系按五行则心包与三焦为相火，分别属于丙、丁，但在时间针法上将它们归于壬、癸。其关系是甲为胆，乙为肝，丙为小肠，丁为心，戊为胃，己为脾，庚为大肠，辛为肺，壬为膀胱与三焦，癸为肾与心包。

十二经纳天干歌

甲胆乙肝丙小肠，丁心戊胃己脾乡，

庚属大肠辛属肺，壬属膀胱癸肾脏，

三焦亦向壬中寄，包络同归于癸方。

二、地支

（一）概述

支具有分枝的意思，《说文》中说"去竹之枝也"。十二地支有十二个数、十二个分枝的意思，即子、丑、寅、卯、辰、巳、午、未、申、酉、戌、亥。十二地支分别建于十二月，月属阴，与日相对，故谓之"地支"。地支的排列顺序与天干一样，也是代表事物发展的规律，十二支的含义见表 10-2。

表 10-2 十二地支的含义

地支	《史记·律书》	《汉书·律历志》	含义
子	滋也，万物滋于下	孳萌于子	幼芽开始从地方生
丑	纽也，阳气在上未降，万物厄纽未敢出也	纽芽于丑	幼芽将解脱阴纽而出土
寅	万物始生、寅然也	引达于寅	生物开始演变
卯	茂也，万物茂也	冒茆于卯	生长渐茂
辰	万物之辰也	振美于辰	春阳振动，升发茂美
巳	阳气之已尽也	已盛于巳	已盛
午	气阴阳交	萼布于午	萼繁叶密
未	万物尽成有滋味也	昧薆于未	果实成熟，成物有味
申	阴用事、申藏万物	申坚于申	成熟渐收
酉	万物之老也	留孰于酉	生物衰老
戌	万物尽灭	毕入于戌	生物尽收
亥	该也，阳气藏于下	该阂于亥	阳藏于内

（二）地支与阴阳的关系

地支将奇数分为阳支，偶数分为阴支。即子、寅、辰、午、申、戌为阳支，丑、卯、巳、未、酉、亥为阴支。

（三）地支与时间的关系

1. 地支与月份、四季的关系

十二月与十二支的分配为正月建寅，因为子虽然为一阳生，但其潜伏于地下，三月阴阳各半，万物始生，正月为春之始，故正月建寅而不建子。

2. 地支与二十四小时的关系

地支有十二个，每昼夜为 24 小时，故每一个时辰主两个小时，子时为夜半，从 23 时到 1 时；午为正午，从 11 时到 13 时。

需要说明的是，此处的时间指的是当地时间，即当地日晷的晷针指向正北时为中午 12 点。地支与阴阳、月份、四季、24 小时和五行的关系见表10-3。

表 10-3　地支与阴阳、月份、四季、24 小时和五行的关系

地支	阴阳	月份	四季	24 小时	五行
寅	阳支	正月	孟春	3 ~ 5	木
卯	阴支	二月	仲春	5 ~ 7	木
辰	阳支	三月	季春	7 ~ 9	土
巳	阴支	四月	孟夏	9 ~ 11	火
午	阳支	五月	仲夏	11 ~ 13	火
未	阴支	六月	季夏	13 ~ 15	土
申	阳支	七月	孟秋	15 ~ 17	金
酉	阴支	八月	仲秋	17 ~ 19	金
戌	阳支	九月	季秋	19 ~ 21	土
亥	阴支	十月	孟冬	21 ~ 23	水
子	阳支	冬月	仲冬	23 ~ 1	水
丑	阴支	腊月	季冬	1 ~ 3	土

（四）地支与脏腑经络的关系

地支与脏腑经脉的关系与天干不同，地支是从寅时、肺经开始，按经脉循行的次序与地支相配，即寅配肺经、卯配大肠经、辰配胃经、巳配脾经、午配心经、未配小肠经、申配膀胱经、酉配肾经、戌配心包经、亥配三焦经、子配胆经、丑配肝经。

十二经纳地支歌

肺寅大卯胃辰宫，脾巳心午小未中，

申膀酉肾心包戌，亥焦子胆丑肝通。

三、甲子

殷商时期就开始用天干、地支相配合记录时间（年、月、日、时），天

干之首为甲、地支之首为子。干支相配，则为甲子，由此开始按甲子、乙丑、丙寅……顺序排列下去，到癸亥则为60，此为甲子一周，故称为60环（还）甲子，亦有称花甲子。《素问·六微旨大论》云："天气始于甲，地气始于子，甲子相合，命曰岁立。"《素问·天元纪大论》云："天以六为节，地以五为制，周天气者，六期为一备。终地气者，五岁为一周……五六相合后，七百二十气为一纪……凡六十岁而为一周。"六十环甲子表见表10-4。

表10-4 六十环甲子表

干支	序数	干支	序数	干支	序数	干支	序数	干支	序数	干支	序数
甲子	1	甲戌	11	甲申	21	甲午	31	甲辰	41	甲寅	51
乙丑	2	乙亥	12	乙酉	22	乙未	32	乙巳	42	乙卯	52
丙寅	3	丙子	13	丙戌	23	丙申	33	丙午	43	丙辰	53
丁卯	4	丁丑	14	丁亥	24	丁酉	34	丁未	44	丁巳	54
戊辰	5	戊寅	15	戊子	25	戊戌	35	戊申	45	戊午	55
己巳	6	己卯	16	己丑	26	己亥	36	己酉	46	己未	56
庚午	7	庚辰	17	庚寅	27	庚子	37	庚戌	47	庚申	57
辛未	8	辛巳	18	辛卯	28	辛丑	38	辛亥	48	辛酉	58
壬申	9	壬午	19	壬辰	29	壬寅	39	壬子	49	壬戌	59
癸酉	10	癸未	20	癸巳	30	癸卯	40	癸丑	50	癸亥	60

第二节 时间的干支推算方法

目前常用的历法有阴历（又称农历）和阳历两种。阴历是以月亮绕地球1周为1个月，月为阴，故称为阴历。阳历是以地球绕太阳1周为1年，日属阳，故称为阳历。无论地球绕太阳还是月亮绕地球都不是整数，故又有闰月（阴历）和闰年（阳历）以补其零。时间针法是以干支法来推算开穴，因此必须推算年、月、日、时干支。现根据甲子60年一循环的规律，从数字的角度总结出快速推算年、月、日、时的公式，以便于记忆、理解和应用。

一、年干支推算法

年干数 = （公元年数 − 3）÷10 所得余数

年支数 = （公元年数 − 3）÷12 所得余数

例如：求 2019 年的干支数？

解：干数 = （2018 − 3）÷10 = 201……6（己），支数 = （2019 − 3）÷12 = 167……12（亥）。由公式算出 2018 年的天干数分别为 6 和 12，再从天干与天干数、地支与地支数关系中得知，天干 6 为己，地支 12 为亥，所以 2019 年为己亥年。

说明：①公元数减 3 是因为甲子纪年是由公元 4 年开始的，所以公元的前 3 年不能算。②因为天干是 10 个，地支是 12 个，所以求天干时除数是 10，求地支时除数是 12。

二、月干支推算法

月干数 = [（公元年数 − 4）×12 + 2 + 月数] ÷10 所得余数

月支数 = [（公元年数 − 4）×12 + 2 + 月数] ÷12 所得余数

例如：求 2019 年阴历二月的干支数？

解：干数 = [（2019 − 4）×12 + 2 + 2] ÷10 = 2418……4（丁），支数 = [（2019 − 4）×12 + 2 + 2] ÷12 = 2015……4（卯）。由公式算出 2019 年阴历二月的天干数均为 4，从天干与天干数、地支与地支数关系中得知，天干 4 为丁，地支 4 为卯，所以 2019 年阴历二月为丁卯月。

说明：①公元数减 4 是因为甲子纪年是由公元 4 年开始，乘 12 是因为每年有 12 个月，加 2 是因为公元 3 年的 11 月份是甲子月，与公元 4 年甲子年相差两个月。②因为天干是 10 个，地支是 12 个，所以求天干时除数是 10，求地支时除数是 12。③阳历月无干支纪月法，只有阴历才有。现阴历已经废除，所以现推算月干支是按农历的年、月计算。

三、元旦日干支推算法

元旦日干数 = [11 + 21N + 5M − 1 或 0（闰年 1，平年 0）− R] ÷10 所得余数

元旦日支数 = [11 + 21N + 5M − 1 或 0（闰年 1，平年 0）− R] ÷12 所得余数

其中：N 为公元年数/4 所得整数商；M 为公元年数/4 所得整余数；R 为恒数 15（1900 ~ 2099 年）

例如：求 2019 年的元旦日干支数？

解：元旦日干数 = （11 + 21 × 504 + 5 × 3 − 0 − 15）÷ 10 = 1059……5，元旦日支数 = （11 + 21 × 504 + 5 × 3 − 0 − 15）÷ 12 = 882……11。从天干与天干数、地支与地支数关系中得知，天干 5 为戊，地支 12 为戌，所以 2019 年元旦日干支为"戊戌"。

说明：公式中的"11"是指闰年元旦到平年元旦干支数相差 6，平年元旦到闰年元旦相差 5，二者之和为 11。"21"是指循环 1 次"四年一闰"的各年元旦干支数相差数之和，因为 3 年为平年，1 年为闰年，故循环 1 次的元旦干支数和为 6 + 5 × 3 = 21。"5"是指平年元旦与平年元旦之间干支数之差。"闰年减 1"是因为闰年时，闰月是在元旦后两个月，因此求闰年的元旦干支数必须减一天，故减一。

若已知上一年元旦日干支数，求今年的元旦干支数，则公式为：

元旦日干数 = 上一年元旦日干支数 + 5 或 6（上一年是平年加 5，闰年加 6）

例如：已知 2019 年的元旦日干支为"戊戌"，则 2020 年元旦干支为多少？

戊戌在六十环甲子表中为 35，带入公式 2020 年元旦干支数 = 35 + 5 = 40，40 在甲子表中为癸卯，因此 2020 年元旦干支是癸卯日。

附：闰年推算法

地球绕太阳 1 周为 365 天 5 小时 48 分 46 秒，按平年 365 天计算，每累积 4 年就多出 1 天（少 44 分 56 秒），所以每 4 年为闰年，计算方法为：公元年数 ÷ 4，若除尽则为闰年。例如：2020 ÷ 4 = 505，无余数，则 2020 年为闰年。

又因为每 4 年加 1 天，少 44 分 56 秒，累积 128 年就多算了 1 天，所以每 100 年停"闰"，每 400 个 100 年不停"闰"，即公元年后两位数是零的不停"闰"。公元年去掉后两个零，再被 4 除，除尽的为闰年，除不尽的不是闰年，例如公元 1600 年、2000 年是闰年，而公元 1800 年、1900 年不是闰年。

四、日干支推算法

推算日干支的方法有很多，本书主要介绍按阳历的日干支推算方法。

（一）按六十环甲子推算

根据六十环甲子表推算日干支，见表 10 − 4。

公式一

（元旦日干支 + 已过天数）÷ 60 = X……余数。所得余数即为推算之日干支。注：所过天数不包括当天。

例：求 2019 年 3 月 31 日的日干支？

解：2019 年元旦的日干支为戊戌，在六十环甲子表中为 35。到 3 月 31 日已经过了（31 + 28 + 30）= 89 天。带入公式：（35 + 89）÷ 60 = 2……4。4 在六十环甲子表为丁卯，故 2019 年 3 月 31 日为丁卯日。

公式二

[元旦日干（支）+ 已过天数] ÷ 10（12）= X……余数。所得余数即为推算之日干、支。注：所过天数不包括当天。

例：求 2019 年 3 月 31 日的日干支？

解：2019 年元旦的日干支为戊戌，日干为戊（5），地支为戌（11）。到 3 月 31 日已经过了（31 + 28 + 30）= 89 天。带入公式：日干 =（5 + 89）÷ 10 = 9……4；地支 =（11 + 89）÷ 12 = 8……4。4 的日干是丁，4 的地支是卯，故 2019 年 3 月 31 日为丁卯日。

（二）按月差推算

根据每月的月差推算日干支，见表 10 - 5。

表 10 - 5　月差表

名称	数字											
月份	1	2	3	4	5	6	7	8	9	10	11	12
天干	-1	0	-2	-1	-1	0	0	+1	+2	+2	+3	+3
地支	-1	+6	+10	+5	-1	+6	0	+7	+2	+8	+3	+9

公式

元旦日干（支）+ 月差 + 当月日数 = 日干（支）。若大于 10（12）则减去 10（12）。

月差歌

一五双减一，二六加零六，

三减二加十，四减一加五，

七零九加二，八加一七走，

十上加二八，冬三腊三九，

闰从三月起，余数均加一。

例：求 2019 年 4 月 1 日的日干支？

解：2019 年元旦的日干支为戊戌，日干为戊（5），地支为戌（11）。4 月月差天干为 -1，地支为 5。带入公式：日干 = 5 - 1 + 1 = 5；地支 = 11 +

$5 + 1 = 17$，$17 - 12 = 5$。5 的日干是戊，5 的地支是辰，故 2019 年 4 月 1 日为戊辰日。

（三）按每月一日之干支推算

每月一日的日干支推算，根据六十环甲子顺序排列起来，形成如下规律。

平年：三、元五、七零九一；四、二六、八十十二

闰年：元三、五七零九一；二四、六八十十二

1. 按平年单月一日推算

平年的元旦日干支数与五月相同，三月减一，七月加一，九月加三（中间隔 1 个零），十一月加四。

例：2019 年 1 月 1 日干支为戊戌（35），则 3 月 1 日为 $35 - 1 = 34$，5 月 1 日为 35，7 月 1 为 $35 + 1 = 36$，9 月 1 日为 $35 + 3 = 38$，11 月 1 日为 $35 + 4 = 39$，故 3 月、5 月、7 月、9 月、11 月 1 日的日干数分别为 34、35、36、38、39（对应丁酉、戊戌、己亥、辛丑、壬寅日）。

2. 按平年双月一日推算

平年的元旦日干支数与四月相同，地支 = 元旦日地支 + 7（若大于 12 减 12）。二月、六月为四月一日干支数加一，八月加二，十月加三，十二月加四。

例：2019 年 1 月 1 日干支为戊戌，则 4 月 1 日的日干为戊，地支 = 11（戌）+ 6 = 17，$17 - 12 = 5$（辰），4 月 1 日为戊辰（5）日。则 2 月、6 月 1 日为 $5 + 1 = 6$，8 月 1 日为 $5 + 2 = 7$，10 月 1 日为 $5 + 3 = 8$，12 月 1 日为 $5 + 4 = 9$，故 2 月、4 月、6 月、8 月、10 月、12 月 1 日的日干数分别为 6、5、6、7、8、9（对应己巳、戊辰、己巳、庚午、辛未、壬申日）。

3. 按闰年单月一日推算

闰年的元旦日干支数与三月相同，五月加一，七月加二、九月加四（中间隔一个零），十一月加五。

例：2020 年为闰年，1 月 1 日为癸卯（40）日。则 3 月、5 月、7 月、9 月、11 月 1 日分别为 40、41、42、44、45（对应癸卯、甲辰、乙巳、丁未、戊申日）。

4. 按闰年双月一日推算

闰年二月、四月的日干数 = 元旦日干数 + 1（若大于 10 减 10）；地支数 = 元旦日地支 + 7（若大于 12 减 12）。六月加一，八月加二，十月加三，十二月加四。

例：2020 年为闰年，1 月 1 日为癸卯（40）日。2 月、4 月日干数 = 10

（癸）+1 = 11，11 - 10 = 1（甲日）；地支数 = 4（卯）+7 = 11（戌日）。2月1日和4月1日为甲戌日（11），则2月、4月、6月、8月、10月、12月1日分别为11、11、12、13、14、15（对应甲戌、甲戌、乙亥、丙子、丁丑、戊寅日）。

五、时干支推算法

时支与月支一样是固定不变的，见表10 - 3，这里主要介绍如何推算时干数。

公式一

时干数 = ［（日干数 - 1）×12 + 时辰数］÷10 所得余数

例：求2019年4月1日的12点时干支？

解：4月1日为戊辰日，12点为午时。时干 = ［（5 - 1）×12 + 7］÷10 = 5……5，5的天干是戊，因此，4月1日12点为戊午时。

公式二

根据日干，按"五子建元法"推算出子时的时干，然后按顺序往下推。

例：求2019年4月1日的12点时干支？

解：2019年的元旦日干支为戊戌，4月1日为戊辰日，戊日的子时时干为壬子时，从壬子时往下数，癸丑、甲寅、乙卯、丙辰，丁巳、戊午，故为戊午时。

时支从半夜子时开始至亥时结束，12个时辰不变，因为天干只有10个，所以每个时辰的天干经常变化。时干从甲日甲子开始，至乙亥为1天，第二天乙日从丙子开始，至丁亥结束，第三天丙日从戊子至己亥结束，第四天丁日从庚子至辛亥结束，第五日戊日从壬子至癸亥结束。如此5天已是60个时辰，从己日开始又从甲子至乙亥时，庚日与乙日相同，辛日与丙日相同，壬日与丁日相同，癸日与戊日相同。由此出现五子建元歌。

五子建元歌

甲己还加甲，乙庚丙作初，丙辛生戊子，

丁壬庚子头，戊癸起壬子，周而复始求。

第三节　子午流注针法

子午流注针法有广义和狭义之分。广义是指时间针法，包括子午流注、灵龟八法等。狭义是子午流注针法本身。

子午是地支的两个代表，它不但代表着12个月、12个时辰，也代表阴阳消长。子代表一阳生，午代表一阴生。流是指流动，注是指输注，流注则是形容人体的气血循行，像水之流行与输注。子午流注则是指气血的流行是按照一定的时间和次序循行不已，也就是说人体的气血循行是有一定次序（循经）、一定时间（按时）的。人体的气血在固定时间会到达特定的部位。也就是说，某一特定部位（腧穴）在其特定时间，其气血最旺盛。若在这个时间，利用这个腧穴，就会对气血有较大的影响。

子午流注针法是以时间作为主要调节因素，利用肘膝以下的 66 个穴，根据出井、溜荥、注输、行经、入合的气血流注盛衰开阖，配合阴阳五行，逐日按时开（阖）穴的一种取穴法。根据以天干为主或以地支为主，子午流注针法分为纳甲法、养子时刻取穴法和纳子法三种。

一、纳甲法

纳甲法又称纳干法，是以利用日干为主的一种开穴方法，是子午流注的主要方法，一般谈子午流注多指此法。

（一）开井穴时间

要推算子午流注开穴，首先需要掌握开井穴时间。开井穴的时间是固定的，是甲日、甲戌时，从胆经井穴足窍阴开始，以"阳进阴退"的规律，按照顺序开其他经之井穴，见表 10 - 6。

表 10 - 6　开井穴时间表

日	甲	乙	丙	丁	戊	己	庚	辛	壬	癸
时	甲戌	乙酉	丙申	丁未	戊午	己巳	庚辰	辛卯	壬寅	癸亥
经	胆	肝	小肠	心	胃	脾	大肠	肺	膀胱	肾
穴	足窍阴	大敦	少泽	少冲	厉兑	隐白	商阳	少商	至阴	涌泉

（二）正常时间与子午流注时间

正常时间（或称自然时间）是从半夜零点到 24 点为一昼夜，以地支记述则从半夜子时到亥时为 1 天。其时干因为天干只有 10 个，所以以每 5 天（60 个时辰）为一循环，甲日从甲子时开始到乙亥时，乙日则从丙子时开始到丁亥时⋯⋯

子午流注时间与正常时间不同，它是从开井穴时间开始到日干重见为子午流注的 1 天。甲日是从甲日的甲戌时开始到乙日的甲申时，子午流注的乙日则从正常乙日乙酉时开始到丙日乙未时，子午流注壬日从正常壬日壬寅时开始到癸日的壬子时。子午流注癸日不是从癸日的癸丑时开始，而是从癸日的癸亥时开始至正常甲日的癸酉时。因为子午流注的 1 天只有 11 个时辰，10 天是 110 个时辰，因此 10 天中有 10 个时辰不属于子午流注时间（10 天共 120 个时辰）。癸日开井穴时间是癸亥时，所以癸日从癸丑时开始，到壬戌时 10 个时辰不属子午流注时间。

（三）阳日阳时阳穴开，阴日阴时阴穴开

所谓"日"是指子午流注的日。在子午流注的阳日时，只有阳时有阳经穴开；在子午流注的阴日时，只有阴时有阴经穴开。而在阳日之阴时、阴日之阳时均无穴开。所谓阳时与阴时，是指其干、支是属阳还是属阴，如子午流注甲日，从甲戌时开始到甲申时，在这期间的甲戌时、丙子时、戊寅时、庚辰时、壬午时、甲申时为阳时；乙亥时、丁丑时、己卯时、辛巳时、癸未时为阴时，阳时则有穴开，阴时无穴开。又如子午流注的乙日，从乙酉时至乙未时，其中乙酉时、丁亥时、己丑时、辛卯时、癸巳时、乙未时为阴时有穴开；其中的丙戌时、戊子时、庚寅时、壬辰时、甲午时为阳时无穴开。阳时开阳经穴，阴时开阴经穴。

（四）开穴的顺序

各时辰的开穴，是从井穴的时候开始，按照经生经、穴生穴的次序开穴，即经与经之间按五行相生的顺序，穴与穴之间也是按照五行相生的顺序开穴。所谓"经"，就是指哪经的穴开，其结果与时干是一致的。所谓"穴"就是某经五输穴中的哪个穴开，其结果是按井、荥、输、经、合的顺序。如子午流注的甲日，从甲戌时胆经井穴窍阴穴开，胆为阳木生阳火小肠，阳井金，金生水，阳经水穴为荥，故丙子时为小肠经荥穴前谷穴开；戊寅时为胃经（小肠阳火生胃土）的输穴（荥水生输木）陷谷穴开；庚辰时为大肠经（胃土生大肠金）的经穴（输金生经水）阳溪开穴；壬午时膀胱经（大肠金生膀胱水）的合穴（经火生合土）委中穴开。又如子午流注的乙日，乙酉时为肝经井穴大敦穴开，乙为肝木，肝木生心火，阴井木，木生火，阴经火穴为荥，故丁亥时心经荥穴少府穴开；同上己丑时为脾经（心火生脾土）输穴（荥水生输土）太白穴开；辛卯时为肺经（脾土生肺金）经穴（输土生经金）经渠穴开；癸巳时为肾经（肺金生肾水）合穴（经金生合水）阴谷穴开。关于经实际上和时干是一致的，例如：子午流注甲日的丙子时为小肠经穴开，丙在天干和脏腑相配则是代表小肠；戊寅时为胃经穴开（戊代表胃），庚辰时开大肠经穴（庚代表大肠），壬午时开膀胱经穴（壬代表膀胱）。又如子午流注乙日：丁亥时开心经穴（丁代表心）、己丑时开脾经穴（己代表脾）、癸巳时开肾经穴（癸代表肾）等。

（五）返本还原

在开输穴的同时，还要开子午流注值日经的原穴，叫作"返本还原"。其推算方法是开与开输穴时相克的时干经原穴。如：子午流注甲日，为胆经值日，在戊寅时，开胃经输穴陷谷的同时，还要开胆经原穴丘墟。这是因为甲日为胆经值班，加之开输穴的时干为戊为胃，属土（阳土）被胆木所克，所以开胆经原穴丘墟。又如子午流注乙日，为肝经值日，己丑时开脾经输穴太白，同时开肝经原穴太冲，因肝经值班，又因己为脾土，被肝木所克。到壬日，丙午时，开小肠经输穴后溪，除同时开膀胱经原穴京骨之外，还要开三焦经原穴阳池。癸日，丁卯时，开心经输穴时，同时开肾经原穴太溪和心包经原穴大陵，因为三焦亦向壬中寄，包络同归于癸方。

（六）日干重见时气纳三焦，血归包络

每个子午流注时间的第 11 个时辰，即开穴的第 6 个时辰，为日干重见。在日干重见时阳日气纳三焦，阴日血归包络，即在此时阳日开三焦经穴，阴日开心包经穴。至于开哪个穴，阳日为他生我（穴生经），阴日为我生他（经生穴）。关于我、他（经、穴）是指值班之经，即重见之时干与三焦、心包五输穴之间的关系。"经"是指值班经，即开穴时的时干；"穴"指三焦，心包之五输穴。如甲日，日干重见为甲申时，甲日为胆经阳木值班（其时干亦为甲木），阳经是他生我，即穴生经，是三焦经之荥水穴生胆木经，所以此时为三焦经之荥穴液门穴开。又如乙日，日干重见为乙未时，乙方肝属阴木，阴经为我生他，经生穴，木生火，心包经之火穴为荥穴，所以此时开心包经之荥穴劳宫。

（七）合穴

在阳日阴时，或阴日阳时无穴开时，其相对日，同时辰的开穴，为本日此时之合穴。如甲日、乙亥时无穴开，己日乙亥时有中封穴开，中封穴在甲日乙亥时，则为合穴。

按以上方法计算的结果：《针灸大会》编成了《子午流注逐日按时定穴歌》，吴卓仙绘成了《子午流注图》，现代人在此基础上创造了《计算盘》歌诀和工具等，给子午流注应用创造了方便条件，在应用时可按歌、图、表查阅。应说明的是，表与图都是按正常时间编排的，而徐文伯的歌诀是按子午流注时间编写的，应用时须将正常时间换算成子午流注时间。

子午流注逐日按时定穴歌

甲日戌时胆窍阴，丙子时中前谷荥，

戊寅陷谷阳明俞，返本丘墟木在寅，

庚辰经注阳溪穴，壬午膀胱委中寻，
甲申时纳三焦水，荥合天干取液门。

乙日酉时肝大敦，丁亥时荥少府心，
己丑太白太冲穴，辛卯经渠是肺经，
癸巳肾宫阴谷合，乙未劳宫火穴荥。

丙日申时少泽当，戊戌内庭治胀康，
庚子时在三间俞，本原腕骨可祛黄，
壬寅经火昆仑上，甲辰阳陵泉合长，
丙午时受三焦木，中渚之中仔细详。

丁日未时心少冲，己酉大都脾土逢，
辛亥太渊神门穴，癸丑复溜肾水通，
乙卯肝经曲泉合，丁巳包络大陵中。

戊日午时厉兑先，庚申荥穴二间迁，
壬戌膀胱寻束骨，冲阳土穴必还原，
甲子胆经阳辅是，丙寅小海穴安然，
戊辰气纳三焦脉，经穴支沟刺必痊。

己日巳时隐白始，辛未时中鱼际取，
癸酉太溪太白原，乙亥中封内踝比，
丁丑时合少海心，己卯间使包络止。
庚日辰时商阳居，壬午膀胱通谷之，
甲申临泣为俞木，合谷金原返本归，
丙戌小肠阳谷火，戊子时居三里宜，
庚寅气纳三焦合，天井之中不用疑。

辛日卯时少商本，癸巳然谷何须忖，
乙未太冲原太渊，丁酉心经灵道引，
己亥脾合阴陵泉，辛丑曲泽包络准。

壬日寅时起至阴，甲辰胆脉夹溪荥，

　　丙午小肠后溪俞，返求京骨本原寻，
　　三焦寄有阳池穴，返本还原似嫡亲，
　　戊申时注解溪胃，大肠庚戌曲池真，
　　壬子气纳三焦寄，井穴关冲一片金，
　　关冲属金壬属水，子母相生恩义深。

　　癸日亥时井涌泉，乙丑行间穴必然，
　　丁卯俞穴神门是，本寻肾水太溪原，
　　包络大陵原并过，己巳商丘内踝边，
　　辛未肺经合尺泽，癸酉中冲包络连，
　　子午截时安定穴，留传后学莫忘言。

（八）以时推穴

以时推穴是推算某一特定时间有什么穴开。其步骤如下。

第一，推算出该日的干支，然后找是什么时辰。再根据日干，利用五子建元，推算出时干，得出时干支。如1999年4月26日上午6时干支，已经知该日的日干支为戊申日，哈尔滨位于东经126.6度，当地时间为6时26分，时支为卯时，戊日按五子建元起壬子按顺序为癸丑、甲寅、乙卯，故卯时为乙卯时。

第二，算出时干支后，进一步推算出这个时辰属于子午流注的什么日子。其方法是：根据开井穴时间，在开井穴时间之后，则与正常时间一致。若在开井穴时间之前，则属于子午流注前一天的日期，如上例戊日，乙卯时，戊日开井穴时间是戊午时，从戊午时以后的己未时、庚申时、辛酉时、壬戌时、癸亥时与日常时间一样，属戊日，戊午时间以前的丁巳时、丙辰时、乙卯时、甲寅时、癸丑时、壬子时则属子午流注的丁日。

第三，再看此子午流注日干与所要应用的时干是属阴，还是属阳。若二者属性相同时有穴开，若不相同则无穴开。如本例子午流注丁日属阴干，乙卯时属阴干，二者属性相同，故有穴开。

第四，从开井穴开始，根据阳日阳时阳穴开、阴日阴时阴穴开的规律，按井、荥、输、经、合的顺序，查出所要应用的时间，有何穴开，并根据时干而确定某经穴。如上例戊日（子午流注丁日）的乙卯时。丁日开井穴时间为丁未时，按井、荥、输、经、合的顺序：己酉时开荥穴、辛亥时开输穴、癸丑时开经穴、乙卯时开合穴。其时干为乙，乙为肝，所以应开肝经合穴曲泉。

第五，若所开的穴为输穴，同时要返本还原，开克时干经之原穴。所以然者，因开输穴是在第三位，按五行相克则是隔一个相克，在第三位正好是值班经相克的位置。如戊日的壬戌时开膀胱经输穴，同时应开胃经原穴冲阳，壬属水，土克水，故开胃经原穴。

第六，在第六个时辰，日干重见时，阳日开三焦经穴，阴日开心包经穴。推算方法：阳日为穴生时干，阴日为时干生穴。如上例，丁日、丁巳时为日干重见，丁属阴干、属火，火生土，当开心包经之土穴输穴大陵。

（九）一四二五三〇规律与二三四五一规律

单玉堂老先生用以上方法推算出的结果，再按天干重新归纳，从开井穴开始，以地支的顺序排列（其结果如表 10 - 7 所示），为井、经、荥、合、输、纳的顺序。把井、荥、输、经、合、纳以一、二、三、四、五、〇数字代表，其顺序为一、四、二、五、三、〇，故称一四二五三〇规律。在日干重见，即第六个开穴，〇的时辰，甲乙为荥；丙丁为输；戊己为经；庚辛为合；壬癸为井；以数字代表则为二、三、四、五、一，称此二三四五一规律。

表 10 - 7　一四二五三〇规律表

	井（一）	经（四）	荥（二）	合（五）	输（三）	纳（〇）	
甲	甲戌 窍阴	甲子 阳辅	甲寅 （侠溪）	甲辰 阳陵泉、 侠溪	甲午 （临泣、合谷）	甲申 液门、临泣、 合谷	
							（二）
乙	乙酉 大敦	乙亥 中封	乙丑 行间	乙卯 曲泉	乙巳 （太冲、太渊）	乙未 劳宫、太冲、 太渊	
丙	丙申 少泽	丙戌 阳谷	丙子 前谷	丙寅 小海	丙辰 （后溪、京骨、 阳池）	丙午 中渚、后溪、 京骨、阳池	
							（三）
丁	丁未 少冲	丁酉 灵道	丁亥 少府	丁丑 少海	丁卯 神门、太溪、 大陵	丁巳 大陵	
戊	戊午 厉兑	戊申 解溪	戊戌 内庭	戊子 足三里	戊寅 陷谷、丘墟	戊辰 支沟	
							（四）
己	己巳 隐白 （商丘）	己未年 商丘	己酉 大都	己亥 阴陵泉	己丑 太白、太冲	己卯 间使	

续 表

	井（一）	经（四）	荥（二）	合（五）	输（三）	纳（〇）	
庚	庚辰 商阳、阳溪	庚午 （阳溪）	庚申 二间	庚戌 曲池	庚子 三间、腕骨	庚寅 天井	
辛	辛卯 少商、经渠	辛巳 （经渠）	辛未 鱼际、尺泽	辛酉 （尺泽）	辛亥 太渊、神门	辛丑 曲泽	（五）
壬	壬寅 至阴、昆仑	壬辰 （昆仑）	壬午 通谷、委中	壬申 （委中）	壬戌 束骨、冲阳	壬子 关冲	
癸	癸亥 涌泉	癸丑 复溜	癸卯 （然谷）	癸巳 阴谷、然谷	癸未 （太溪、 太白）	癸酉 中冲、太溪、 太白	（一）

由于子午流注纳甲法中十天中只有 110 个时辰是子午流注时间，每天开井穴时间又不一样，虽然无开穴用合穴代替，但仍有 12 个时辰既无开穴又无合穴，另有 12 个时辰又有开穴又有合穴。用一四二五三〇规律则将 12 个没有开穴又无合穴补上。这样，所有时辰都有开穴或合穴，从而使所有时间都能应用子午流注针法，表中用括号表示的腧穴就是用一四二五三〇补充的穴位。

用这一方法更容易推算出某时某穴开（合），便于应用。

例：1999 年 4 月 26 日 6 时，首先推出日干、时支（时支是固定的），再根据五子建元配上时干。为戊申日、卯时，根据五子建元，6 时为乙卯时，其时干为乙。乙的开井穴时间为乙酉时，乙亥为四，乙丑为二，乙卯为五，应开合穴，乙为肝经，故应开肝经合穴曲泉。

在开腧穴同时，要"返本还原"，同时开克时干经原穴，若开肾经或膀胱经，同时开心包经或三焦经原穴。

在日干重见时，即第 6 个时辰（〇）时，时干为阳时，开三焦经穴，时干为阴时，开心包经穴。所开之穴按二三四五一规律寻求，甲开三焦经荥穴，乙开心包经荥穴，丙开三焦经输穴，丁开心包经输穴，戊开三焦经经穴，己开心包经经穴，庚开三焦经合穴，辛开心包经合穴，壬开三焦经井穴，癸开心包经井穴。

例如：求壬日午时何穴开？首先从日干推时干，壬日起庚子，午时为丙午时，其时干为"丙"。丙开井穴时间为丙申时，按一四二五三〇规律，丙午为〇，丙为阳干，为三焦经穴开。按二三四五一规律，丙为三当开输穴，所以壬日午时开三焦经输穴中渚。

（十）以穴推时

以穴推时，即首先选好应用某一穴，推算这个穴在什么时间开。推算方法也是利用一四二五三〇规律，其推算方法如下。

首先要看所选的穴是哪经的穴，以定时干。如预定选用曲池穴，曲池为大肠经，天干为庚，所以它的时干是"庚"。

再看所选的是五输穴中的哪个穴，其代表数字是几。仍以上例，曲池为合穴，其代表数字是5。从时干的开井穴时间开始，用一四二五三〇规律，推到要开穴的代表数，以确定时支。如上例，曲池为庚，庚的开井穴为庚辰，按一四二五三〇规律，五在戌时，故庚戌时开曲池穴。

确定时干支后，再推算哪两天有这个时辰（10天内只有两天有这个时辰）以确定其日干。其推算方法：一是从开穴时辰开始，以时干往回推，推到子时，看子时的时干是什么，或从开穴时向后数，数到次日子时，看它的时干是什么，再用五子建元，找出它的时干。仍以上例，曲池穴在庚戌时开，从庚戌时向后推，到次日子时为壬子时，按五子建元戊癸起壬子。戊日癸日为第二天的子时，因此，曲池穴在丁日和壬日的庚戌时开。

若用原穴，可按所克经之输穴推算。例如，求神门穴何时开，其推算方法可有两个。一是按输穴推算。神门为心经输穴，心属丁，丁开井穴时间为丁未时。神门为输穴，编号为3，从开井穴的丁未时，按一四二五三〇规律为丁卯时。从丁卯时间回推，推到子时为甲子时。按五子建元，甲日和己日丁卯时开心经输穴神门。二是按原穴推算。神门为心经穴，心属火，火克金，金属肺，因此在开肺经输穴太渊的同时开心经原穴。先推算出什么时间开肺经输穴太渊。太渊为肺经穴，时干为"辛"，辛开井穴时间为辛卯时，输穴编号为三，按一四二五三〇规律，当在辛亥时开。次日子时为壬子，在丁日、壬日有辛亥时，所以在丁日、壬日的辛亥时有肺经输穴开，同时有心经原穴开。

选用三焦经、心包经输穴时，利用二三四五一规律。其方法是：按照二三四五一规律，找到其时支，再根据时干支，推算日干支。如：求大陵穴开穴时间：大陵穴为心包经，输穴代号为3，根据二三四五一规律，时干为丁。丁的开井穴时间是丁未时，根据一四二五三〇规律，〇为丁巳。丁巳时的子时为壬子时，戊癸起壬子，故戊日和癸日丁巳时开大陵穴。又大陵穴为心包经的原穴，与肾经原穴同时开，属肾水，水克火，火为心，所以在开心经输穴神门的同时开肾经原穴太溪和心包经原穴大陵。

以上纳甲法的开穴推算方法，主要是根据徐风的《针灸大全·子午流注逐日按时定穴歌（诀）》的内容整理而成。此后的《针灸聚英》《医学入门》《针灸大成》及后世的各家针灸著作，都依据徐氏的说法。据考证，徐氏的《定穴歌》是根据《子午流注针经》的内容改编而成，然而此二者内容不完全一样。

1. 五输穴配五行

徐氏是根据《难经·六十四难》，阳经按金、水、木、火、土的顺序，阴经按木、火、土、金、水的顺序与五输穴相配。《子午流注针经》除三焦经与心包经以外，都是根据脏腑经脉的五行属性而定。如胆经井穴窍阴不属金而是属木、小肠的荥穴前谷不是属水而是属火等。因为开穴的顺序是经生经、穴生穴，其所开的穴位是一致的。

2. 返本还原

徐氏的返本还原有三个内容：一是开输穴的同时，要开值班经的原穴；二是阳经有单独的原穴，阴经无原穴，以输代原。所以阴经开输穴，开原穴都开一个穴；三是在子午流注壬日，开膀胱经原穴京骨的同时，还开三焦经原穴阳池。子午流注癸日开肾经原穴太溪的同时，还开心包经原穴大陵。《子午流注针经》只在阳经开输穴时返本还原，开值班经的原穴。

3. 气纳三焦与血归包络

徐氏在日干重见时，按阳经"他生我"、阴经"我生他"之说，只开一个穴。《子午流注针经》无"他生我""我生他"之说，在日干重见时阳经6个穴、阴经5个穴全开。

4. 三焦寄于壬，心包寄于癸

徐氏把"三焦亦向壬中寄，包络同归于癸乡"体现在：壬日开膀胱经原穴同时亦开三焦经原穴，癸日开肾经原穴同时亦开心包经原穴。《子午流注针经》把三焦经与心包经的五输穴，分配在壬日壬子时膀胱经值班之后，癸日癸亥时肾经值班之前。即在子午流注壬日与子午流注癸日之间的时辰，此时在徐氏则不属子午流注时间。

二、养子时刻注穴法

（一）概述

养子时刻注穴法又称"养子时刻取穴法"，始见于《子午流注针经》。何若愚在《子午流注针经·流注指微针赋》中说："养子时刻，注穴必须依。"闫明广对其解释曰："养子时刻注穴者，谓逐时干旺气注脏腑井荥之法也。每一时辰，相生养子五度，各注井荥俞经合五穴；昼夜十二时，气血行过六十俞穴也。每一穴血气分得一刻六十分六厘六毫六丝六忽六秒。此时一穴之数也，六十穴共成百刻。要求日下井荥，用五子建元日时取之。

假令甲日甲戌时，胆统气初出窍阴穴为井木；流至小肠为荥火，气过前谷穴；注至胃为俞土，气过陷谷穴，并过本原丘墟穴。但是六腑各有一原，则不系属井荥相生之法，即是阴阳二气出入门户也。行至大肠为经金，气过阳溪穴；所入膀胱为合水，气入委中六而终。此时甲戌时木火土金水相生五度，一时辰流注五穴毕也，他皆仿此。"

汪机在《针灸问对》中亦举例对养子时刻注穴法的流注开穴作出说明："假如甲日甲戌时，甲，阳木也，故胆始窍阴木，木生前谷火，火生陷谷土，过丘墟原；土生阳溪金，金生委中水。再遇甲申时，注于三焦关冲、液门、中渚、阳池、支沟、天井六穴。不特甲戌时为然，一日之中，凡遇甲时，皆如甲戌时所注之穴也。又如乙日乙酉时，乙，阴木也，故肝始大敦木，木生少府火，火生太白土，土生经渠金，金生阴陵水。再遇乙未时，注于包络中冲、劳宫、大陵、间使、曲泽五穴。不特乙日乙酉时为然，一日之中，凡遇乙时，皆如乙酉时所注之穴也。所注皆在本日本时本经，注于井穴以后时辰，不注井穴以前时辰。如癸日癸亥时，主肾注于井；次至甲子时，胆经所注，一如甲日甲戌时所注之穴也；次至乙丑时，肝经所注；一如乙日乙酉时所注之穴也；次至丙寅时，小肠所注，一如丙日丙申时所注之穴也。举此为例，余可类推。"

闫氏在《子午流注针经·三阴三阳流注总说》中又说："贾氏云：凡主六十首者，原有二种也，有外行脉经六十首，又有内行血经六十首，此法微妙，古圣人隐之，恐世人晓会，只载一说，今世不传。愚自少岁，索隐井荥之法，始可著题。或曰：因何名曰六十首也？答曰：谓气血一昼夜行过六十俞穴也。各分头首，十日一终，运行十干，皆以五子建元日时为头是也。明广今辄将贾氏各分头首运行十干六十首注穴之法，集其枢要，述之二图，庶令览者易悉，第一图括五脏五腑各至本时相生五度之法。第二图言阴中有阳，阳中有阴，刚柔相配，相生注穴之法。人多只知阳干主腑，阴干主脏，刺阴待阴干，刺阳待阳时，如是者，非秘诀云。假令甲日甲戌时胆引气出为井，甲中暗有其己，乙中暗有其庚。故大言阴与阳，小言夫与妇，夫有气则妇从夫，妇有气则夫从妇。故甲戌时胆出气为井，脾从夫行，脾亦入血为井，如是则一时辰之中，阴阳之经相生，所注之穴皆有，他皆仿此。阳日气先脉外，血后脉内；阴日血先脉外，气后脉内；交贯而行于五脏五腑之中，各注井荥俞经合无休矣。或不得时，但取其原亦得。"

闫氏又在《子午流注针经·三焦心包络二经流注说》中写道："十经血气，皆出于井，入于合，各注井荥俞经合无休矣。或曰：脉有十二经，又因何只言十经，其余二经不言者何故？答曰：其二经者，三焦是阳气之父，心包络是阴血之母也。此二经尊重，不系五行所摄，主受纳十经血气养育，故只言十经。阴阳二脉逐日各注井荥俞经合各五时辰毕，则归其本；此二经亦各注井荥俞经合五穴，方知十二经遍行也。三焦经：关冲（阳井）、液门（荥）、中渚（俞）、阳池（原）、支沟（经）、天井（合）。每日遇阳干合处，注此六穴。如甲日甲戌时至甲申时，为阳干合也。心包经：中冲（阴井）、劳宫（荥）、大陵（俞）、间使（原）、曲泽（合）。每日遇阴干合处，注此五穴。假令甲日甲戌时，胆气初出为井，己巳时脾出血为井，阴阳并行。阳日，气先血后；阴日，气后血先。己巳时至己卯时为阴干合也。余干日辰皆依此。"这里阐明了遇阳干合，纳于三焦；遇阴干合，血归包络和阴阳并行、交贯流注的开穴原则。

根据以上记载，可以理解为："养子"是指"每一时辰相生养子五度"，即以五行母子相生的次序取穴。"时刻"是指"一日十二个时辰分为百刻"，"六十六共成百刻"。"注穴"则是"时干旺气注脏腑井荥之法"，即在时干旺时，气注入其相应的五输穴。养子时刻注穴法是按日按时按刻开取五输穴的另一种流注开穴方法，即《标幽赋》的"一日取六十六穴之法"。

（二）养子时刻注穴法的开穴原则和方法

1. 以十二经气血流注理论为基础

养子时刻注穴法与按日干开穴的纳甲法有很多共同之处，都是以十二经气血流注为理论基础，利用六十六穴（十二经的五输穴与原穴）为使用对象，根据日、时天干开取穴位。日干开穴法以日干为主，每个时辰开一个穴；养子时刻注穴法以时干为主，每个时辰开五个穴，因此养子时刻注穴法每个时辰养子五度，每个穴占五分之一时辰，即24分钟。

2. 阳时开阳经穴，阴时开阴经穴

养子时刻注穴法与日干开穴法在五输穴的五行属性上有所不同，日干开穴法的五行属性是"阳井金、阴井木"按相生的顺序分别与荥、俞、经、合相配，养子时刻注穴法的五输穴的五行属性与脏腑相一致。但是它们推算开穴的方法是相同的，都是按阳时开阳经穴，阴时开阴经穴，先开本经（日）值时（日）的井穴，然后按经生经、穴生穴的顺序开穴。所以，养子时刻注穴法各经值时所开的五输穴，与纳甲法各经值日所开取的五输穴是一致的。

3. 配合日干开穴法

每日值日经始开井穴的时辰与日干开穴法相同，即甲日甲戌时胆引气行为井、乙日乙酉时肝引血行为井、丙日丙申时小肠引气行为井、丁日丁未时心引血行为井等，以下顺次按时开取各经值时所纳的五输穴。

每时辰均有开穴，昼夜十二时，气血行过六十俞穴，十日一终，运行十干，日日相，连循环不息。除纳穴外，时干相同则开穴一致。如时干为甲者（除日干重见外下同）皆开窍阴、前谷、陷谷（丘墟）、阳溪、委中；时干为乙者，皆开大敦、少府、太白、经渠、阴谷；时干为丙者，皆开少冲、大都、太渊、复溜、曲泉。

4. 阳干注三焦，阴干注心包

遇阳干合处，气纳三焦，注于三焦经关冲、液门、中渚、阳池、支沟、天井六穴；遇阴干合处，血纳包络，注于心包经中冲、劳宫、大陵、间使、曲泽五穴。

5. 配用原穴

六腑的原穴，为阴阳二气出入之门户，不属井荥相生之法；阳经开俞穴时，返本还原，同开值时经的原穴。

6. 五门十变原则

按照甲与乙合、乙与庚合、丙与辛合、丁与壬合、戊与癸合的"五门十变"原则，刚柔相配的阴阳二经并行流注，交贯开穴。阳日气先血后，阴日气后血先。如甲日甲戌时，胆气初出为井，甲与乙合；己巳时，脾亦出血为井。又如乙日乙酉时，肝出血为井，乙与庚合；庚辰时，大肠亦出气为井。阴阳并行，流注无休。

根据"阴中有阳，阳中有阴，刚柔相配，相生注穴"的开穴方法，在其开阴经（或阳经）五输穴时，同时亦开其相合的阳经（或阴经）五输穴。如在甲时开取窍阴、前谷、陷谷（并过丘墟）、阳溪、委中的同时可顺序开取己时的开穴隐白、鱼际、太溪、中封、少海；在乙时开取大敦、少府、太白、经渠、阴谷的同时可顺序开取庚时的开穴商阳、通谷、临泣（并过合谷）、阳谷、足三里等。这种在时辰上应用"五门十变"规律，以互相开取阴阳相合二经所相生流注的五输穴开穴方法，大大增加了养子时刻注穴法的流注范围。

三、纳子法

纳子法又称纳支法，是以时支为基础，结合《难经》"实则泻其子，虚则补其母"的六十六穴中的子母补泻和"迎而夺之，随而济之"在时间上的迎随补泻，以及"不虚不实以经取之"的选用原穴、本穴等内容构成。

1. 时支

其时间因素是利用时支，而不用时干。时支十二个，每昼夜 12 个时辰，每时支支配一个时辰，固定不变。古人认为：每个时辰有一经气血旺盛

（其时辰与经脉的关系见地支节）。寅时为肺经流注时间，然后以经脉流注的顺序，分别与地支相配。所谓"迎之"是迎其所旺之时；所谓"随之"是随其所过之时。如肺气旺于寅，故在寅时行针，在肺经来说是"迎而夺之"；卯时在寅时之后，肺经旺时已过，故在卯时行针，在肺经则为"随而济之"。

2. 子母经与子母穴

脏腑经络各与五行相配而有五行所属，穴随其经脉，亦有五行关系。除此之外，五输穴也分别与五行相配，这样五输穴与五输穴之间、五输穴与脏腑之间及脏腑与脏腑之间就形成了"生克制化"关系，形成了"子母经"与"子母穴"的关系。在子午流注纳子法中，主要指本经五输穴之间的"子母"关系，因此在《针灸聚英·十二经井荥输经合补虚泻实》中，只提到了本经的子穴与母穴。

3. 本穴与原穴

《灵枢·经脉》云："不盛不虚以经取之。"《难经·六十九难》云："不实不虚以经取之者，当自取其经。"后世认为，此指虚实不明显，或不论其虚实，皆可选用原穴、本穴治疗。所谓本穴，就是本经之五输穴中与本经五行属性相同之穴，如肺属金，肺经的经穴经渠亦属金，故经渠为肺经之本穴。

根据高武的《针灸聚英·十二经井荥输经合补虚泻实》与本穴、原穴的关系，归纳出补母泻子取穴法，见表10-8。

表10-8 补母泻子取穴法

经别	五行	流注时间	应候举例	补法		泻法		本穴	原穴
				母穴	时间	子穴	时间		
肺	辛金	寅	咳喘、心烦、胸满	太渊	卯	尺泽	寅	经渠	太渊
大肠	庚金	卯	齿痛、咽喉及面口鼻疾	曲池	辰	三间	卯	商阳	合谷
胃	戊土	辰	腹胀、烦满、脚气	解溪	巳	厉兑	辰	三里	冲阳
脾	己土	巳	舌本强、腹胀满、体重、黄疸	大都	午	商丘	巳	太白	太白
心	丁火	午	咽干、舌痛、掌热	少冲	未	神门	午	少府	神门
小肠	丙火	未	项强、颔肿、肩痛	后溪	申	小海	未	阳谷	腕骨
膀胱	壬水	申	头顶、腰、背痛、癫疾	至阴	酉	束骨	申	通谷	京骨
肾	癸水	酉	心悸、腰痛、少气	复溜	戌	涌泉	酉	阴谷	太溪

经别	五行	流注时间	应候举例	补法		泻法		本穴	原穴
				母穴	时间	子穴	时间		
包络	君火	戌	痉挛、心烦、胁痛、妄笑	中冲	亥	大陵	戌	劳宫	大陵
三焦	相火	亥	耳聋、目痛、喉闭、癃闭	中渚	子	天井	亥	支沟	阳池
胆	甲木	子	头痛、胁痛、疟疾	侠溪	丑	阳辅	子	临泣	丘墟
肝	乙木	丑	胁痛、疝气、呕逆	曲泉	寅	行间	丑	大敦	太冲

四、子午流注针法的临床应用

子午流注的临床应用很多，无论是病种上还是方法上都有一定的进展。

1. 按时配穴

按时配穴是在按时开穴的基础上，再根据病情，配用与疾病相适应的腧穴。即无论是什么病，先根据子午流注选用所开之穴，然后再根据病情，依据配穴原则，选用与疾病相适应的腧穴。此法多应用于急性病。如患者于某日中午来诊，根据推算结果（或查万年历、查表、利用指盘等方法）为丁日丙午时，开三焦经中渚穴。先针患者之中渚穴，然后再针与疾病相适应之腧穴。有研究认为，利用按时配穴治疗疾病比单纯应用治疗穴效果好，尤其对于一些急性病、疼痛性疾病或久治无效的疾病，这主要是用"纳甲法"的开穴法。

2. 定时治疗

有些慢性疾病可以采用定时治疗的方法，即根据病情，认为某穴效果好，则预约患者，当这个穴开的时候进行治疗。如慢性咽痛，因肺热而引起，应清肺热，当选用肺经荥穴鱼际，以清肺热，因鱼际属火。经推算结果，鱼际穴在己日和甲日的辛未时开，故让患者在那天的当地时间一点到三点之间进行针灸治疗。过去应用纳甲法，开穴时间较少。自从推广养子时刻注穴法后每天六十六穴都开，这在应用上就比较方便，尤其是根据刚柔相配、相生注穴的开穴方法，大大增加了治疗范围。可根据"六十六穴阴阳二经相生养子流注歌"的适应证随证定时治疗。

3. 合日互用

根据子午流注针法，阳日阳时阳穴开，阴日阴时阴穴开，若阳日阴时，阴日阳时无穴开时，其相对日之相同时间有开穴，在本日则为合穴。利用合穴治疗，则称合日互用，亦称夫妻互用。如《医学入门》说："阳日阳时已过，遇有急病奈何？曰：夫妻、子母互用，必须互用为贵。妻闭则针其夫，夫闭则针其妻，子闭则针其母，母闭则针其子，必定与病相宜乃直之。"合日互用之后仍有十二个时辰无开穴，由一四二五三〇规律补足，无需专门计算互用。

4. 表里配合

表里配合有几个意思，利用开穴同时，根据病情配合表里经腧穴治疗。如脾病，可在丙日或辛日的己丑时取太白，同时配胃经足三里。或乙日、庚日戊寅时取陷谷，同时配脾经太白。现在本经无开穴，可用表经之开穴。如肺经病，戊日无肺经穴开，可取庚申时大肠经的二间穴治疗。开原穴时，可配合表里经之络穴。如肺病，可在辛日、乙未时取肺经原穴太渊，同时配合大肠经络穴偏历，此谓"原络相配"。

5. 子母迎随

本法是纳子法的应用，根据虚实，在选穴上用子母穴，在时间上用迎随法，可用时选用或配用"本穴"与"原穴"。"本穴"和"原穴"亦可用于"不虚不实以经取之"。

第四节　灵龟八法与飞腾八法

灵龟八法和飞腾八法，简称八法，是利用八脉交会穴，结合八卦、九宫学说，按时取穴的一种方法，也是以时间为主要因素，属于时间针法的一种。

一、灵龟八法

"灵龟"为龟的一种，古代用其占卜。《辞海》引郭璞云："涪陵郡出大龟，甲可以卜。"古代传说，有神龟从洛水出现，背负"洛书图"，图中圈点即九宫之数。因此，"灵龟"系代表八卦、九宫等内容。"八法"则是代表八脉交会穴。灵龟八法是以八脉交会的八个经穴，经合八卦、九宫学说，根据日干支与时干支推算开穴的一种取穴法，又叫"奇经纳卦法"。

（一）灵龟八法的组成

灵龟八法由八卦、九宫、八脉交会穴等组成。

1. 八卦

八是《易经》中8种基本图形由"—"和"– –"符号组成。"—"代表阳，"– –"代表阴，结合自然现象组合而成，即乾（☰）、坎（☵）、艮

（☰）、震（☳）、巽（☴）、离（☲）、坤（☷）、兑（☱），分别代表天、水、山、雷、风、火、地、泽8种自然现象。

2. 九宫

在此代表数字与位置的关系，如《针灸大成·九宫歌》云"戴九履一、左三右七、二四为肩、八六为足、五十居中，寄于神位"，将上歌列成表，每行、每个对角线的和都相等。

3. 八脉交会穴

见本篇第九章第五节。

4. 八卦、九宫、八穴的关系

每卦、每宫都代表一个穴，并代表一定的方位，其关系见表10－9。

表10－9　八卦、九宫、八穴关系

八卦	乾	坎	艮	震	巽	离	坤	兑
九宫	六	一	八	三	四	九	二、五	七
八脉交会穴	公孙	申脉	内关	外关	临泣	列缺	照海	后溪

八 法 歌

坎一联申脉，照海坤二五，

震三属外关，巽四临泣数，

乾六是公孙，兑七后溪府，

艮八系内关，离九列缺主。

（二）灵龟八法开穴推算法

灵龟八法的开穴，是一日干支、时干支的代表数相加，再被9（阳日）、6（阴日）除，其余数，则是其代表的穴位。因此，应首先算出日干支和时干支的代表数。

1. 日干支代表数

灵龟八法临时干代数＝（十天干数之和×天干周转数－临时干数）÷天干周转数，所得余数，即为（55×10－X）÷10所得余数。其中X是指临时干数，也是指甲己、乙庚、丙辛、丁壬、戊癸的顺序代数。推算时只按甲、乙、丙、丁、戊推算，其余以相配数代之。

灵龟八法临时支代数＝［十二地支数之和×地支周转数－（地支比天干多的数＋临时支数）］÷地支周转数，所得余数，即为［78×12－（2＋Y）］÷12所得余数。其中（2＋Y）是因为地支比天干多2，故应减去，Y指临时支数，也是指子午、丑未、寅申、卯酉、辰戌、巳亥的顺序代数。推算时只按子、丑、寅、卯、辰、巳推算，其余以相配数代之（表10－10）。

表 10 – 10　日干支代表数

五行	天干	地支	代表数
土	甲己	辰戌丑未	十
金	乙庚	申酉	九
木	丙辛	寅卯	八
火	丁壬	巳午	七
水	戊癸	亥子	

八法逐日干支歌

甲己辰戌丑未十，乙庚申酉九为期，
丁壬寅卯八成数，戊癸巳午七相宜，
丙辛亥子亦七数，逐日干支即得知。

2. 时干支代表数

时干支代表数见表 10 – 11。

表 10 – 11　时干支代表数

天干	地支	代表数
甲己	子午	九
乙庚	丑未	八
丙辛	寅申	七
丁壬	卯酉	六
戊癸	辰戌	五
	巳亥	四

八法临时干支歌

甲己子午九宜用，乙庚丑未八无疑，
丙辛寅申七作数，丁壬卯酉六顺知，
戊癸辰戌各有五，巳亥单加四共齐，
阳日除九阴除六，不及零余穴下推。

3. 灵龟八法开穴推算

公式：（日干＋日支＋时干＋时支）÷9（阳日）或 6（阴日），所得余数，即为卦数代表之穴数。

例：求甲子日、辰时，灵龟八法如何开穴？

解：甲日为阳日，辰时为戊辰时。日干支为 10，子为 7。时干支：戊 5、辰 5。代入公式 ＝（10 ＋7 ＋5 ＋5）÷9……9，9 为离卦，为列缺，故开列缺穴。

例：求乙丑日、午时，灵龟八法如何开穴？

解：乙日为阴日，午时为壬午时。日干支为9，子为10。时干支：戊6、辰9。代入公式 = （9 + 10 + 6 + 9）÷6……4，4为巽卦，为临泣，故开临泣穴。

（三）灵龟八法的应用

1. 按时配穴和定时治疗

与子午流注一样，灵龟八法可以按时配穴和定时治疗。所谓按时配穴，就是先针开穴以后，再按病情配以相应的腧穴。定时治疗就是预约在所应用的腧穴开穴时间来治疗。子午流注法与灵龟八法比较，子午流注多用于急性病，按时配穴，因为每个穴十天只有两次开穴，有些在半夜，故应用定时治疗不甚方便。灵龟八法多用于慢性病，每天大部分穴都开，更适合定时治疗，治疗范围更广。

2. 八穴配合应用

如公孙多同时配内关穴。

3. 按八脉交会穴主病，可定时配穴

如九种心疼，一切冷气，在开公孙穴时除针公孙外，再配以大陵、中脘、隐白。

4. 与子午流注同用

即在这个时辰，子午流注的开穴与灵龟八法开穴同时用，或哪个穴合适选哪个穴。

二、飞腾八法

飞腾八法与灵龟八法不同，飞腾八法只利用时干，因此推算出日干后，再从日干推到时干，结合飞腾八法歌，便知开哪个穴位。见表10-12。

表10-12　时干八卦八穴配合

时辰	壬甲	丙	戊	庚	辛	乙癸	己	丁
八卦	乾	坎	艮	震	巽	离	坤	兑
八脉交会穴	公孙	申脉	内关	外关	临泣	列缺	照海	后溪

飞腾八法歌

壬甲公孙是为乾，丙居艮上内关然，

戊为临泣生坎水，庚属外关震相连，

辛上后溪装巽卦，乙癸申脉到坤传，

己土列缺南离上，丁居照海兑金全。

第十一章 四总穴、常用基础方选释与一针灵

经验、心得、学问、知识是在前人基础上逐渐积累的，临床医生涉及的范围广了，经验就逐渐丰富了，所以需要更多人的参与。于致顺教授经过多年针灸理论的学习与临床实践总结出一些心得体会。

第一节 四总穴的应用

四总穴歌

肚腹三里留，腰背委中求。

头项寻列缺，面口合谷收。

对此后世补充有胁肋支沟取、心胸内关谋；也有的补补为疼痛取阿是、心胸内关谋；又有人补充两臂曲池妙、两腿肩井搜。由于针刺"肩井"穴有一定的危险，故当改为两腿阳陵搜。此二穴皆为局部之大穴，并在肘、膝部，在四肢的中心，因四总穴歌中没有治疗胸胁部病证，故补充了胁肋取支沟、心胸取内关的二穴应用。这些穴都是古代医家多年的经验总结，可作为各种疾病治疗的基础穴。

一、足三里

俗语云："学会了足三里，一辈子不缺米。"

1. 治疗脾胃病

足三里是胃的下合穴，合治六腑，故可治疗胃病。脾与胃相表里，故又可治疗脾病。治疗脾胃病时，可与中脘相配合（在基础方中介绍）。

对食道癌患者进行临床观察时发现，针刺足三里穴可以使食道蠕动增强，管腔增宽，解除痉挛。针刺胃病患者的足三里，其胃电图显示有双向调节作用。

"脾为生痰之源、肺为贮痰之器"，痰分为有形之痰与无形之痰。痰在肺，长期咳嗽、痰多、短气不足以吸等有脾虚症状者，在选用肺俞、中府、膻中的同时也要配合足三里；痰生怪病，治疗癫狂痫、抽搐等患者时也可

以配合足三里。

2. 保健作用

"常灸足三里，胜吃老母鸡"。足三里穴具有补肾益精、补益脾胃、补血养阴等作用。"若要身康安，三里常不干"，古人也常灸足三里用于养生保健。研究证明，针刺足三里有调节机体免疫力、增强抗病能力的作用。这充分说明足三里具有调节机体功能的作用，具有很好的保健作用。

3. 局部治疗作用

治疗下肢疾病，配合其他局部腧穴，效果更好（在基础方中介绍）。

二、委中

1. 治疗腰腿痛

尤以急性的实性疼痛为主，临床上常用于治疗急性腰骶劳损、急性腰肌损伤、急性腰扭伤等。委中是足太阳膀胱经的合穴，腰背部的经络几乎被膀胱经所占，故可治疗腰脊强痛。同时可配合腰的疼痛部位及压痛部位，在足太阳膀胱经的循行路线上配合其他穴位，例如腰背疼痛在脊柱上的可选用后溪或人中穴。一般针委中穴，多使针感放射到足部，即针刺胫神经上效果更佳。有人认为，用拍打委中的方法效果要优于针灸按摩疗法。一般打到患者委中一带出现瘀青或者发红，有红丝为好，哪边疼就重拍打哪边，三天内拍打部位不要见水，洗脚也简单一点，同时少吃发物。这种观点认为，在疾病状态下，对两腿委中穴进行按摩会促进小腹部（即下丹田部位）黄色真气成立体、棱形聚集，驱散腰部的不良瘀积，从而恢复腰背功能正常状态。还有人认为，委中治疗腰背痛当以刺血为主，通过刺血的方法以达郄穴止急痛之功，故有"血郄"之称。《素问·刺疟》中云："足太阳疟，令人腰痛头重……刺郄中出血。"指出足太阳经疟疾出现腰痛头重，不易痊愈，可采用刺委中穴出血的方法治疗。

2. 治疗股膝挛痛、风湿痹痛

在下肢取其局部选穴之意，可配合局部的其他穴。

3. 治疗急性腹痛、吐泻

急性吐泻、腹痛俗称"霍乱"，施治时可配合曲泽，四肢的委中和曲泽四穴均位于膝弯、肘弯，故称为"四弯穴"。治疗霍乱多用放血，或刮痧。

此外，尚可治疗小便不利、遗尿。委中为膀胱的下合穴，取"合治内腑"之意。治疗丹毒，采用放血，或刮痧。治疗瘰疬，采用隔蒜灸治疗。

三、列缺

列缺治疗头痛很多文献都有记载，《席弘赋》云："列缺头痛及偏正。"《灵光赋》云："偏正头痛泻列缺。"《天星十二穴治疗杂病歌》中说列缺"善疗偏头患"。但目前临床用列缺穴治疗头项痛的报道较少。列缺位于筋骨之侧，不易得气，如不能很好得气，对头项强痛的奏效就不够理想，现多以合谷代之。

四、合谷

合谷乃大肠经之原穴。原穴者，生命活动之根源动力所在，是脏腑元气汇聚出入之所在，是脏腑真气输注于经络的部位，具有开窍醒神、清泻阳明、疏风镇痛之效。

①治疗头面五官病：配合器官周围的局部穴，如眼病，一般选用周围的太阳、四白、阳白、丝竹空、瞳子髎、鱼腰等；一些慢性眼病加用框内腧穴，如睛明、上明、承泣、球后等；鼻病加迎香、印堂，或加外关。因列缺穴局部肌肤浅薄，不易实施手法，故头部病也多用合谷穴，同时配合局部腧穴治疗，如牙痛用颊车（下牙痛）、下关（上压痛）；咽喉肿痛，局部用廉泉，用少商、商阳点刺放血；头面五官病有风热症状时皆配以风池穴。②治疗外感：多配合曲池（在基础方中介绍）。③治疗经闭、滞产：配合三阴交（在基础方中介绍），可用于妇科疾病之经闭、滞产等。

五、支沟

支沟穴为手少阳三焦经之经穴，少阳经行身之侧，故治疗体侧病证。因其经脉"起于小指、次指之端……循臑外上肩……入缺盆，布膻中"与腹部、下肢无关，故治疗胁肋病（胁肋支沟取），可与阳陵泉配合。其为手少阳经脉，虽不上头面，然连于足少阳胆经与头面相关，如"足少阳胆经起于目锐眦，上抵头角下耳后"，从而支沟穴可治耳病。三焦属相火，相火胜可致便秘，故可与足三里（胃经穴）或天枢（大肠募穴）配合。

六、内关

内关为手少阴心包经之络穴，阴维脉之代表穴。"手厥阴心包络之脉，起于胸中，出属心包络……其支者循胸出胁……"故可治心胸病（心胸内关谋）。中医把胃病也归于心病，故可治胃痛、呕吐等胃病。与公孙（冲脉代表穴、脾经络穴）配合，可治疗心胸胃病。心主神明，故心包之络可治癫狂痫。曲池、阳陵泉治疗上、下肢病，取其局部选穴之意。

第二节　常用基础方选释

1. 曲池、合谷

【功效主治】清散上焦之风热，配头面部腧穴而治头面部疾病。

【方解】二穴属于阳明，能清散风热。其循行上头面，为清理上焦、头面之要穴。治头面部疾病，可以此为主（也可单独用合谷），加用头部腧穴。如眼部疾患加太阳、睛明、丝竹空；鼻病加迎香，禾髎；面颊部疾病加下关、地仓、颊车、颧髎；牙痛加下关、颊车；耳病加翳风、听宫、听会；咽喉肿痛加少商、商阳放血等。二穴又为手阳明大肠经穴，与肺相表里，有清理肺气之功，故又可理肺，治咳嗽及上肢之皮肤病。

2. 大椎、曲池、合谷

【功效主治】清热解表，用于外感、疟疾及一些热病。

【方解】大椎为手足三阳与督脉之会，纯阳主表，纯阳主热，可疏泄在表之邪，可清气分之热。佐以曲池、合谷，皆阳明经穴，以阳从阳，协助大椎调和营卫，清里解表，治一切在表之邪热；能治疟以其能和解半表半里之故。兼头痛项强，可配风池、风府；热而心烦、小便少赤加内关；若有谵语、便燥等胃家实者，加丰隆、三里；若见胁痛、呕吐等少阳证者，加支沟、阳陵泉；伤风鼻塞加上星、迎香；头痛加太阳。

3. 肩髃、曲池、合谷

【功效主治】清阳明，通经络，搜风逐邪，为治上肢之主方。

【方解】三穴在上肢，可治疗一切经络客邪、气血阻滞之症，如中风、偏枯及诸痹不用在上肢者，也有局部取穴之意。根据疾病之重点，尤其是以疼痛为主者，在疾病部位加用相应之局部腧穴，如以肩痛为主，则加用肩髎、肩贞；在肘部加尺泽、小海等。有人以极泉代替肩髃，针刺时，针感传到指尖，效果较好。实际是针刺到神经干，具体部位在极泉穴下 1 寸处，强刺激，不留针。也有人用天鼎穴、下颈部之夹脊穴，实为刺激颈神经丛或神经根。

4. 环跳、阳陵泉、昆仑

【功效主治】疏通经络，治下肢之主方。

【方解】三穴均为下肢之主穴，故可疏通下肢经络之瘀滞，调和下肢之气血，故中风偏枯、诸痹不仁、萎废不用等在下肢者皆可用。因阳陵泉为筋之会，尤有舒筋利节之功，故对于筋挛、腰痛等皆可治之。具体应用时，可根据疾病部位，加用局部腧穴。环跳穴要求针感传到全下肢，这也是刺激神经干，也有人加用委中穴，也是刺激坐骨神经干之意。

5. 丰隆、阳陵泉

【功效主治】降逆通便，治疗大便秘结之症。

【方解】二穴合用，为通大便之主穴。丰隆为足阳明胃经之络穴，别走太阴，其性通降。阳陵泉为胆之合穴与下合穴，可治胆病，并有沉降之能，二穴同用，有承气之功，而无承气之峻猛，治疗大便秘结甚为稳妥，使用时可配合腹部的天枢穴。

6. 曲池、三阴交

【功效主治】清血分之热，治疗疮疥及妇女病。

【方解】曲池属阳明在上，性游走通导，能清热搜风；三阴交为三阴之交，功具理肝脾肾在下，为血分之要穴。曲池与三阴交穴能清血中之热，搜血中之风，活血通瘀，故可用于治疗血热之脘腹胁痛及妇女病，使用时可配合胸腹部腧穴。因曲池、三阴交清血分之热，故可治疗疮疥、瘾疹等皮肤病因血热者，使用时多配合血海。古人认为，补合谷、泻三阴交，可引血下行，用于经闭、滞产；泻合谷、补三阴交有安胎作用，研究证明，针刺三阴交，可引起子宫收缩，当慎用。

7. 足三里、三阴交

【功效主治】补气养血，为治疗腹部疾病之主方。

【方解】足三里为胃经的合穴，能升阳益胃；三阴交为脾经腧穴，能滋阴健脾，二穴阴阳相配，为治脾胃虚弱、气血双亏之主方。临床用于消化不良、神经衰弱、失眠健忘等均有效。·足三里在四总穴歌谓"肚腹三里留"，三阴交为足三阴经之交会，足之三阴从足走腹，二穴所过经脉均与腹部密切相关，经脉所过，主治所及，故为治疗腹部疾病的主方。

8. 阳陵泉、足三里

【功效主治】疏经通络，清肝和胃，治疗下肢疾病与肝胃不和之胃肠病。

【方解】两穴均在膝关节，主治局部疾病，为治下肢诸痹痿之主穴。阳陵泉又为胆经合穴、下合穴，胆经之关键；足三里为胃经合穴、下合穴，胃府之枢纽。泻阳陵泉可肃清净之府，平肝火之上逆；泻足三里可导胃中之浊。凡木土（肝胃）不和之症，如吞酸口苦、泄泻、呕吐等用之即效。

9. 阳陵泉、曲池

【功效主治】疏郁理气，通经疗痹，用于风湿性关节炎及腹部疾患。

【方解】曲池在肘部，阳陵泉在膝部，都位于大关节之处。曲池能行气血，通经络；阳陵泉能舒筋骨，利关节，二者配合，相得益彰。《百症赋》之"半身不遂，阳陵远达于曲池"只是举其要，诸如厉节、诸痹等症，皆有效。曲池又为大肠之合穴，能清肺热，解表；阳陵泉为少阳之合穴，能泻肝胆，凡属肝肺抑郁、胸胁作痛或热结肠胃、腹胀便浊等症，借其清利疏泄之功，皆可收效。

10. 合谷、太冲

【功效主治】通关开闭，用于治疗昏迷、癫狂之症。

【方解】合谷与太冲皆属原穴，又皆位于手足两歧骨间。合谷主气，太冲主血，二穴同用，有斩关破巢之功，所以叫"四关"。可搜风理痹，通经行瘀，治疗咽喉肿痛、喉痹。配丰隆、阳陵可治癫狂；配百会、神门可以镇痉安神。

11. 合谷、足三里

【功效主治】调理肠胃，用于治疗腹部疾病。

【方解】二穴皆属阳明，一手一足，上下相应。合谷为大肠原穴，能升能降，能通能宣；足三里为胃之合穴，补之益气升清，泻之通阳降浊，二穴相合，为清理肠胃之良方。

12. 气海、天枢

【功效主治】温补脾肾，主治下腹部疾病。

【方解】气海位于下焦，为肓之原，男子生气之海，补之可温下元、振肾阳，具温中散寒、回阳固脱之功。天枢为胃经之腧穴，大肠之募穴，位于脐旁，有分理水谷糟粕、清导一切滞浊之能。取气海以振下焦之气，取天枢以调大肠功能，所以能治腹寒、疝瘕、胀满疼痛、遗精阳痿、小便不利、妇女月经诸疾，为虚劳痛疾羸瘦之良方。使用时当配合三阴交。

13. 关元或中极、三阴交

【功效主治】温肾壮阳，治疗不孕不育、小溲病。

【方解】关元为元阳交关之处，又称"气海"，是补肾气之要穴。中极是膀胱的募穴，穴处在下腹任脉经穴，分布在下腹部，具有回阳、固脱、强壮作用，主要治疗经带、肾、膀胱、肠及前阴病，属局部取穴。三阴交是足三阴经交会穴，足三阴经具有治疗下腹部及其内脏的作用，故其交会穴三阴交是治疗下腹部及其内脏疾病的主要腧穴。三穴合用，为治疗经带等妇科病、遗尿、遗精、阳痿等病证的基本方。若中气不足可加百会，根据病情进行加减。

14. 中脘、足三里

【功效主治】调理胃肠功能，治疗胃病（脾胃病）及腹部疾病。

【方解】中脘是胃之募穴，足三里为胃之合穴与下合穴，配合应用，为治脾胃病的基本方。中脘又为腑之会穴，能清六腑，为主；足三里为治腹疾之要穴，"合治内腑"就是指下合穴。配之能引胃气下行，降浊导痞滞，为辅，协助中脘，以利运行。凡消化不良、胀痛积聚、停痰蓄饮、反胃吐泻等症均有良好的效果。反胃恶心，加内关；泄泻、痢疾，加天枢、上巨虚；湿热证，加合谷；久痢，加脾俞，灸神阙；痛甚，加梁丘；肝犯脾胃，加太冲；脾阳不振，加脾俞、肾俞等；胃下垂针中脘时，要深刺 1.5～2 寸，针下要有抽动聚集的感觉，或用粗长针或加建里透神阙。

15. 鱼际、太溪

【功效主治】滋肾清肺，主治肺肾亏虚之虚劳。

【方解】虚劳之症多因溺于酒色，沉于思欲，以致脾肾两亏，阴液枯竭，不能上滋心肺，致虚火刑金，遂现虚损。取太溪补水中之土，润燥生金；辅以鱼际，泻金中之火，逐邪以扶正。肺有所养，则虚劳自愈。

16. 天柱、大杼

【功效主治】疏通颈项部之经络，治疗项背强，并有清内脏之功。

【方解】二穴位于项背，为太阳经穴，故可治邪在太阳之项脊强痛等症。脏腑之俞皆在背，大杼穴在《内经》称为大俞，为俞之大者，故可调整脏腑之功能，使用时可根据疾病所在脏腑而选用相应的背俞穴。

17. 少商、商阳、合谷（放血）

【功效主治】清热利咽，开窍化瘀，为治疗小儿感冒、吐泻、昏迷的良方。

【方解】三穴配合，可清肺热，以治咳嗽、发热、喉痹；能开清窍，以治中风、昏迷及吐泻。咽喉症，多因内热郁结，但有热在脏在腑之别。此三穴，仅泻太阴、阳明之热，其力有限。若症情严重，须加关冲、中冲、少泽等穴配之；若小儿外感时邪，兼有停饮积滞，以致吐泻，可加四缝；腰痛加隐白、历兑；热甚烦躁加少冲、中冲、少泽；热极生风，惊痫瘛疭，目直色青，或角弓反张者，可再取十二井、十宣等穴。此方不但为儿科要穴，成人内热、外感各症，先刺出血，重者亦可见效，轻者可使立愈。

18. 合谷、复溜

【功效主治】发汗，止汗，用于表虚表实之证。

【方解】两穴同用，若补复溜、泻合谷能止汗；补合谷、泻复溜能发汗。复溜为足少阴肾经之穴，补之可温肾中之阳，升膀胱之气，使阳气外卫自实；泻合谷可清气分之热，热清表固则汗自止。补合谷者托邪外出，使邪由汗而走；泻复溜者，疏泄表阳，以达开毛窍之功，毛窍开则邪随汗而出，故可发汗。

19. 劳宫、足三里

【功效主治】散郁结，调脾胃，主治心胃热盛之痞满、呕吐。。

【方解】劳宫属心包络，性清善降，能开七情郁结，尤能清胸膈之热，导心胃之火下行之路；足三里可泄心胃之热。凡结胸痞满、呕吐干哕、噫气吞酸、烦倦嗜卧等症皆可收效。

20. 内关、三阴交

【功效主治】滋阴清热，主治肺肾阴虚之虚劳证。

【方解】内关为手厥阴心包经之络穴，别走少阳三焦，能清心胸郁结，使之从水道下行；三阴交可滋阴养血，配之能滋阴清热，为治阴虚劳损之要法，凡骨蒸盗汗、咳嗽，失血、梦遗、经闭等症皆可用之。

第三节　一针灵的应用

一、养老穴治疗腰痛及老年肩

四总穴歌中有"腰背委中求"，一般腰背疾病可用委中穴，但治疗急性疼痛性疾病应在针刺的同时活动局部，但用委中穴时则不方便活动腰部。委中穴属足太阳膀胱经穴，临床上多用同名经手太阳小肠经的"养老"穴代替。养老穴属郄穴，可以治疗急性疼痛性疾病，针刺时，掌心向内，由远端向肘部方向刺入1寸余，边捻转，边活动腰部，令其向最痛的方向运动，对于急性腰扭伤及各种腰痛，可以收到立竿见影的效果。

腰痛可分太阳经腰痛（痛在两侧）和督脉经腰痛（痛在正中），太阳经腰痛可用养老穴，督脉经腰痛则用人中穴。治疗腰痛及扭闪，还有人用阳陵泉，取其筋会之意。也有人用后溪。后溪属手太阳小肠经腧穴，也是八脉交会的督脉代表穴，督脉之为病，脊强反折、用之。此三穴治疗腰痛的效果如何？没有人进行对比观察。"针之要，气至而有效"，落枕穴治疗落枕、支沟治胁痛等皆用的是强刺激手法，目的为针下得气。一边用重手法针刺，一边让患者用最痛的方法活动，可立即获取效果。巴甫洛夫学说中有个"优势法则"。他认为，大脑如果有一个强的兴奋点就可以抑制别处弱的兴奋点，从而改善症状。

肩周炎以疼痛为主，是由于疼痛而引起功能障碍，治疗当以"局部"运动为主要手段。针刺的主要目的是止痛，使其能运动，当用对侧养老边行针（多用强捻转）边运动肩部，令患者向疼痛严重的方向运动，这样可大大减轻疼痛。

二、灸至阴穴纠正"胎位不正"

胎位异常是指妊娠 7 个月后，胎儿在子宫内的位置异常。正常胎位中，绝大多数为枕前位。妊娠 30 周后，经产前检查发现胎位呈枕后位、臀位、横位等，称胎位不正。一般孕妇本身多无自觉症状，经产科检查后，才能明确诊断。

方法：至阴穴只灸不针，妊娠 7 个月左右胎儿尚未进入骨盆者效果最佳。至阴穴是膀胱经之井穴，是肾经脉气始接之处。刺激至阴穴可激发膀胱经脉气，既可调整肾经脉气，调节阴阳平衡，又可沿肾经循行路线传递信息至腹部胞宫，维系和调畅胞宫气血，从而矫正胎位。现代神经解剖学发现，至阴穴处有来自腰 4～骶 5 神经根的腓浅神经分支，灸至阴穴可调节内脏，营养神经，使子宫平滑肌缩短，从而纠正胎儿错位。灸时当选择屈膝位，可让患者自行睡前进行，有的只 1 次就使胎位恢复正常。

三、落枕穴或加精灵穴治疗落枕

落枕针刺部位：患侧落枕穴（在手背第二、三掌骨间，掌指关节后约 0.5 寸处）和精灵穴（左手背第四、五掌骨中点，第四指伸肌腱尺侧凹陷中）。

具体操作：患者取坐位，将患侧手掌（掌心朝下）平放在桌面上，术者持 0.35mm×40mm 毫针，穴区皮肤常规消毒，快速进针 1～1.5 寸，捻转得气后，留针 15～20 分钟。每隔 5 分钟捻转行针 1 次，以泻法为主，持续 1 分钟左右，刺激量以患者能忍受为度。留针的同时，嘱患者前后左右缓慢、柔和地活动颈部，每日 1 次。由于针刺后疼痛感增强，叮嘱患者针刺后不宜开车、骑车等须手部用力的项目。

亦有用新落枕穴，位于前臂伸侧中线，沿闪腰穴向肘端移行至肘横纹下 2 寸，正当桡骨小头内侧，桡骨与尺骨之间的空隙中（闪腰穴在曲池与阳池两线肘断 1/4 处）；或者后溪穴快速进针 1 寸，嘱咐患者咳嗽，目的为进针时分散注意力，减轻疼痛，直刺半寸行针得气后做颈部转动，待颈部活动轻松，疼痛减轻时可起针。

四、支沟穴治疗肋间神经痛

肋间神经痛又名肋间神经炎，是一组症状，指胸神经根（即肋间神经）因于不同原因损害，如胸椎退变、胸椎结核、胸椎损伤、胸椎硬脊膜炎、肿瘤、强直性脊柱炎等或肋骨、纵隔、胸膜病变，肋间神经受到压迫、刺激而出现的以胸部肋间或腹部呈带状疼痛的综合征。其疼痛性质多为刺痛或灼痛，并沿肋间神经分布。四总穴的补充有"胁肋支沟取"。支沟穴位于腕背横纹上3寸，尺骨与桡骨正中间。

具体操作：吸气时进针、呼气时出针，针尖向上方，在支沟穴施手法行针的同时让患者适当地做深呼吸，每穴操作1分钟。每隔10分钟运针1次，每日1次，每次留针30分钟。

闪挫络脉被瘀血所阻，肝气不疏，经气运行不畅，胁痛乃发，治则以疏肝理气、通经止痛为大法，胁肋是足少阳循行的部位，支沟为手少阳三焦经之络穴，为治疗胁肋痛乃之要穴，有疏泄肝胆之气、通经活络止痛之功。

五、长强穴治疗癫痫、脱肛

用长强穴治疗癫痫时，必须使针感向上传到头部，如此效果最佳。此部位针刺时很不方便。长强穴又可治疗脱肛，针刺在肛门括约肌上，强刺激，可改善括约肌的张力，也可以在3点、6点处加刺。长强穴止泻作用明显，因为长强穴位于肛门处，肛门为大肠之门户，故有调节大肠之功能，故可用于泄泻、痢疾、便血、痔疾、大便失禁、脱肛等大肠及肛门疾病的治疗。长强为督脉络穴，别走任脉，又为足少阴和督脉的交会穴，"任主胞胎""肾司二便"，故长强穴可治二便失禁。治疗效果与针刺的深度和刺激量有直接关系，刺激量越大止泻效果越明显。

六、龈交穴治疗痔疮

人体直肠末端黏膜下和肛管皮肤下静脉丛发生扩张和屈曲所形成的柔软静脉团，称为痔，又名痔疮、痔核、痔病、痔疾等。西医学所指的痔疮包括内痔、外痔、混合痔，是肛门直肠底部及肛门黏膜的静脉丛发生曲张而形成的一个或多个柔软静脉团的一种慢性疾病。中医学认为，饮食不节，易生湿积热，湿热下注肛门，使肛门充血灼痛，引发痔疮。劳累过度，久坐则血脉不行，久行则气血纵横，瘀血流注肛门而生痔疾。便秘，久忍大便，大肠积热，也是痔疮发病的一个原因。治疗时以清热凉血祛风、渗湿止血为原则。

龈交穴位于唇内，上唇系带的根部，上唇系带与上牙龈的交点。临床发现，痔疮患者多在龈交穴处找到圆形或长形粟粒样滤泡，滤泡在上唇系带高位者多为内痔，在低位者多为外痔，在系带中间者多为混合痔；病程短者滤泡呈红白色鲜嫩样，病程较长者滤泡呈灰暗色混浊样变。

治疗时将患者上唇翻开固定，充分暴露上唇系带，局部常规消毒，用皮试针挑起系带表层，注入1%盐酸利多卡因约0.1mL局部麻醉。患者有麻胀感后，可用微波治疗仪点刺烧灼滤泡，使其呈白色组织凝固样变即可。若滤泡呈实心样，烧灼时则应将蒂根一并烧灼凝固，注意勿将系带烧断。滤泡不明显者，点刺烧灼龈交穴1次，使凝固样变即可。术后常规消毒。根据"经脉所过，主治所及"的特点和"病在下者高取之"的取穴原则，龈交穴隶属督脉，点刺本穴可以疏通督脉，行气血，和阴阳，从而改善局部血流达到治疗目的。

七、内关穴治疗呃逆

呃逆常由于饮食不当、情志不遂、脾胃虚弱而引起。饮食不当，进食太快太饱，过食生冷，过服寒凉药物，致寒气蓄积于胃；或情志不遂，恼怒伤肝，气机不利，横逆犯胃，胃失和降，胃气上逆，循手太阴肺经之脉上动于膈，发生呃逆。西医学将呃逆称为打嗝，常由物理或生化刺激所引起，若为胃肠功能或器质病变引发，则发作频繁且治疗不易改善。

内关穴位于前臂掌侧，当曲泽与大陵的连线上，腕横纹上2寸，掌长肌腱与桡侧腕屈肌腱之间。内关为手厥阴心包经的络穴，也是八脉交会穴，通于阴维脉，主治心痛、胃痛、呃逆、呕吐等。厥阴心包经始于胸中，属心包络，下行至膈膜，因此，内关穴有宽胸理气、利膈、止吐的作用。针刺内关穴能够抑制胃液分泌，调整胃肠功能，解除胃肠痉挛等。

八、曲骨穴治疗尿潴留

尿潴留是指控制膀胱的中枢或周围神经病变导致膀胱内充满尿液而不能排出的病证，常为低级排尿中枢的传入或传出神经受损所致。中医将尿潴留称之"癃闭"，发病原因是嗜食辛辣、肥甘厚味，邪热伤阴，瘀血阻塞水道或体虚久病，肾阴枯伤，小便传送无力，使气机闭滞，膀胱气化不利而成。治疗本病宜清热利水，疏肝理气，行瘀散结，升清降浊。

曲骨穴位于前正中线上，耻骨联合上缘凹陷中。用1.5～2寸毫针，以35°夹角向阴部方向斜刺，并配合呼吸补泻法。患者呼气时进针，吸气时出针，为补法。留针30分钟，每5分钟行针1次，使针感传至阴部后出针。曲骨穴是足厥阴肝经与任脉交会穴，能疏通膀胱经气，使受损气机恢复正常。

九、大椎穴放血拔罐治疗感冒发热

大椎穴在后正中线上，第7颈椎棘突下凹陷中。大椎穴为督经穴。督脉总督诸阳，为阳脉之海，全身阳经阳气都交会于督脉的大椎穴。大椎穴与手足三阳经相通，并居于经气由背入颈之要位。刺激大椎穴可疏通督脉，调整全身功能，解一切表证。大椎穴居背部高点之处，对于风寒外袭，表阳闭郁的风寒感冒，具有宣阳解表、散风退热和解表的作用。此外，本穴还可平复偏亢的肝阳，对高血压病也有效。

具体操作：用三棱针点刺后，挤捏穴位出血数滴，然后用玻璃罐闪火法拔罐，留罐时间约 10 分钟，出血量以 2～5mL 为宜，每天治疗 1 次，最长不超过 3 天，嘱咐患者大量饮用白开水。

十、四缝穴点刺治疗小儿伤食泄泻

四缝穴位于第 2～5 指掌侧，近端指关节的中央，每侧 4 穴，左右共 8 穴。

具体操作：常规消毒后，用三棱柱或针头点刺 0.1～0.2 寸，挤出黄白色透明样黏液或血液 2～3 滴。每次选 4 穴，每日 1 次，4 次为 1 个疗程。针刺期间鼓励小儿多进清淡流食。本法仅对伤乳、伤食而致的泄泻有特效。临床实践发现，伤乳、伤食越重，针刺四缝穴流出的黄白色透明样黏液越多。四缝穴点刺放血可用于小儿厌食、小儿疳积、小儿感冒，是小儿消化系统疾病的特效穴。

十一、人中穴治疗急性腰扭伤

急性腰扭伤又称急性腰肌筋膜扭伤，俗称闪腰，病因病机为跌仆腰筋，气滞血瘀，经络不通。治疗原则是舒筋活血通络。

人中也称水沟穴，位于人中沟的上 1/3 与中 1/3 交点处。治疗急性腰扭伤时，需要使用强刺激手法，持续捻转 1～2 分钟，并嘱咐患者同时活动腰部，留针 15 分钟，留针期间行针 1～2 次。因其为督脉经穴，故主要治疗督脉经的腰痛。

十二、合谷穴治疗牙痛

牙痛又称齿痛，或牙齿痛，是口腔疾病中常见的症状。中医学认为，牙痛应从胃肾论治，亦有从肝论治者。穴位止痛一般用于神经性牙痛或有轻微炎症者效果佳，而炎症明显甚至化脓者则效果比较短暂，需同时服用消炎抗菌药，或加服止痛片。

合谷位于手背第 1、2 掌骨之间，约平第 2 掌骨中点处。针刺时针尖略向上斜刺，先捻转弱刺激 2～3 分钟，然后上下轻提插 10 分钟左右，再以强刺激大幅度捻转 1 分钟，以患者感到强烈的酸、麻、胀感向上臂放射为佳。《四总穴歌》云"面口合谷收"。手阳明经脉入下齿中，合谷为阳明经原穴，有清泄阳明之热之功，为治疗牙痛之要穴和验穴。

十三、迎香穴治疗过敏性鼻炎

过敏性鼻炎属变态反应性鼻病，以鼻痒、喷嚏、鼻分泌亢进、鼻黏膜肿胀为主要特点。本病属中医学"鼻鼽"范畴，病位主要在肺，而鼻为肺之窍。肺与大肠相表里，治疗过敏性鼻炎可选用阳明大肠经的穴位，以通鼻窍。

迎香位于鼻翼外侧缘中点旁开与鼻后沟交点处。针刺时针尖向鼻通穴透刺，深 0.5 ~ 0.8 寸，使局部胀感，有时扩散至鼻，有泪，留针 20 分钟。针刺迎香穴可以调节鼻腔内交感神经与副交感神经的平衡，使鼻分泌物减少，改善鼻黏膜的病理变化，消除临床症状。

十四、耳尖穴治疗小儿痄腮

痄腮又称流行性腮腺炎，是一种由病毒引起的急性传染病，常于冬季发病，多见于 5 ~ 10 岁的儿童。本病主要通过飞沫及与患者接触后传染，多发于人群聚集处，如幼儿园、学校等。本病前期症状一般较轻，表现为体温中度增高、头痛、肌肉酸痛等。腮腺肿大是本病的首发症状，持续 7 ~ 10 天，常一侧腮腺先肿，2 ~ 3 天后对侧腮腺亦出现肿大，有时肿胀仅为单侧。腮腺肿大的特点是以耳垂为中心向前、向后、向下扩散，边缘不清，触动有弹性感，疼痛，表面皮肤不红，可有热感，张口、咀嚼特别是吃酸性食物时疼痛加重。肿痛在 3 ~ 5 天达到高峰，1 周左右消退。常有腮腺管口红肿，同侧咽部及软腭可有肿胀，扁桃体向中线移位，喉水肿亦可发生，躯干偶见红色斑丘疹或荨麻疹。

具体操作：治疗时选取耳尖穴，操作为对折耳屏，在耳尖上方高点处，用三棱针点刺放血。

十五、次髎穴治疗月经不调

月经不调是妇科常见病，临床主要表现为月经周期或出血量异常。中医将月经不调分为月经先期、月经后期、月经过多或月经过少。其发病机制与肝、脾、肾及冲任等脏腑功能失常、气血阴阳失调有关。临床上往往不是单纯一种情况出现，如月经过多常与月经先期同时出现，月经过少常与月经后期并见。本病治疗需辨别寒热虚实，治法上可针可灸。

次髎穴位于第 2 骶后孔中，操作时用细三棱针点刺小脉络，亦可点刺双侧穴位皮肤出血，拔罐吸出血液 5～15mL。于月经来潮时放血 2～3 次，通常放血 3～5 个周期症状可减轻或消失。

十六、梁丘穴治疗胃肠痉挛

胃痉挛最常见的原因是食物刺激，比如冷热、辛辣刺激等。胃痉挛还与食物不卫生、细菌感染和精神因素有关。肠痉挛的特点为腹痛突然发作，以脐周为著，间歇时无异常体征。肠痉挛的病因尚不明确。中医学认为，胃肠痉挛病因相近，均为寒邪客胃，饮食不节，情志失调，肝气郁结，素体阴虚，又复感外寒而致病。气机郁滞、失于和降是其共同病机。治疗宜调和气机，行气导滞。

梁丘位于髂前上棘至髌骨底外缘连线，髌骨底上 2 寸。针刺时选用 1.5 寸不锈钢毫针，垂直刺入梁丘穴 1 寸左右，得气后双手同时捻针，大幅度快速提插捻转泻法，使针感尽量上行，连续行针 5 分钟，留针 30 分钟，留针期间每 5 分钟行针 1 次。

梁丘穴为足阳明胃经之募穴，善治胃肠部的急性疼痛，能疏通胃肠部气机，达到通则不痛的效果。

十七、夜尿点治疗小儿遗尿

正常小儿 3 岁后夜间不再遗尿。如果 3 岁以上仍尿床，次数达到 1 个月两次以上，称为遗尿。多因肾气不足，膀胱寒冷，下元虚寒，或病后体质虚弱，肺脾气虚或不良习惯所致。

夜尿点位于手小指掌侧第 1、2 指关节间。治疗时，用 1 寸毫针沿皮肤刺入两侧夜尿点 2～3mm，平补平泻，15 分钟行针 1 次。

十八、肺俞穴治疗咳嗽

咳嗽是人体清除呼吸道内的分泌物或异物的保护性呼吸反射动作。虽然其有有利的一面，但长时间剧烈咳嗽可导致呼吸道出血。需正确区分一般咳嗽和咳嗽变异性哮喘，以防止误诊。咳嗽是因外感六淫，脏腑内伤，影响于肺所致有声有痰之证。《素问病机气宜保命集》云："咳谓无痰而有声，肺气伤而不清也；嗽是无声而有痰，脾湿动而为痰也。咳嗽谓有痰而有声，盖因伤于肺气动于脾湿，咳而为嗽也。"

肺俞位于第 3 胸椎棘突下旁开 1.5 寸。用三棱针点刺双侧肺俞穴，挤压出血，随后此穴处拔罐 8～10 分钟，使穴位 1 次出血量约 2mL。隔日 1 次，

3 次为 1 个疗程。咳甚者每日 1 次，一般治疗不超过两个疗程。

肺俞属足太阳膀胱经，为背部俞穴，主一身之表，又为本脏之气所注之地。治疗取肺俞穴，施以刺血拔罐，可疏通卫气，温通肺络，以达宣肺止咳化痰之效。

第四节　五要穴歌与保健穴

一、五要穴歌

中医针灸学有一个著名的五要穴歌：肚腹三里留，腰背委中求，头顶寻列缺，面口合谷收，胸肋若有病，速与内关谋。五要穴歌介绍的是关系到全身保健的五个穴位，即足三里、委中、列缺、合谷、内关。其实五要穴就是在四总穴的基础上加"心胸内关谋"。但根据资料及现代研究，有保健作用的穴位远不止这些。

二、保健穴的作用

世界许多国家联合进行的有关针灸的研究表明，针刺穴位对机体的影响可归纳为三方面：镇痛、调节机体各系统功能和增强机体的免疫功能。如针灸对细胞免疫和体液免疫均有促进作用，能调节全身的内分泌功能，提高性激素水平，尤其是提高体内睾丸素和人绒毛膜促性腺激素水平。刺激三阴交、合谷、曲池、内关、委中、承山、太溪等穴，能调节内分泌，平衡免疫系统，健脾，益肾，使人延年益寿。

三、常用保健穴位及方法

1. 足三里

【定位】足三里属足阳明胃经，位于膝部外膝眼下三寸，距胫骨前缘外侧一横指处。

【方法】穴位点按、艾灸。可用双手大拇指的指腹点按足三里，以感觉酸胀为度；或用艾条（中药店有售）直接或间接灸此穴。

【作用】补脾健胃，增强人体免疫功能，扩张血管，降低血液黏稠度，防止血小板凝聚，促进消化吸收，消除疲劳，恢复体力。主治胃病、腰痛、腹泻、痢疾、便秘、头痛、眩晕、半身不遂、腰膝酸软等。

2. 涌泉穴

【定位】涌泉属足少阴肾经，位于足底，足掌的前 1/3 处，屈趾时凹陷处即是。

【方法】每晚睡前，盘腿而坐，用双手按摩或屈指点压双侧涌泉穴，以该穴位有酸胀感觉为度，每次50～100下。

【作用】填精益髓，补肾益阳，强筋壮骨，健脑益智，宁心安神，疏肝明目。主治发热、疝气疼痛、血淋等。

3. 神阙穴

【定位】神阙即肚脐，属任脉。

【方法】每晚睡前空腹，将双手搓热，左下右上叠放于肚脐，顺时针揉转（女子相反），每次360下。

【作用】调节气血，使人精神饱满、体力充沛，腰膝强壮，面色红润，耳聪目明，轻身延年。主治腹痛、肠鸣、水肿鼓胀、泻痢脱肛、中风等。

4. 命门穴

【定位】命门属督脉，位于后背两肾之间，第二腰椎棘突下，与肚脐相对。

【方法】右手或左手握拳，以食指掌指关节凸起部至于命门穴上，先顺时针方向压揉9次，再逆时针方向压揉9次，如此重复操作两次。

【作用】强肾固本，温肾壮阳，疏通督脉气滞，加强与任脉联系，促进真气在任督二脉上运行。主治阳痿、遗精、腰痛、肾寒阳衰、行走无力、四肢困乏、腿部浮肿等。

5. 百会穴

【定位】百会属督脉，位于两耳郭尖端连线与头部前后正中线的交叉点，即头顶正中央。

【方法】睡前用掌指来回摩擦百会至发热，或用右空心掌轻轻叩击百会穴，每次百余下。

【作用】增加真气，调节心脑血管功能，益智开慧。主治头痛、眩晕、脱肛、昏厥、低血压、失眠、耳鸣、鼻塞、神经衰弱、中风失语等。这些保健穴也是常用穴，可参考使用。关于选穴多少，各有不同，应根据病情与效果，尽量减少穴量。

附：针灸学中常见的配穴处方歌诀

1. 四总穴歌及其补充

【歌诀】

肚腹三里留，腰背委中求。

头项寻列缺，面口合谷收。

【补充】

> 胁肋支沟取，心胸内关谋。
>
> 疼痛取阿是，心胸内关谋。
>
> 两臂曲池妙，两腿肩井（阳陵）搜。

2. 回阳九针歌

【歌诀】

> 哑门劳宫三阴交，涌泉太溪中脘接，
>
> 环跳三里合谷并，此是回阳九针穴。

3. 长桑君天星秘诀歌

【提要】本歌诀首见于徐凤所著的《针灸大全》，出于《乾坤生意》。本歌诀提出了 20 余种以疼痛为主的病证，采用 28 个腧穴治之，每个病证均以标本、缓急而定取穴之先后、主穴，正如文中所说："天星秘诀少人知，此法专分前后施。"

【歌诀】

> 天星秘诀少人知，此法专分前后施。
>
> 若是胃中停宿食，后寻三里起璇玑。
>
> 脾病血气先合谷，后刺三阴交莫迟。
>
> 如中鬼邪先间使，手臂挛痹取肩髃。
>
> 脚若转筋并眼花，先针承山次内踝。
>
> 脚气酸疼肩井先，次寻三里阳陵泉。
>
> 如是小肠连脐痛，先刺阴陵后涌泉。
>
> 耳鸣腰痛先五会，次针耳门三里内。
>
> 小肠气痛先长强，后刺大敦不要忙。
>
> 足缓难行先绝骨，次寻条口及冲阳。
>
> 牙疼头痛兼喉痹，先刺二间后三里。
>
> 胸膈痞满先阴交，针到承山饮食喜。
>
> 肚腹浮肿胀膨膨，先针水分泻建里。
>
> 伤寒过经不出汗，期门三里先后看。
>
> 寒疟面肿及肠鸣，先取合谷后内庭。
>
> 冷风湿痹针何处，先取环跳次阳陵。
>
> 指痛挛急少商好，依法施之无不灵。

此是桑君真口诀，时医莫作等闲轻。

4. 治病十一证歌

【提要】本篇作者不详，首见于明代徐凤所著《针灸大全》，题名为"治病十一证歌"。后《针灸大成》《针灸聚英》改为"杂病十一穴歌"。本歌在取穴方面以四肢肘膝关节以下腧穴为主穴，头面项部腧穴为辅穴，提及28个腧穴中，三里、合谷、曲池、三间就重复6次。由此看来，仍然以"四总穴""马丹阳十二穴"为主要取穴对象。

【歌诀】

攒竹丝竹主头痛，偏正皆宜向此针。
更去大都徐泻动，风池宜刺三分深。
曲池合谷先针泻，永与除疴病不侵。
依此下针无不应，各教随手便安宁。

头风头痛与牙疼，合谷三间两穴寻。
更向大都针眼痛，太渊穴内用针行。
牙痛三分针吕细，齿疼依前指上明。
更加大都左之右，交互相迎仔细寻。

听会兼之与听宫，七分针泻耳中聋。
耳门又泻三分许，更加七壮灸听宫。
大肠经内将针泻，曲池合谷七分中。
医者若能明此理，针下之时便见功。

肩背并和肩膊疼，曲池合谷七分深。
未愈尺泽加一寸，更于三间次第行。
各入七分于穴内，少风二府刺心经。
穴内浅深依法用，当时蠲疾两之轻。

咽喉以下至于脐，胃脘之中百病危。
心气痛时胸结硬，伤寒呕哕闷涎随。
列缺下针三分许，三分针泻到风池。
二指三间并三里，中冲还刺五分依。

汗出难来刺腕骨，五分针泻要君知。

鱼际经渠并通里，一分针泻汗淋漓。
二指三间及三里，大指各刺五分宜。
汗至如若通遍体，有人明此是良医。

四肢无力中邪风，眼涩难开百病攻。
精神昏倦多不语，风池合谷用针通。
两手三间随后泻，三里兼之与太冲。
各入五分于穴内，迎随得法有神功。

风池手足指诸间，右瘫偏风左曰痪。
各刺五分随后泻，更灸七壮便身安。
三里阴交行气泻，一寸三分量病看。
每穴又加三七壮，自然瘫痪即时安。

疟疾将针刺曲池，经渠合谷共相宜。
五分针刺于二穴，疟病临身便得离。
未愈更加三间刺，五分深刺莫忧疑。
又兼气痛增寒热，间使行针莫用迟。

腿胯腰疼痞气攻，髋骨穴内七分穷。
更针风市兼三里，行间仍刺五分中。
又去阴交泻一寸，一寸三分补泻同。
刚柔进退随呼吸，去疾除痾捻指功。

肘膝疼时刺曲池，进退一寸是相宜。
左病针右右针左，依此三分泻气奇。
膝痛三分针犊鼻，三里明交要七次。
但能仔细寻其理，劫病之功在片时。

5. 玉龙歌

【提要】此歌首先见于元代王国瑞的《扁鹊神应针灸玉龙经》，题曰"一百二十穴玉龙歌"，《针灸大成》《针灸六集》称之为"玉龙歌"。本歌诀介绍了120个腧穴，分治80余种病证。其主要内容：一是重视经络理论；二是强调辨证施治，按病之寒热虚实分别施针或艾灸或针灸并用；三是浑身疼痛取不定穴（即痛处）；四是沿皮卧针透刺或出血等针法。这些实践经验，至今在临床上仍然有实用价值。

【歌诀】

　　扁鹊授我玉龙歌，　玉龙一试绝沉疴，
　　玉龙之歌真罕得，　流传千载无差讹。
　　我今歌此玉龙诀，　玉龙一百二十穴，
　　医者行针殊妙绝，　但恐时人自差别。
　　补泻分明指下施，　金针一刺显明医，
　　伛者立伸偻者起，　从此名扬天下知。

　　中风不语最难医，　发际顶门穴要知，
　　更向百会明补泻，　实时苏醒免灾危。
　　鼻流清涕名鼻渊，　先泻后补疾可痊，
　　若是头风并眼痛，　上星穴内刺无偏。
　　头风呕吐眼昏花，　穴取神庭始不瘥，
　　孩子慢惊何可治，　印堂刺入艾还加。
　　头项强痛难回顾，　牙疼并作一般看，
　　先向承浆明补泻，　后针风府即时安。

　　偏正头风痛难医，　丝竹金针亦可施，
　　沿皮向后透率谷，　一针两穴世间稀。
　　偏正头风有两般，　有无痰饮细推观，
　　若然痰饮风池刺，　倘无痰饮合谷安。
　　口眼㖞斜最可嗟，　地仓妙穴连颊车，
　　㖞左泻右依师正，　㖞右泻左莫令斜。

　　不闻香臭从何治？　迎香两穴可堪攻，
　　先补后泻分明效，　一针未出气先通。
　　耳聋气闭痛难言，　须刺翳风穴始瘥，
　　亦治项上生瘰疬，　下针泻动即安然。
　　耳聋之症不闻声，　痛痒蝉鸣不快情，
　　红肿生疮须用泻，　宜从听会用针行。

　　偶尔失音言语难，　哑门一穴两筋间，
　　若知浅针莫深刺，　言语音和照旧安。

眉间疼痛苦难当，攒竹沿皮刺不妨，
若是眼昏皆可治，更针头维即安康。
两睛红肿痛难熬，怕日羞明心自焦，
只刺睛明鱼尾穴，太阳出血自然消。

眼痛忽然血贯睛，羞明更涩最难睁，
须得太阳针血出，不用金刀疾自平。
心血炎上两眼红，迎香穴内刺为通，
若将毒血搐出后，目内清凉始见功。
强痛脊背泻人中，挫闪腰酸亦可攻，
更有委中之一穴，腰间诸疾任君攻。

肾弱腰疼不可当，施为行止甚非常，
若知肾俞二穴处，艾火频加体自康。
环跳能治腿股风，居髎二穴认真攻，
委中毒血更出尽，愈见医科神圣功。
膝腿无力身立难，原因风湿致伤残，
倘知二市穴能灸，步履悠然渐自安。

髋骨能医两腿疼，膝头红肿不能行，
必针膝眼膝关穴，功效须臾病不生。
寒湿脚气不可熬，先针三里及阴交，
再将绝骨穴兼刺，肿痛登时立见消。
肿红腿足草鞋风，须把昆仑二穴攻，
申脉太溪如再刺，神医妙诀起疲癃。

脚背疼起丘墟穴，斜针出血即时轻，
解溪再与商丘识，补泻行针要辨明。
行步艰难疾转加，太冲二穴效堪夸，
更针三里中封穴，去病如同用手抓。
膝盖红肿鹤膝风，阳陵二穴亦堪攻，
阴陵针透尤收效，红肿全消见异功。

腕中无力痛艰难，握物难移体不安，

腕骨一针虽见效，莫将补泻等闲看。
急疼两臂气攻胸，肩井分明穴可攻，
此穴元来真气聚，补多泻少应其中。
肩背风气连臂疼，背缝二穴用针明，
五枢亦治腰间痛，得穴方知疾顿轻。

两肘拘挛筋骨连，艰难动作欠安然，
只将曲池针泻动，尺泽兼行见圣传。
肩端红肿痛难当，寒湿相争气血旺，
若向肩髃明补泻，管君多灸自安康。
筋急不开手难伸，尺泽从来要认真，
头面纵有诸样症，一针合谷效通神。

腹中气块痛难当，穴法宜向内关防，
八法有名阴维穴，腹中之疾永安康。
腹中疼痛亦难当，大陵外关可消详，
若是胁疼并闭结，支沟奇妙效非常。
脾家之症最可怜，有寒有热两相煎，
间使二穴针泻动，热泻寒补病俱痊。

九种心痛及脾疼，上脘穴内用神针，
若还脾败中脘补，两针神效免灾侵。
痔漏之疾亦可憎，表里急重最难禁，
或痛或痒或下血，二白穴在掌中寻。
三焦热气壅上焦，口苦舌干岂易调，
针刺关冲出毒血，口生津液病俱消。

手臂红肿连腕疼，液门穴内用针明，
更将一穴名中渚，多泻中间疾自轻。
中风之症症非轻，中冲二穴可安宁，
先补后泻如无应，再刺人中立便轻。
胆寒心虚病如何，少冲二穴最功多，
刺入三分不着艾，金针用后自平和。

时行疟疾最难禁，穴法由来未审明，
若把后溪穴寻得，多加艾火实时轻。
牙疼阵阵苦相煎，穴在二间要得传，
若患翻胃并吐食，中魁奇穴莫教偏。
乳蛾之症少人医，必用金针疾始除，
如若少商出血后，即时安稳免灾危。

如今瘾疹疾多般，好手医人治亦难，
天井二穴多着艾，纵生瘰疬灸皆安。
寒痰咳嗽更兼风，列缺二穴最可攻，
先把太渊一穴泻，多加艾火即收功。
痴呆之症不堪亲，不识尊卑枉骂人，
神门独治痴呆病，转手骨开得穴真。

连日虚烦面赤妆，心中惊悸亦难当，
若须通里穴寻得，一用金针体便康。
风眩目烂最堪怜，泪出汪汪不可言，
大小骨空皆妙穴，多加艾火疾应痊。
妇人吹乳痛难消，吐血风痰稠似胶，
少泽穴内明补泻，应时神效气能调。

满身发热痛为虚，盗汗淋淋渐损躯，
须得百劳椎骨穴，金针一刺疾俱除。
忽然咳嗽腰背疼，身柱由来灸便轻，
至阳亦治黄疸病，先补后泻效分明。
肾败腰虚小便频，夜间起止苦劳神，
命门若得金针助，肾俞艾灸起遭迍。

九般痔漏最伤人，必刺承山效若神，
更有长强一穴是，呻吟大痛穴为真。
伤风不解嗽频频，久不医时劳便成，
咳嗽须针肺俞穴，痰多宜向丰隆寻。
膏肓二穴治病强，此穴原来难度量，
斯穴禁针多着艾，二十一壮亦无妨。

腠理不密咳嗽频，　鼻流清涕气昏沉，
须知喷嚏风门穴，　咳嗽宜加艾火深。
胆寒由是怕惊心，　遗精白浊实难禁，
夜梦鬼交心俞治，　白环俞治一般针。
肝家血少目昏花，　宜补肝俞力便加，
更把三里频泻动，　还光益血自无瘥。

脾家之症有多般，　致成翻胃吐食难，
黄疸亦须寻腕骨，　金针必定夺中脘。
无汗伤寒泻复溜，　汗多宜将合谷收，
若然六脉皆微细，　金针一补脉还浮。
大便闭结不能通，　照海分明在足中，
更把支沟来泻动，　方知妙穴有神功。

小腹胀满气攻心，　内庭二穴要先针，
两足有水临泣泻，　无水方能病不侵。
七般疝气取大敦，　穴法由来指侧间，
诸经俱载三毛处，　不遇师传隔万山。
传尸劳病最难医，　涌泉出血免灾危，
痰多须向丰隆泻，　气喘丹田亦可施。

浑身疼痛疾非常，　不定穴中细审详，
有筋有骨须浅刺，　灼艾临时要度量。
劳宫穴在掌中寻，　满手生疮痛不禁，
心胸之病大陵泻，　气攻胸腹一般针。
哮喘之症最难当，　夜间不睡气遑遑，
天突妙穴宜寻得，　膻中着艾便安康。

鸠尾独治五般痫，　此穴须当仔细观，
若然着艾宜七壮，　多则伤人针亦难。
气喘急急不可眠，　何当日夜苦忧煎，
若得璇玑针泻动，　更取气海自安然。
竖弦疝气发甚频，　气上攻心似死人，
关元兼刺大敦穴，　此法亲传始得真。

水病之疾最难熬，腹满虚胀不肯消，
先灸水分并水道，后针三里及阴交。
肾气冲心得几时，须用金针疾自除，
若得关元并带脉，四海谁不仰明医。
赤白妇人带下难，只因虚败不能安，
中极补多宜泻少，灼艾还须着意看。

吼喘之症嗽痰多，若用金针疾自和，
俞府乳根一样刺，气喘风痰渐渐磨。
伤寒过经尤未解，须向期门穴上针，
忽然气喘攻胸膈，三里泻多须用心。
脾泄之症别无他，天枢二穴刺休瘥，
此是五脏脾虚疾，艾火多添病不加。

口臭之疾最可憎，劳心只为苦多情，
大陵穴内人中泻，心得清凉气自平。
穴法深浅在指中，治病须臾显妙功，
劝君要治诸般疾，何不当初记玉龙。

6. 百症赋

【提要】本赋作者不详，首载于明代高武的《针灸聚英》，杨继洲引入《针灸大成》，《针灸六集》题名为"百症赋"。所谓"百"，言其多也。所谓"症"，指所发生疾病表现的一切症状，故命名为"百症赋"。本赋阐述了临床上百病的治疗法则和配穴规律经验，从头面五官、颈项、躯干、四肢全身，自上而下按顺序编写，共列举各部各科病证 96 个，用穴 156 个，所采用腧穴大多偏重于五输穴、募穴、郄穴、络穴等特定穴，并列举了多种配穴方法。

本赋流传较广，其要求医务人员首先精通医理，掌握四诊八纲、辨证施治，然后才谈得上取穴、配穴、施灸等。

【原文】

百症俞穴，再三用心。囟会连于玉枕，头风疗以金针。悬颅颔厌之中，偏头痛止；强间丰隆之际，头痛难禁。

原夫面肿虚浮，须仗水沟前顶；耳聋气闭，全凭听会、翳风。面上虫行有验，迎香可取；耳中蝉噪有声，听会堪攻。目眩兮，支正飞扬；目黄兮，阳纲胆俞。攀睛攻少泽肝俞之所，泪出刺临泣、头维之处。目中漠漠，即寻攒竹、三间；目觉眦眦，急取养老、天柱。观其雀目肝气，晴明、行间而细推；审他项强伤寒，温溜、期门而主之。廉泉、中冲，舌下肿疼堪取；天府、合谷，鼻中衄血宜追。耳门、丝竹空，蛀牙疼于顷刻；颊车、地仓穴，正口㖞于片时。喉痛兮，液门、鱼际去疗；转筋兮，金门、丘墟来医。阳谷、侠溪，颔肿口噤并治；少商、曲泽，血虚口渴同施。通天去鼻内无闻之苦，复溜祛舌干口燥之悲。哑门、关冲，舌缓不语而要紧；天鼎、间使，失音嗫嚅而休迟。太冲泻唇㖞以速愈，承浆泻牙疼而即移。项强多恶风，束骨相连于天柱；热病汗不出，大都更接于经渠。

且如两臂顽麻，少海就傍于三里；半身不遂，阳陵远达于曲池。建里、内关，扫尽胸中之苦闷；听宫、脾俞，祛残心下之悲凄。

久知胁肋疼痛，气户、华盖有灵；腹内肠鸣，下脘、陷谷能平。胸胁支满何疗，章门不容细寻；膈疼饮蓄难禁，膻中、巨阙便针。胸满更加噎塞，中府、意舍所行；胸膈停留瘀血，肾俞、巨髎宜征。胸满项强，神藏、璇玑已试；背连腰痛，白环、委中曾经。脊强兮，水道、筋缩；目眩兮，颧髎、大迎。痉病非颅息而不愈，脐风须然谷而易醒。委阳、天池，腋肿针而速散；后溪、环跳，腿疼刺而即轻。梦魇不宁，厉兑相谐于隐白；发狂奔走，上脘同起于神门。惊悸怔忡，取阳交、解溪勿误；反张悲哭，仗天冲、大横须精。癫疾必身柱、本神之令，发热仗少冲、曲池之津。岁热时行，陶道复求肺俞理；风痫常发，神道须还心俞宁。湿寒湿热下髎定，厥寒厥热涌泉清。寒栗恶寒，二间疏通阴郄暗；烦心呕吐，幽门闭彻玉堂明。行间、涌泉，主消渴之肾竭；阴陵、水分，去水肿之脐盈。痨瘵传尸，趋魄户、膏肓之路；中邪霍乱，寻阴谷、三里之程。治疸消黄，谐后溪、劳宫而看；倦言嗜卧，往通里、大钟而明。咳嗽连声，肺俞须迎天突穴；小便赤涩，兑端独泻太阳经。刺长强于承山，善主肠风新下血；针三阴（三阴交）于气海，专司白浊久遗精。

且如肓俞、横骨，泻五淋之久积；阴郄、后溪，治盗汗之多出。脾虚谷以不消，脾俞、膀胱俞觅；胃冷食而难化，魂门、胃俞堪责。鼻痔必取龈交，瘿气须求浮白。大敦、照海，患寒疝而善蹇；五里、臂臑，生疬疮而能治。至阴屋，疗痒疾之疼多；肩髃、阳溪，消瘾风之热极。

抑又论妇人经事改常，自有地机、血海；女子少气漏血，不无交信、合阳。带下产崩，冲门、气冲宜审；月潮违限，天枢、水泉细详。肩井乳痈而极效，商丘痔瘤而最良。脱肛趋百会、尾翳之所；无子搜阴交、石关之乡。中脘主乎积痢；外丘收乎犬伤。寒疟兮，商阳、太溪验；痃癖兮，冲门、血海强。

　　夫医乃人之司命，非志士而莫为；针乃理之渊薮，须至人之指教。先究其病源，后攻其穴道，随手见功，应针取效，方知玄理之玄，始达妙中之妙。此篇不尽，略举其要。

下篇
临证医案与医话杂谈

第十二章　临证医案

一、鼻息肉

患者，女，68岁。1991年9月初诊。

主诉：鼻息肉多次发作，不能用鼻呼吸10余年，加重1周。

患者于10年前经常鼻塞，在当地诊断为鼻息肉，就诊时鼻息肉已经手术3次，术后不适缓解，但每次术后2～3年必复发，出现睡眠时打鼾、呼吸困难等症，严重影响日常生活。时流黄涕、量较多，鼻塞，嗅觉减退，息肉淡红，鼻黏膜色红增厚。舌尖红，苔黄腻，脉实。

中医诊断：鼻息肉（肺经湿热证）。

西医诊断：鼻息肉。

治则：清宣肺热，祛湿散结。

处方：迎香^{双侧}、印堂、合谷^{双侧}。

操作方法：常规消毒后，用0.3mm×40mm毫针针刺。取双侧迎香沿皮下向鼻腔侧刺入，捻转泻法，鼻头和鼻腔均有酸胀感，至流眼泪为度。印堂穴向鼻尖方向直刺10～15mm，捻转后以酸胀为度，合谷穴直刺10～15mm，提插捻转至酸胀感。每日1次，留针30分钟，两周为1个疗程。

二诊：治疗两周后，鼻子开始能通气，连续治疗两个月后未再诊。

按语：鼻息肉是发生于鼻腔内的赘生物，多因慢性感染、变态反应等所致，好发于上颌窦、中鼻道或鼻甲等处。中医学认为，风、湿、热、痰等邪毒侵袭肺经，肺气失宣，气血壅滞或痰湿阻滞鼻窍，故而成息肉之变。《圣济总录》载："附着鼻间，生若赘疣，有害于息，故名息肉。"针灸治疗本病，选穴采用远近配穴法多效果满意，局部选用迎香、印堂；远处选合谷等。《针灸聚英》曰："鼻有息肉治迎香。"迎香穴为手阳明大肠经和足阳明胃经的交会穴，肺与大肠相表里，刺迎香则能泻肺火，通鼻窍。印堂穴位于眉头连线中点，近鼻根部，具有通利鼻窍的作用。现代研究发现，该穴下有三叉神经分布，是鼻黏膜释放化学物质向中枢传导的重要通路，故刺之可改善鼻塞、鼻涕多症状。《四总穴歌》中有"面口合谷收"，指出合谷穴具有统治面口部疾患的作用。同时，合谷穴为手阳明大肠经的原穴，能治疗手阳明在面部循经部位的疾病，故能治疗鼻部疾患。三穴共用，共达宣通鼻窍、清肺湿热、祛瘀散结之效。

二、扁桃体肥大

沈某，女，28 岁。1988 年 5 月初诊。

主诉：扁桃体肿大 3 天。

患者平素感冒后多引起扁桃体或咽部发炎，且伴高烧，服用多种消炎药都不能根治。现两侧扁桃体红肿，吞咽不利，伴神疲乏力，腰膝酸软，盗汗。舌红，苔微黄，脉细数。

中医诊断：乳蛾（肺肾阴虚证）。

西医诊断：扁桃体肥大。

治则：滋肾养肺，泻火解毒。

处方：少商^{双侧}、商阳^{双侧}、合谷^{双侧}、太渊^{双侧}。

操作方法：常规消毒后，用三棱针对少商、商阳进行点刺放血。随后针刺合谷穴 10～15mm，捻转强刺激，200 转/分，以出现酸胀为度。每日 1 次，留针 30 分钟。最后取太渊穴进行发泡灸，将大蒜、百草霜捣碎后，按照 10∶1 的比例混合，取 5g 左右固定于橡皮膏胶布上，随后贴敷于双侧太渊穴 24 小时，1 周 1 次。

二诊：患者治疗两次后扁桃体炎即好转。采用发泡灸疗法 1 个月，已触不到肿大的扁桃体。随访 1 年，未再复发，感冒亦减少。

按语：扁桃体炎是由于细菌、病毒感染而导致扁桃体发炎，因其发病时形似乳头，状如蚕蛾，故中医学将其称之为乳蛾。本病患者平素感冒后多次发生扁桃体肿大，属于慢性扁桃体炎急性发作，属于虚火乳蛾。病因病机为疾病日久，肺肾虚损，虚火上炎，邪热伤阴所致。此病在急性炎症期治疗时，一般用十宣或少商、商阳点刺放血，以泻虚火。合谷穴为手阳明大肠经原穴，肺与大肠相表里，针刺后强刺激合谷穴可起到清降肺火、利咽的作用。本病急性发作后仍遗留扁桃体肥大，很容易再感染。在扁桃体肥大时，可用大蒜泥在太渊穴处进行发泡灸法。太渊为肺经原穴，是肺脏元气经过、输注和留止的部位。太渊穴可候肺气，激发肺脏元气，调动身体正气，以抗御病邪。治疗时加大蒜灸，能强烈刺激太渊穴位，达到通经络、消瘀肿的作用。一般每周灸 1 次，灸 3～4 次后多可见两侧肿大的扁桃体有不同程度的减小和萎缩，并且感冒发生率也减少。1 个月后可再进行 1 次发泡灸，最终可达到根治的目的。

三、点头痉挛

患者，女，25岁。1991年9月初诊。

主诉：经常不自主点头两年，加重半个月。

患者自述七八年前1次考试失利后，出现点头痉挛，表现为经常不自主地点头，发作频率为每3~5分钟1次，紧张时加重，睡眠时正常，伴有水平眼震。舌淡，苔薄白，脉滑数。进行脑CT检查未见异常。脑电检查可见双侧枕部以8~10Hz的α节律为主，过度换气后爆发两侧同步3Hz高幅棘慢波。

中医诊断：点头痉挛（痰蒙清窍证）。

西医诊断：癫痫。

治则：祛风化痰，醒脑开窍。

处方：于氏头针顶前区。

操作方法：常规消毒后，选择于氏顶前区针刺，针尖向后平刺进针，每条线刺入3~4针。手法要求提插捻转进针，捻转速度在200转/分钟以上，连续3~5分钟。每日1次，留针30分钟，中间行针两次。

二诊：治疗1周后，点头次数减少，经1个半月治疗，恢复正常。

按语：点头痉挛属于锥体外系疾病，表现为头部、四肢发作性的不自主运动。本患者上学期间，学习压力大，经常忧思伤脾，故而出现脾虚生痰。一旦情志不遂，肝郁化火风动，则痰浊随风而动，上蒙清窍，神机失用而出现举止失常。治疗采用于氏头针，取穴为顶前区从前顶至囟会（或囟会至前顶）及其向左、右各1及2寸的平行线。本穴区直下为大脑的额上回、额中回的后部，主要用于运动障碍、不自主运动、肌张力异常、自主神经功能异常、肢体浮肿、皮温变化、木僵状态及书写不能等病证的治疗。针刺顶前区可调神益智，醒脑开窍。

四、耳聋

案一

林某，男，10岁。1986年5月初诊。

主诉：左耳听觉丧失，仅靠右耳听声音3年。

患者母亲代述，患儿3年前因用发夹掏耳而致左耳聋，曾先后到多家医院五官科诊治，但都没有治愈。3年来，患儿左耳听觉丧失，仅靠右耳听声音。舌苔正常，脉涩。

中医诊断：暴聋（外伤瘀血型）。

西医诊断：耳聋。

治则：疏通经络，活血化瘀。

处方：听会^{双侧}、听宫^{双侧}、翳风^{双侧}、支沟^{双侧}、外关^{双侧}、液门^{双侧}。

操作方法：常规消毒后，先针刺局部腧穴听会、听宫，针刺方向必须与外耳道平行，深度为 8 ~ 10mm，感觉耳内有酸胀感。翳风、支沟、外关、液门穴直刺 5 ~ 8mm，捻转泻法，行针 3 ~ 5 分钟。每日 1 次，留针 30 分钟。

二诊：治疗半个月后，大声说话可以听到。连续治疗两个月，已经能听到微弱的手表嘀嗒声。

按语：耳聋治疗旨在开耳窍不通之脉，使经气濡润耳窍。本例为外伤所致耳聋，按实证论治。徐灵胎云："肾开窍于耳，心亦开窍于耳，胆脉络附于耳。体虚失聪，治在心肾，邪干窍闭，治在胆经。盖耳为清窍，清阳交会流行之所，一受风热火郁之邪，与水衰火实，肾虚气厥者，皆能失聪。"临床中，虽症因多端，然其致聋之由皆在耳窍之脉不通，经气不能濡润耳窍，以致听神不守而失聪。听宫、听会是治疗耳疾的要穴，可宣通耳脉之窍。翳风、支沟、外关、液门均为手少阳三焦经穴，少阳经经气通于耳，针刺后可达疏导少阳经气、启闭聪耳、通经利窍之功。

案二

患者，男，60 岁。1991 年 9 月初诊。

主诉：双耳听不见手表声两年。

该患者 3 年前某日早起后发现左侧耳鸣，听不清对面说话，打电话听不清。1990 年患感冒后右耳又突然听不见手表声，对面说话也听不清，先后在多家医院治疗无效，近几年没有进步。现双耳听不见手表声，对面说话听不清，伴神疲倦怠，腰酸无力，面色萎黄，睡眠差，二便正常。舌质微红，苔薄白，脉沉细。

中医诊断：暴聋（肾精不足型）。

西医诊断：耳聋。

治则：益肾填精，通络利窍。

处方：耳门^{双侧}、听宫^{双侧}、听会^{双侧}、翳风^{双侧}、支沟^{双侧}、外关^{双侧}、液门^{双侧}、太溪^{双侧}。

操作方法：针刺局部腧穴时，针刺方向必须与外耳道平行，深度为 10 ~ 15mm，如针刺入耳中，捻转至耳内有胀感为宜。翳风、支沟、外关、液门穴直刺 5 ~ 8mm，捻转泻法，太溪施以补法，行针 3 ~ 5 分钟。每日 1 次，留针 30 分钟。

二诊：治疗 1 周后，听力开始改善。经过 1 个月的治疗，一般的说话声音已能听到。

按语：耳聋有虚实之分，虚者有因中气虚陷，不能上济耳窍者，每遇劳累则聋；或因肾虚精气不能上通于耳者，亦常先鸣后聋，多见于老人，此皆为虚；亦有因肾亏水不涵木而致耳鸣、头晕、渐致耳聋者，此乃虚中之实。治疗过程中，选穴大同小异，针对虚实的不同施以不同手法。本案患者因年老虚弱，肾精不足，髓海空虚，不能濡养耳窍而发病。耳门、听宫、听会为局部腧穴，也是少阳经所过之穴，具有通经活络之功。翳风、支沟、外关、液门均为手少阳三焦经穴，能疏通少阳气血，通畅耳窍。太溪为肾经原穴，辅助针刺以补肾填精，滋养耳窍。

五、女性尿失禁

王某，女，26 岁。1990 年 4 月初诊。

主诉：遗尿月余，逐渐加重 10 余天。

患者 3 年前分娩后感冒，当时咳嗽较重，考虑哺乳喂养婴儿，未经药物治疗，数日后患遗尿，每夜 1～2 次。现在每患感冒，咳嗽时即遗尿加重，甚至站起来时就有小便遗出，夜间遗尿更频，伴倦怠乏力，语声低微，面色㿠白，腰膝无力。舌淡，苔薄白，脉虚细。

中医诊断：妇人遗尿（肺肾气虚型）。

西医诊断：尿失禁。

治则：补肺温肾。

处方：针灸并施，针肾俞^{双侧}、中极、关元、三阴交^{双侧}、百会，灸肺俞^{双侧}、风门^{双侧}。

操作方法：毫针刺法，肾俞、三阴交直刺 10～15mm，中极、关元直刺 10～25mm，三阴交向上斜侧 25～30mm，百会斜刺，手法为捻转补法，得气后留针 40 分钟。随后用黄酒将 10g 附子末调成糊，用模具做成厚 1cm 的饼状，中间针刺出小孔，选择 2g 艾绒捏成圆锥形，置于肺俞、风门穴处施灸，以皮肤发红，不起泡为度。

二诊：治疗 3 次后咳嗽减轻，遗尿次数减少。按上方去肺俞、风门，继续治疗，共治疗 8 次痊愈。

按语：尿失禁是影响女性生活质量的常见病之一，分娩胎儿、盆底肌手术、尿道肌缺陷均是重要的发病因素。中医学认为，本病多因肾、膀胱、肺、肾、三焦等失于固摄而发病。《素问》云："水泉不知者，是膀胱不藏也，多为肾气不固所致。"遗尿之症当分清病变主要脏腑，对证施治。本案患者分娩时腹压增大，造成盆底肌损伤，同时分娩后气血亏虚，又感风寒，迁延难愈，故而肺气虚弱，肾失固摄，约束失司而遗尿。取肾俞补益肾气，振奋膀胱功能。中极、关元皆位于下焦，中极为膀胱之募，关元为小肠之募，两穴能培补真元，补肾固涩。三阴交为足三阴经之会，有健脾、温肾、养肝之效。灸风门、肺俞以补肺气，固摄水道。附子具有补火助阳功效，隔附子灸能使药物借助火力直达腧穴，增强补肺气的作用。诸穴合用，肺肾功得以改善，故而增强了对小便的约束力。

六、过敏性哮喘

患者，女，47 岁。1991 年 9 月初诊。

主诉：呼吸困难，不能平卧 20 年，加重半个月。

患者既往有过敏性哮喘病史 20 余年，每到冬季必定犯病。半个月前呼吸困难加重，发作时张口抬肩呼吸，不能平卧。同时伴有喷嚏、流鼻涕、眼皮肿、不能见光等鼻和眼部的过敏症状，生活非常痛苦。患者形体瘦弱，面色无华，语声低微，倦怠乏力。舌淡，苔少，脉沉滑。

中医诊断：哮喘（气虚痰凝型）。

西医诊断：过敏性哮喘。

治则：健脾益肾，降肺平喘。

处方：中府^{双侧}、孔最^{双侧}、太渊^{双侧}、肺俞^{双侧}、足三里^{双侧}、脾俞^{双侧}、肾俞^{双侧}、定喘^{双侧}、迎香^{双侧}、太阳^{双侧}、印堂、膻中、中脘。

操作方法：中府、太阳、印堂、膻中向下斜刺，太渊向上斜刺 10～15mm，孔最、足三里、中脘直刺 15～20mm，迎香向鼻腔平刺 10～15mm，捻转补法，得气后留针 30 分钟，每日 1 次。针刺后在肺俞、脾肾、肾俞、定喘用三棱针点刺，随后进行拔罐，留罐 10 分钟，1 周两次。

二诊：治疗 1 个月后，哮喘发作停止，打喷嚏、眼睛怕光等症状明显缓解。

按语：过敏性哮喘是一种发作性疾病，是由过敏原引起的支气管反应性过度增高性疾病，属中医学"哮喘"范畴。本病发作时以张口抬肩、呼吸急促困难为特征。其病因病机主要为禀赋不足，肺、脾、肾三脏虚弱，水液代谢受阻，痰饮内伏，阻塞气道而致。《证治汇补》云："哮即痰喘之久而常发者……闭拒气道，搏击有声，发为哮病。"本案针对患者症状，当知其病与肺、脾、肝、肾等脏腑都有关系，又主要责之于肺，故而采用以俞募郄原配穴法为主，用针灸和刺络拔罐法，前后侧交替治疗。孔最为手太阴肺经郄穴，能降肺平喘；太渊为肺经原穴，能补肺益气化痰；中府为肺经募穴，肺俞为肺经背俞穴，二穴相配，宣降肺气，止咳平喘。同时又取足三里、脾俞、肾俞，以健脾益肾，促进津液代谢，化痰平喘。任脉膻中穴、中脘穴分别为八会穴之气会和腑会，能够调整脏腑之气的正常运行。定喘为治疗喘病的要穴。迎香、太阳能够疏风祛邪，减轻喷嚏、流涕等感冒症状。

七、精神分裂症

康某，女，48 岁。1986 年 10 月初诊。

主诉：不敢外出，怕见生人，精神恍惚。

患者家住农村，3 年前走路时遇到一只土狼，土狼将两前足搭在患者背后两肩，随后惊吓成病，不敢外出，不敢见人，精神恍惚。经某精神病院住院治疗 3 个月后出院。前几个月晚上出行时见到一条狗，又被惊吓犯病，表现为不敢外出，怕见生人，又经精神病院治疗，结果无效。现患者惊惕不安，面色泛青，语无伦次，心烦失眠。舌红，苔黄，脉弦数。

中医诊断：癔病（气郁化火型）。

西医诊断：精神分裂症。

治则：通督调神，安心定志。

处方：百会、通天、于氏头针额区。

操作方法：百会、通天常规针刺，捻转泻法，频率为 200 转/分，每次 3～5 分钟。于氏头针额区采用丛刺长留针法。每日 1 次，留针 4～6 个小时，中间行针 5～6 次。

二诊：治疗半个月后，患者能自己到医院治疗。又治疗 1 个月，精神恢复正常。

按语：《素问》云："恐则气下……惊则气乱……惊则心无所依，神无所归，虑无所定，故气乱矣。"本患者有明显的惊吓史，由于猝不及防的动物惊吓导致气机逆乱，心神失常而发病。本次发病为再次受到惊吓，从而出现心神气乱、气血失调的表现。心主血而藏神，肝主疏泄而藏魂，多次惊吓后，心肝气乱，郁结化火，上扰脑窍，从而出现惊惕不安，语无伦次。本病从督脉论治，旨在开郁化火，清心泻火，安神定志。督脉"并于脊里，上至风府，入属于脑"，具有调节脑神的功能。本案选百会、通天可以疏通经络，调神益智。于氏头针额区下是大脑皮部的额部，能够调控情绪，对精神异常、情感淡漠的病证有很好的治疗效果。

八、痉挛性斜颈

王某，男，45 岁。1994 年 5 月初诊。

主诉：痉挛性斜颈 1 年余，加重半个月。

患者痉挛性斜颈 1 年多，经全国诸多大医院神经科检查治疗，病情逐渐加重，最后不能工作，不能正常生活。就诊时右侧胸锁乳头肌痉挛，头向左侧下方歪斜，影响正常说话、生活，平时必须用手将下巴托起、固定，不然头部不时摇动，睡眠时正常。

中医诊断：痉证（风邪阻络证）。

西医诊断：痉挛性斜颈。

治则：祛风通络，舒筋缓急。

处方：于氏头针顶前区、额区，局部加风池^{双侧}、天鼎^{右侧}、颈 6～7 夹脊。

操作方法：选用 0.3mm×40mm 的毫针针刺，顶前区和额区选择丛刺法，大幅度，重捻转，强刺激。风池穴针刺时，针尖向对侧鼻尖方向直刺 10～15mm，天鼎穴斜刺 15～20mm，颈 6～7 夹脊穴向脊柱中间方向直刺 15～20mm。捻转得气后，头部留针 4～6 小时，颈部留针 30 分钟，每日 1 次。

二诊：患者治疗 1 周后症状开始缓解，3 个月后完全恢复正常，可以上班工作。

按语：痉挛性斜颈是一种常见的局限性肌张力增高病证，表现为颈部胸锁乳突肌痉挛，头向一侧倾斜，属于锥体外系疾病。西医学认为，其发病可能与感染、中毒或代谢异常有关，发病机制尚不明确。本病属中医学"痉证"范畴，病因病机为风、寒、湿邪侵袭经脉，气血阻滞，血不养筋，筋脉拘急而发病。《金匮要略》云："邪风、邪湿、邪寒，则脉行之道路必阻塞壅滞，而拘急痉挛之证见矣。"情绪异常，如紧张、焦虑等会加重病情，而睡眠、放松时则症状减轻。治疗主要采用整体与局部相结合的方法。病位在脑，故取穴以于氏顶前区、额区为主。顶前区是前顶至囟会的连线以及线旁 1 寸、2 寸的平行线，本区下是额上回和额中回的后部，此部皮质轴突构成了锥体外系的一部分；额区是调控情绪的重要脑区，两区相配，对缓解肌张力和运动异常疾病有很好的治疗作用。风池是祛风的要穴，能祛风通络。根据经脉所过，主治所及的规律，局部选穴取天鼎、颈 6～7 夹脊穴，以疏通经络，缓解痉挛。

九、周围性面瘫

马某，女，32 岁。1997 年 3 月初诊。

主诉：口角㖞斜伴右眼闭合不全 8 天。

患者 8 天前午睡后出现口角㖞斜，伴右眼闭合不全，右面部发紫，嘴角外向左侧，尤其谈话或微笑时明显。曾在当地针灸、服药无效。患者形体壮实，神情自如，现右侧额纹消失，不能皱眉，右眼闭合时留有一韭叶宽缝隙，口角㖞向健侧，鼓腮漏气。舌尖红，中有微黄腻苔，脉沉细弱。

中医诊断：面瘫（风邪阻络证）。

西医诊断：周围性面瘫。

治则：祛风通络。

处方：太阳^{右侧}、下关^{右侧}、地仓^{右侧}、颊车^{右侧}、迎香^{右侧}、阳白^{右侧}、牵正^{右侧}、完骨^{右侧}、合谷^{右侧}、鱼腰^{右侧}。

操作方法：下关直刺 10～15mm，地仓、颊车对刺，阳白、鱼腰对刺，其余穴位常规针刺 10～15mm。小幅度，轻捻转泻法，得气后留针 30 分钟，中间行针两次，每日针 1 次。

二诊：治疗两次后，右眼能够闭合，眉头能活动，但眉中、眉尾仍不能动。针刺两周后，复如常人。

按语：周围性面瘫是临床常见病，洗澡后见风或夏季吹空调是引发本病的常见病因。中医学认为，人体正气不足，卫外不固，风邪侵袭面部经络是引起面瘫发病的主要原因。患者午睡时脉络空虚，猝感风邪，导致颜面气血阻滞，闭阻经脉，出现口眼㖞斜、面肌弛缓之症，舌尖红、苔黄腻、脉象沉细弱为实证。急性期治疗以祛风为主，采取浅刺，小幅度捻转，以防引邪深入。如《素问·刺要论》所云："病有浮沉、刺有浅深，各至其理，无过其道，过之则内伤，不及则生外壅，壅则邪从之，浅深不得。"取穴以局部腧穴为主，以祛风通络，疏通活血。太阳为经外奇穴；阳白为足少阳胆经，穴下有眶上神经、面神经颞支和颧支分布；下关为足阳明胃经，穴下有三叉神经分布；地仓为手足阳明之会，穴下有面神经分支，深层为颊神经末支；颊车为足阳明胃经，分布有耳大神经和咬肌神经，配完骨以活血通络；牵正为经外奇穴，穴下有面神经颊支；鱼腰为经外奇穴，与阳白透刺可以促进额肌的恢复；同时针刺合谷以调畅气血，祛风活络。需要注意的是，急性期不可用电针进行刺激。恢复期以养血柔筋为主，可加足三里补益气血，濡养筋脉。

十、小儿脑瘫

齐某，男，8 岁。1997 年 8 月初诊。

主诉：活动不利，行走困难 7 年，加重 1 个月。

患儿母亲代述，患儿早产，不足2kg，出生后又患新生儿肺炎。1岁时表现出四肢软弱，活动不利，行走困难等，蹲下时臀部着地，无法恢复站立姿势，带领走路时无法跨越门槛，语言笨拙，只能说1个字的爸、妈。舌质淡，苔少，脉沉细。

中医诊断："五软"（先天不足型）。

西医诊断：小儿脑瘫。

处方：顶区、顶前区、额区、枕区、颞区。

操作方法：头部穴位采用长时间留针间断行针法，用0.40mm×50mm毫针，常规消毒后，向前或后透刺，针体与皮肤呈15°角刺入帽状腱膜下，深约40mm。针刺后捻转约200次/分，每根针捻转约1分钟，留针8小时。留针期间，开始每隔30分钟捻转1次，重复两次，之后每隔两小时捻转1次，直至出针。每日1次，10次为1个疗程。

二诊：患儿每年天暖和时来治疗，天冷时暂停，如此治疗3年，患儿已能自己上下楼，可以背诵唐诗、童谣，一般性语言能表达，只是语言不流利，视力障碍有所改善，最后上了特殊学校。

按语：小儿脑瘫属中医学的"五迟""五软"范畴。患儿由于早产，损伤脑组织，故而出现活动及语言不利。《素问·脉要精微论》云："头者，精明之府。"指出头是人体精神、思维和运动的主宰。《幼幼新书》曰"爰自降生之后，精髓不充，筋骨痿弱……便致头项手足身软"，将小儿"五软"病因归为先天禀赋不足，精髓亏虚，不能濡养筋骨肌肉，从而出现发育迟缓。本病病情复杂，病程较长，需要较长时间治疗。因此，早期干预、长期坚持治疗是患者康复的重要途径。治病必求于本，小儿脑瘫的病位在脑，因此治疗上以局部头穴为主，疏通头部经脉气血，可填精益髓，醒脑开窍。督脉"行于脊里正中，上至风府，入于脑"，膀胱经"从颠入络脑，还出别下项"，因两经均入络于脑，故本病治疗以头部督脉和膀胱经为主。于氏头穴顶区为百会至前顶的连线及旁开1寸和2寸的平行线，直下有中央前回、中央后回、中央旁小叶及顶上、顶下小叶，针刺后可改善脑细胞缺血缺氧状态，促进脑细胞的新陈代谢，是治疗大脑功能异常的重要穴区。顶前区是前顶至囟会的连线及旁开1寸、2寸的平行线，直下是额上回和额中回的后部，针刺后对肢体运动、内脏感觉和内脏运动均有调节作用。额区是神庭至囟会的连线及旁开1寸、2寸的平行线，直下主要为额叶的前部，具有改善思维认知、情绪及短时记忆力的功能。三区配合，可以激活大脑皮层特定的运动、感觉功能，促进语言功能发育，降低肌张力，提高肢体的协调运动能力。

十一、偏头痛

陈某，男，31 岁。1998 年 3 月初诊。

主诉：右侧头痛 1 月余。

患者近来反复感冒和咳嗽，并引起右侧偏头痛，延及头顶和右眼角痛。多次服解表发汗药，咳嗽虽愈，但头痛加重。曾到某医院神经科检查，脑部无异常，诊断为神经性头痛。迁延至今，头痛愈重。发作前伴有恶心呕吐的先兆，发作后则心慌气短，不敢睁眼。患者形体瘦弱，周身疲乏，食纳不佳，睡眠较差，右侧头顶拒按，动则汗出，稍累则心悸，记忆力下降，腹软，肝脾未触及，舌质暗红，苔厚，脉沉涩。

中医诊断：头痛（气滞血瘀型）。

西医诊断：偏头痛。

治则：行气活血，疏经通络。

处方：百会、足临泣、通天^{右侧}、头维^{右侧}。

操作方法：百会、头维、通天快速斜刺进针，足临泣快速直刺 10 ~ 15mm，捻转速度由慢到快，速度可达 200 转/分，连续 3 ~ 5 分钟，留针 6 小时，每隔半小时行针 1 次。

二诊：治疗 24 次后，患者未再来诊。随访 1 年，未复发。

按语：偏头痛是临床常见疾病，病因未明，常因情绪异常、睡眠不好或感冒等诱发。中医学认为，因足少阳胆经"起于目锐眦，上抵头角，下耳后，循颈……"行于侧头部，故偏头痛属于足少阳经脉病证。本病患者素体虚弱，反复感冒后，过度服用清解之药，有损体内阴液，更伤卫气，今卫气不固于表，则汗出，营血不荣于里则心悸。胆经经气运行受阻，气血阻滞而致头痛。根据头痛发生的部位，选用足临泣、百会、通天、头维穴进行治疗。足临泣为足少阳胆经的穴位，亦是八脉交会穴，通于带脉，是治疗胆经头痛的要穴。针百会以安神定志，改善记忆功能。通天穴为足太阳膀胱经经穴，头维为足阳明胃经经穴，二穴能疏通经络、调控气血。四穴合用，使针感直达病所，共奏行气活血、疏经通络之功。若发生双侧偏头痛则选取双侧腧穴，留针 4 ~ 8 小时或更长，效果更好。

十二、失眠

田某，男，63 岁。1999 年 4 月初诊。

主诉：入睡困难 30 年，加重 10 余天。

患者年轻时由于工作紧张，压力过大开始入睡困难，日渐加重。每晚只能入睡 2~3 小时，且多梦。曾在多处采取多种方法治疗，口服镇静催眠药物，如安定、艾司唑仑等可入睡 1~2 个小时，久治无效。在各地经各项检查均无异常发现。现患者入睡困难，睡后易醒，伴焦虑心烦、手足心热、潮热盗汗等症，面色潮红。舌红，苔薄黄，脉沉细数。

中医诊断：不寐（阴虚火旺型）。

西医诊断：失眠。

治则：滋阴降火，宁心安神。

处方：于氏头针项区、额区，配以内关、三阴交、神门和太溪。

操作方法：头部穴位采用长时间留针间断行针法，用 0.40mm × 50mm 的毫针，常规消毒后，向前或后透刺，针体与皮肤呈 15°角刺至帽状腱膜下，深约 40mm。针刺后捻转约 200 次/分钟，每根针捻转约 1 分钟，留针 8 小时。留针期间，开始每隔 30 分钟捻转 1 次，重复两次，然后每隔两小时捻转 1 次，直至出针。每日 1 次，10 次为 1 个疗程。

二诊：患者治疗半个月后，夜寐可达 8~9 个小时，有时整夜不醒。

按语：失眠是以经常不能正常入睡，或睡后易醒、醒后难以入睡，或彻夜不眠为表现的一种主观体验，常伴有精神不振、心烦焦虑、反应迟钝、记忆力差等症状，严重影响日常生活。中医学将其称为"不寐"或"不得眠"，主要病机为营卫失和，阴阳失调。《灵枢·大惑论》云："卫气不得入于阴，常留于阳……不得入于阴则阴气虚，故目不瞑矣。"本案患者由于长时间用脑过度，耗伤阴血，故而虚热内生，热扰神明而发病。治疗宜滋阴降火，宁心安神。本案选穴以于氏头针项区和额区为主，项区位于风池与风府之间，直下有供应后脑血液循环的椎动脉，针刺后可以调整脑干网状结构上行激活系统，恢复觉醒－睡眠周期。额区直下为额叶皮质，可以调整情绪、认知和思维，改善焦虑、心烦及记忆力差的症状。配内关以养心安神，配三阴交以调补心肾，配心经原穴神门、肾经原穴太溪以降心火，滋肾阴。诸穴合用，滋阴降火，调神益智，恰合病机。

十三、视神经萎缩

患者，男，63 岁。1991 年 9 月初诊。

主诉：双眼视力逐渐减退半年，加重半个月。

患者从半年前明显感觉双眼视力减退，某医院诊断为视神经萎缩，予以对症治疗后症状好转。半个月前患者突然视物模糊，走路时须用探路棍，药物治疗效果不明显。现患者视物模糊，伴眼睛干涩，腰膝酸软，头晕耳鸣。舌红，苔微黄，脉弦细。

中医诊断：青盲（肝肾阴虚型）。

西医诊断：视神经萎缩。

治则：滋补肝肾，明目通络。

处方：承泣^{双侧}、球后^{双侧}、睛明^{双侧}、肝俞^{双侧}、肾俞^{双侧}、太阳^{双侧}、合谷^{双侧}。

操作方法：常规消毒后，采用 0.3mm×40mm 不锈钢毫针针刺。承泣穴：轻推眼球向上侧，固定于眼眶上壁，缓慢进针 10～15mm，不施加任何手法。睛明穴：轻推眼球向外侧，缓慢进针 15～20mm，不施加任何手法。球后穴：沿眶下缘从外下向内上，向视神经方向缓慢进针 8～10mm。肝俞、肾俞、太阳、合谷常规针刺，施加补法。每日 1 次，每次留针 30 分钟，半个月为 1 个疗程。

二诊：治疗半个月后，自觉双眼视力好转，视野明显扩大。

继续治疗两个多月，视力基本恢复，活动自如。

按语：视神经萎缩是临床上致盲率较高的一种慢性眼底疾病，属中医学"青盲"范畴。《诸病源候论》云"青盲者，瞳子黑白分明，直不见物耳"，指出本病的主要症状为视力下降，甚至失明。中医学认为，眼乃五脏六腑之精华上注于目而为明，肝开窍于目，故本病主要责之于肝，肝血不足，目失所养而致病。本案患者视力下降，伴眼干眼涩、头晕耳鸣、腰膝酸软，乃肝肾亏虚、目失所养所致。针灸治疗眼部疾病，选穴以局部为主，如外眼疾病选太阳、丝竹空、鱼腰、阳白、四白、睛明（浅刺）、印堂等，内眼疾病选眶内腧穴，如承泣、球后、睛明等，配以眼周围的太阳和远道的合谷。外眼病，如结膜炎导致的眼涩、羞明等，见效较快；内眼病需要时间较长。根据"腧穴所在，主治所在"的原则，本病选取球后、睛明和承泣穴，以疏通经络，调节气血；选取肝俞、肾俞能滋补肝肾；眼周辅以太阳，活血通络；面部疾病加合谷，以明目通络。诸穴合用，调补肝肾，气血充足，肝受血而能视物。

十四、嗜睡

栗某，男，62 岁。2000 年 5 月初诊。

主诉：嗜睡，经常不自主地入睡，持续半年有余。

半年来，患者女儿经常发现患者看电视时不自主地入睡，唤之即醒，片刻后复又入睡，曾在西医院用各种方法治疗无效。现患者严重嗜睡，不唤不醒，阴雨天更甚，伴有神疲乏力，头部昏沉，胸闷纳呆，痰多，形体肥胖，四肢运动正常，行动自如。既往有脑动脉硬化、高血压病史。舌胖嫩，脉沉细。

中医诊断：嗜睡（湿邪困脾型）。

西医诊断：嗜睡。

治则：醒脑开窍，调和阴阳。

处方：于氏头针顶区、额区。

操作方法：头部穴位采用长时间留针间断行针法，用 0.30mm×40mm 毫针，常规消毒后，向前或后透刺，针体与皮肤呈 15°角刺入帽状腱膜下，深约 30mm。针刺后捻转约 200 次/分，每根针捻转约 1 分钟，留针 8 小时。留针期间，开始每隔 30 分钟捻转 1 次，重复两次，之后每隔两小时捻转 1 次，直至出针。每日 1 次，10 次为 1 个疗程。

二诊：治疗 3 次后，患者可以看电视了，治疗两周后痊愈。

按语：嗜睡是临床常见的睡眠障碍性疾病，属中医学"嗜卧""多寐""善寐"范畴。《内经》云："卫气留于阴，不得行于阳……不得入于阳则阳气虚，故目闭也。"本病的病因病机主要为营阴强而卫阳弱，属本虚标实证。患者有脑动脉硬化病史，老年体弱，心脾气虚，久之阳气亦虚，卫阳不足，故而经常发生不自主入睡；脾失运化，水湿内停，阻遏卫阳的正常运行，故伴有神疲、胸闷纳呆、痰多等表现。针灸治疗当以头部局部腧穴为主，选取于氏头针顶区、额区以醒脑开窍，疏通经络，调和营卫。本病针刺宜上午进行，目的是激活大脑细胞兴奋性，提高日间的觉醒状态，调节大脑皮质的兴奋和抑制功能，从而恢复睡眠－觉醒周期。

十五、血管扩张性头痛

张某，男，35 岁。1999 年 6 月初诊。

主诉：经常头痛，每次饮酒后加重。

患者于 7 年前无明显诱因突发头痛，自服止痛片可缓解。但每次饮酒后必复发，病情渐进，注射天麻注射液等均未减轻症状。现患者酒后颞侧和颠顶发生持续性疼痛，性质为胀痛、隐痛，偶尔剧痛难忍，伴眼眶胀痛，经五官科、眼科检查均未发现异常。舌淡，苔白，脉弦数。

中医诊断：伤酒头痛。

西医诊断：血管扩张性头痛。

治则：活血通络止痛。

处方：百会、通天^{双侧}。

操作方法：常规针刺，选用 0.3mm×40mm 毫针斜刺 30mm，快速提插捻转，200 转/分，得气后留针 6 小时，中间捻转 4~5 次，每日 1 次。

二诊：治疗两次后，头痛程度减轻。连续治疗 20 天，头痛未再复发。

按语：头痛是一种临床常见的症状，农村较多见，多服用去痛片可缓解。伤酒头痛是指因过量饮酒，导致气血上逆头窍，运行失常所致的头痛。如《证治要诀》载"伤酒，恶心呕逆，吐出宿酒，昏冒眩晕，头痛如破"，指出过量饮酒后容易发生恶心呕吐，剧烈头痛。针刺是治疗疼痛性疾病的有效有段，对各型头痛均有较好的效果。治疗主要以疼痛部位的局部取穴为主。本案疼痛主要发生在颠顶和侧头部，故取穴首选百会。百会位于颠顶，属督脉，为诸阳之会，刺之可调和气血，通络止痛；通天穴属足太阳膀胱经，在头部行于督脉两侧，穴下有枕大神经的分支，刺之可通窍止痛。两穴配伍，可有效缓解酒后头痛。本病治疗虽能起到立竿见影的效果，但临床发现，起针后容易再次发生头痛，故而采用长留针效果较好。一般在疼痛发作之初，痛势未甚之时，可短时留针。

十六、慢性支气管炎合并肺气肿

患者，女，53 岁。1991 年 9 月初诊。

主诉：哮喘 20 余年，每到冬季加重。

患者在大学时就患哮喘病，20 余年来，每遇气温骤变，患感冒或嗅到特殊气味后就会诱发喘憋。每到冬季必犯，严重时影响工作，因此未结婚。发病时呼吸急促，喉间有哮鸣声，伴有咳嗽、咳痰，痰稀白，晚间不能平卧，口不渴。舌质淡红，苔薄白，脉浮紧。

中医诊断：哮喘（风寒犯肺型）。

西医诊断：慢性支气管炎合并肺气肿。

治则：宣肺化痰，止咳平喘。

处方：中府^{双侧}、孔最^{双侧}、太渊^{双侧}、中脘、足三里^{双侧}、脾俞^{双侧}、肾俞^{双侧}、肺俞^{双侧}、定喘^{双侧}。

操作方法：膻中和定喘穴交替刺络拔罐，用三棱针点刺后拔罐，每次 10～15 分钟。其余穴常规针刺，前后侧穴位交替治疗。

二诊：治疗两周后，即使当地已进入寒冷季节，但治疗过程中没有复发，又继续治疗两个月，哮喘亦没有发作。

按语：西医学认为，慢性支气管炎是气管、支气管发生的慢性非特异性炎症，以咳嗽咳痰为主。本案患者发作时呼吸急促，喉间痰鸣，伴有喘息症状，故合并有肺气肿。《内经》曰："五气所病……肺为咳。""肺高则上气肩息咳。"提出肺脏的病变会出现咳嗽、喘息、抬肩等表现。治疗应以宣肺平喘、止咳化痰为主。《证治汇补·哮病》谓："哮为痰喘之久而常发者，因内有壅塞之气，外有非时之感，膈有胶固之痰，三者相合，闭拒气道，搏击有声，发为哮病。"可见壅塞之气、胶固之痰为哮喘的共同病机。治疗本病选穴时主要以俞募郄原配穴法为主，采用针灸与刺络拔罐法相结合治疗。中府为肺经募穴，孔最为肺经郄穴，太溪为肺经原穴，肺俞为肺经背俞穴，四穴相配，共治肺脏疾患。《丹溪心法》云"脾肾俱虚体弱之人，皆能发喘"，提出脾肾亏虚之人亦能诱发喘急。故治疗时，配中脘、足三里、脾俞以健脾益气，配肾俞以培元固本，补肾益精，纳气平喘。

十七、支气管哮喘

李某，女，21岁。1997年2月初诊。

主诉：呼吸困难1年有余，加重3天。

患过敏性支气管哮喘1年余。曾在某医院做变应原检查，对尘螨、花粉过敏。采用脱敏疗法和其他中西药治疗，效果不佳，常因劳累、受凉而反复发作，以晨起时发作较甚，感冒时哮喘加重，甚至呈持续状态，严重影响学业。诊见患者神情疲惫体瘦，少气乏力，腰酸乏力，舌淡，苔薄白，脉弦细。

中医诊断：哮喘（肺肾两虚型）。

西医诊断：支气管哮喘。

治则：补益肺肾，纳气平喘。

处方：肺俞^{双侧}、定喘^{双侧}、膻中^{双侧}，列缺^{双侧}、孔最^{双侧}、脾俞^{双侧}、肾俞^{双侧}。

操作方法：肺俞、定喘、膻中刺络出血，用真空抽吸罐拔罐，使之进一步出血，出血量3~5mL，留罐15~20分钟，每次取其中两个穴位，1周3次。同时配列缺、孔最、脾俞、肾俞针刺，针刺得气后，留针30分钟。

二诊：经治疗15次，哮喘未再发作。随访半年，未再发。

按语：支气管哮喘是一种变态反应性疾病，发作时支气管平滑肌痉挛，黏膜肿胀，充血水肿，分泌增加，引起哮喘，呼吸困难。中医学认为，本病乃痰阻饮停于肺，肺失宣降，肺气闭塞，血行不畅所致。《景岳全书》云"喘有夙根，遇寒即发，或遇劳即发者，亦名哮喘"，提出脏腑之气不足，复感风寒，会触发痰饮而致病。本案患者发病的诱因与受凉和劳累相关，同时伴有少气乏力、疲惫体瘦、腰酸乏力等肺肾不足之状，治病必求于本，故治以补脾肾为主。取穴以肺俞、定喘、膻中为主，配合刺络拔罐，旨在祛瘀通络，开通肺气。同时辅以肺经络穴列缺、郄穴孔最，以疏风散邪，宣肺缓急；辅以脾俞、肾俞以补脾益肾，助肾纳气。

十八、小儿遗尿症

案一

患者，男，7岁。1991年9月初诊。

主诉：自幼尿床，至今未愈。

患儿自幼经常尿床，多处求治，未愈。现每夜尿床2~3次，午睡时亦常遗出，醒后方知。夜寐深，不易唤醒，即使唤醒起床，促其排尿，亦迷迷糊糊，很少有清醒状态。患儿面色㿠白，形体肥胖。舌体胖嫩有齿痕，脉沉迟。

中医诊断：遗尿（脾肾两虚型）。

西医诊断：小儿遗尿症。

治则：温补脾肾，固经缩尿。

处方：中极、关元（交替使用）、三阴交^{双侧}、足三里^{双侧}、肾俞^{双侧}。

操作方法：中极或关元交替应用，远道选取三阴交、足三里和肾俞。局部穴针感必须传导到外阴部，三阴交针感必须向上传。晚间睡前每穴加艾条灸10分钟。

二诊：患儿治疗两周后，未再发生尿床。

按语：小儿夜尿多为功能性疾病，西医学认为本病与小儿大脑功能发育不全有关，小儿熟睡时，大脑不能调控膀胱处上传的尿意而导致遗尿。本病治疗时，叮嘱患儿睡前要节制饮水，家长半夜要呼叫患儿起来排尿，一般夜尿患儿排尿有一定的时间，要在前1小时叫其排尿，夜尿每天多次者，要叫起两次，呼叫时间逐渐向后。如患儿11点排尿，第1天要在10点或10点半左右呼叫，第2天可延后半小时，逐渐延后，到4~5点以后，这样就可以坚持到天明。有的患儿是因为睡得太深，半夜起不来。本案患儿自幼即尿床，为先天不足所致，伴面色㿠白、舌体胖嫩等脾肾亏虚之象。中极穴属任脉，是膀胱经募穴，具有通利膀胱、温肾助阳的作用，是治疗小便不利的要穴。关元属任脉，位于脐下3寸，有培肾固本、温肾助阳之功。关元和中极二穴位置较近，治疗时可交替使用。脾主土，脾虚则不能散精，无法制水，故取三阴交、足三里穴以健脾益气，固后天之本，扶脾制水；取肾俞以固经缩尿。若患儿没等醒来就又睡着而导致尿床，此时可加神庭、头临泣等穴（即额区），以补脑开窍。

案二

张某，男，10岁。1985年12月初诊。

主诉：自幼夜间遗尿，逐渐加重1个月。

患者自幼遗尿，每周 3 次以上，经多方治疗未见好转。1 个月前因天冷而出现病情逐渐加重。现遗尿，小便清长，睡觉时需要垫一尿布。患者身体稍弱，手足冰冷，腰膝酸软，大腿内侧有很多搔痕。苔薄白，质润，色正常，两寸脉沉弱，两尺脉沉弦。

中医诊断：遗尿（下元虚寒型）。

西医诊断：小儿遗尿症。

治则：温肾助阳，固摄止遗。

处方：中极、关元、百会、膀胱俞^{双侧}、肾俞^{双侧}。

操作方法：中极和关元采用灸法，每次 10 分钟。头顶刺百会 10 ~ 15mm，快速捻转 1 ~ 3 分钟。膀胱俞、肾俞直刺 8 ~ 10mm。艾灸时有灸感传导到外阴部为佳。

二诊：上法治疗 1 个半月，排尿已能控制。10 天后因为着凉再次出现尿床，继续用前法治疗两周，第二年春天来诊，已经恢复正常。

按语：小儿遗尿主要指儿童 5 岁以后，睡眠中不自主排尿，症状至少持续 3 个月以上。《素问·宣明五气》云："膀胱不利为癃，不约为遗溺。"《诸病源候论·小便病诸候》曰："遗尿者，此由膀胱虚冷，不能约于水故也。"均提出膀胱虚冷、不约异常是导致遗尿的主要病机。北宋小儿医家钱乙提出"肾虚不能主水"是小儿发生遗尿之根本。本案患儿自幼夜间熟睡后发生遗尿，乃先天禀赋不足；伴有小便清长、手足冰冷之症，表明患儿肾气大虚，下元虚寒。膀胱与肾相表里，肾气虚，膀胱经气亦虚，膀胱失约则遗尿。两寸脉主心肺，但亦与心肾关系极为密切。肾气虚者，两寸脉搏亦常见虚弱之象。盖因经气无力运行远端。今患儿虽寸脉沉弱，但无气短、心悸等，仅见遗尿，故诊为下元虚寒型遗尿。取穴以艾灸中极、关元温补肾阳，下元虚寒得补，则膀胱开阖得司，遗尿自止。《灵枢》云"病在下者高取之"，采用远近取穴相配伍，选取百会取其升提之效，近取膀胱俞和肾俞以充盈肾气，增强膀胱开阖之力。现代研究表明，百会穴下为大脑皮质中央前回中央旁小叶，是大脑排尿控制中枢，针刺后可增强大脑意识对排尿的控制程度，膀胱俞和肾俞下有腰骶部神经，针刺后可促进膀胱收缩。

十九、癫痫

程某，男，4 岁。2005 年 12 月初诊。

主诉：时发抽搐 3 年，加重 1 个月。

患儿自 1 岁半感冒后发烧，引起抽搐，退烧后仍不时发作，西医院诊断为癫痫，多地治疗未见显著效果。近1个月病情加重，连续发作十余次，发作时口吐白沫，两眼上视，四肢抽搐，发作轻时几分钟，重时数十分钟，意识恢复后自觉头部不适，未发作时精神呆钝，智力低于同龄儿童，睡眠不安，食欲尚可。舌淡紫，苔薄白，脉沉弦。脑电图检查可见异常脑电图。

中医诊断：痫证（痰蒙清窍型）。

西医诊断：癫痫。

治则：豁痰开窍，益智安神。

处方：于氏头穴顶区。

操作方法：在于氏头穴顶区，百会至前顶穴及左右各旁开1寸的位置采用穴位埋线治疗。常规消毒后，用埋线针在3个位置由后向前刺入，推入可吸收线。埋线期间嘱咐家长不能沾水，尽量保持干燥和洁净，10天为1个疗程。

二诊：患儿治疗3个疗程后，未再复发。

按语：中医学认为，癫痫的致病因素主要与痰有关，古语云"无痰不痫"。脾虚失运易生痰饮，痰浊阻滞脑窍则神明无主，发为癫痫。本案患者年龄较小，幼年时感冒后引起抽搐发作，乃内虚外实之证，多年来反复发作，对智力发育已有影响，故治疗以益智开窍为主，取穴以局部腧穴为主。由于患儿年龄太小，不适宜采用头穴丛刺长留针治疗法，故而改为头穴埋线，效果较好。

二十、截瘫

孟某，女，28岁。1997年3月初诊。

主诉：双下肢不能活动，二便失常6个月。

患者6个月前发生车祸，右侧肋骨骨折，腰部压缩性骨折，治疗后骨折愈合，但双下肢仍然无法活动。经核磁检查发现，胸12～腰1椎骨对应脊髓发生损伤。现患者双下肢瘫痪，肌肉萎缩，下肢肌力0级，痛温自腰12以下消失，腹壁、肛门等浅反射消失，尿潴留，大便需灌肠，饮食较差，睡眠不安。患者面色青，神清语明。舌淡紫，苔薄白，脉沉涩。

中医诊断：痿证（瘀血阻滞型）。

西医诊断：截瘫。

治则：活血化瘀，荣养筋脉。

处方：胸11～腰夹脊穴、顶区、顶前区、项区。

操作方法：常规消毒后，头穴区采用平刺刺入帽状腱膜，针刺后急速捻转，速度约200次/分钟，每根针捻转1～2分钟，留针8小时。留针期间，开始每隔 30 分钟捻转 1 次，重复两次；之后每隔两小时捻转 1 次，直至出针。项区以风池、风府间连线刺入 2 ~ 3 针，刺入深度不超过 10mm，捻转泻法。夹脊穴在第 11 胸椎和第 2 腰椎棘突旁开 0.5 寸进针，针刺时向脊柱正中方向刺入，随后连接电针治疗仪，同侧毫针连接一根导线，正极在上，负极在下，留针 30 分钟。以上治疗每日 1 次，10 次为 1 个疗程。

二诊：患者治疗两个月后，已经能够在家人的搀扶下走路。继续治疗两个月，可以独自扶墙走路。

按语：外伤性截瘫是指脊柱受到外力打击后，脊髓受损部位以下的肢体发生瘫痪的病证。脊髓受损的 3 ~ 6 周处于休克期，受损平面以下立即发生完全性弛缓性瘫痪。休克期过后，脊髓损伤程度较重，才会出现损伤平面以下的感觉、运动及二便功能消失。本病属中医学"痿证"范畴，表现为四肢软弱无力或无法活动，久之则出现肌肉萎缩。本案患者为年轻女性，由外伤致病，血瘀痹阻经脉所致截瘫。针灸治疗首取夹脊穴，在对应椎骨棘突下旁开 0.5 寸取穴，属督脉与足太阳膀胱经范围，针刺可疏通经络，调和气血，濡养经脉，促进下肢恢复。从神经解剖学可知，针刺夹脊穴可直接刺激脊神经根，改善脑脊液循环，促进脊髓受损神经元的恢复和神经根再生。于氏头穴的顶区和顶前区直下是大脑皮质的中央前回功能区，支配双下肢和二便的功能，针刺可促进双下肢运动和二便障碍的恢复。两区之间的百会为诸阳之会，为经气汇聚之处，刺激它能调节阴阳平衡，通惯周身经穴。针刺项区可疏通脑部气血，增强对下肢的调控能力。

二十一、原发性高血压

张某，女，65 岁。2005 年 9 月初诊。

主诉：头晕 10 余年，头晕加重伴头胀 10 余天。

患者 10 余年前被确诊为高血压病，平时口服降压药控制，血压较稳定。但患者自诉偶发头晕，太阳穴处隐隐作痛。10 余天前因家庭琐事生气后，头晕头胀，伴恶心、呕吐。现患者头晕头胀，神志清楚，语言清晰流利，舌无偏斜，伴有心烦易怒、口苦咽干，睡眠质量不佳，面色无华，舌红，苔微黄，脉弦数。测血压 170/100mmHg，颅神经检查无异常，四肢肌力、肌张力正常，双侧病理征阴性。

中医诊断：眩晕（肝阳上亢型）。

西医诊断：原发性高血压。

治则：平肝潜阳，清利脑窍。

处方：于氏头穴顶区、顶前区、颞区、风池^{双侧}、三阴交^{双侧}。

操作方法：常规消毒后，选取 0.3mm×40mm 毫针针刺。顶区：沿百会穴向前顶穴透刺，左右神聪向前透刺，再左右一寸向前透刺。顶前区：沿前顶穴向囟会穴透刺，前顶穴左右旁开 1 寸、旁开 2 寸均向前透刺。颞区：头维穴、承灵穴及两穴之间的位置，各向下透刺。以上穴区透刺 25～30mm。每日 1 次，每次留针 6 小时，中间行针 4～5 次。

二诊：针刺治疗两周后，患者痊愈。

按语：原发性高血压是临床常见病和多发病，容易引发心脑血管疾病。本病属中医学"眩晕"范畴。《素问》云"诸风掉眩，皆属于肝"，指出本病与肝脏功能异常密切相关。本案患者高血压数十年，素体阴虚阳亢，本次发病肝气不畅，气郁化火，上扰清窍而出现头晕头胀，治以平肝潜阳，清利脑窍。针刺选穴以头部的局部腧穴为主。头部的顶区、顶前区和颞区可以调畅气血，通经活络。风池穴为胆经腧穴，三阴交为足三阴经交会穴，两穴相配，可平肝潜阳，清利脑窍。

二十二、脑炎后失语

朱某，男，12 岁。2005 年 3 月初诊。

主诉：语言不利 1 年，加重 1 个月。

患者于 2004 年曾患病毒性脑炎，当时主要表现为发热，头痛，肢体无力，抽搐，昏迷，经当地医院抢救后恢复意识和肢体功能活动，但遗留舌体不灵活，语言欠流利、智力下降等后遗症，经多方求治未见好转。1 个月前，患者感冒后出现不能开口说话。现患者不能开口说话，只能发单音而不清楚，伴烦躁不安，智力下降，睡眠欠佳，焦虑面容，舌体胖大，质红，苔薄白较润，脉细数。各项检查均未见明显异常。

中医诊断：暴喑（痰湿阻窍型）。

西医诊断：脑炎后失语。

治则：豁痰解语。

处方：于氏头穴颞区、足三里^{双侧}、丰隆^{双侧}、廉泉。

操作方法：颞区采用丛刺长留针法治疗，在头维、承灵及两穴之间分别向下平刺 25～30mm，快速捻转行针 3～5 分钟，速度为 200 转/分钟，留针 6 小时，中间行针 4～5 次。足三里和丰隆穴直刺 10～15mm，得气后留针 30 分钟，中间行针 2～3 次。刺入廉泉穴后快速捻转 1～2 分钟，随即拔出不留针。每日治疗 1 次，10 次为 1 个疗程。

患者治疗 10 次后，完全恢复语言功能。

按语：病毒性脑炎是由病毒引起的一种急性中枢神经系统感染性疾病，

本病特点是发病率高、致残率高、致死率高，各年龄段皆可发病。本病早期的主要病理改变是大脑细胞发生炎症、水肿，随后脑实质出现急性坏死、出血，脑血管周围有大量的淋巴细胞和浆细胞浸润。病毒感染不同的脑组织可引起不同的神经功能缺损症状，如偏瘫、失语、感觉障碍、共济失调等，也能累及脑膜出现脑膜刺激征。本案患者及时治疗后，意识和肢体功能均得到恢复，但言语功能未有完全恢复。1个月前，患者感冒后语言障碍加重，不能开口说话。本病属中医学"暴喑"范畴，病因病机为温热邪毒伤肺，肺脏输布津液失职，邪热蒸腾，煎熬津液为痰，热痰闭阻脑窍、舌窍则出现语言功能障碍。《针灸甲乙经》云："舌者，声音之机也。"患者舌体胖大，转动不灵活是导致言语不利的客观因素，针刺廉泉穴，刺激舌根，以改善舌体运动。《灵枢》载，脾脉连舌本，散舌下。根据经脉所过，主治所及的主治规律，针刺足三里穴可健脾益气，脾运则痰消。丰隆穴为胃经腧穴，是治痰的要穴，如《玉龙歌》云"痰多宜向丰隆寻"，刺之能健脾祛痰。大脑皮质功能定位理论表明，颞叶是言语中枢分布的主要部位，对语言的听、说、读、写、复述等功能具有重要的调控作用，故针刺颞区可疏通脑窍经络，激活颞区的大脑细胞，促进语言功能恢复。

二十三、小脑萎缩

赵某，男，36岁。2005年6月初诊。

主诉：走路不稳4年，加重伴肢体震颤两个月。

患者4年前无明显诱因出现走路不稳，头痛眩晕，偶有震颤，并有复视，走路常向右侧倾斜，饮食易呛，精神疲乏，烦躁不宁。在多家医院求治，诊断为桥脑小脑萎缩，但多种方法治疗未效，两个月前肢体震颤加重。现走路不稳，伴四肢静止性震颤，双下肢震颤明显。检查可见神清语明，面色萎黄，神疲乏力，声音低微，舌淡，苔萎黄，脉沉滑。查体：四肢肌力正常，肌张力增高，深反射减弱，病理反射未引出。指鼻试验、跟膝胫试验的共济功能失调。

中医诊断：颤证（脾虚夹痰型）。

西医诊断：小脑萎缩。

治则：健脾化痰，醒脑开窍。

处方：枕下区、顶区、顶前区、项区、中脘、气海、足三里^{双侧}、丰隆^{双侧}。

操作方法：针刺后捻转约200次/分，每根针捻转约1分钟，留针8小时。留针期间，开始每隔30分钟捻转1次，重复两次，之后每隔两小时捻转 1 次，直至出针。项区采用常规针刺方法，留针 30 分钟。每日 1 次，10 次为 1 个疗程。

治疗 1 周后，走路右偏明显好转，饮食不呛。治疗 1 个月后痊愈。

按语：桥脑小脑萎缩在遗传性共济失调中比较常见，临床上以进行性小脑性共济失调为主要症状。本病属中医学"颤证"范畴，主要病机为先天不足，脾胃虚弱，痰饮内聚脑窍。本案初诊可见面色萎黄、神疲乏力、声音低微，明显为脾虚不足之征，治疗以健脾化痰、醒脑开窍为主。针刺中脘、气海、足三里以健脾理气，针刺丰隆穴以化痰开窍。同时，根据大脑皮质功能定位理论，针刺枕下区以改善小脑共济失调，针刺顶区、顶前区以改善四肢运动障碍，针刺项区以改善饮食易呛之症。

二十四、脑梗死

案一

吕某，女，69 岁。2005 年 7 月初诊。

主诉：右侧肢体活动不利 20 天。

患者 6 月 27 日下午 4 时无明显诱因出现右侧肢体活动不利，头痛，无恶心呕吐，家属将其送往当地医院，头部 CT 扫描未见异常，按脑梗死治疗。3 天后转入哈医大二院，经头部 CT 诊为脑梗死，治疗半个月后出院。为求进一步康复来我处针灸。现患者右侧肢体活动不利，气短乏力，偏身麻木，饮食、二便均正常。既往高血压史 10 余年。患者神清语明，形体消瘦，双瞳孔等大等圆，舌无偏斜，右侧上肢肌力 III 级，右侧下肢肌力 IV 级，右侧巴宾斯基征（+）。舌质淡，苔薄白，脉细弱。

中医诊断：中风（气虚血瘀型）

西医诊断：脑梗死。

治则：行气活血，疏经通络。

处方：于氏头穴顶区、顶前区，风池^{双侧}、翳风^{双侧}、肩髃^{患侧}、曲池^{患侧}、外关^{患侧}、合谷^{患侧}、髀关^{患侧}、血海^{患侧}、足三里^{患侧}、悬钟^{患侧}、太冲^{患侧}。

操作方法：于氏头穴顶区和顶前区，采用 0.3mm×40mm 毫针平刺入帽状腱膜，快速捻转 3～5 分钟，留针 6 小时，中间行针 4～5 次。风池、翳风向对侧鼻尖直刺 10～15mm，其余穴位常规针刺，得气后留针 30 分钟，中间行针 2～3 次。每日 1 次，10 天为 1 个疗程。

连续治疗 6 个疗程后，右侧肢体活动明显好转。

按语：本案患者年老体衰，平素体瘦多病，气血不足，气虚导致血瘀，闭阻脑窍则发为中风。头部取穴为于氏头穴顶区和顶前区，顶区为百会至前顶连线及左右各 1 寸、2 寸的平行线，穴下为中央前回、中央后回部分；顶前区为前顶至囟会的连线及左右各 1 寸、2 寸的平行线，穴下为额上回、额中回的后部，针刺顶区和顶前区可激活大脑细胞，恢复受损大脑皮质对肢体运动功能的调控。配风池、翳风穴，以活血化瘀通络、现代研究表明，两穴下有椎动脉通过，针刺可改善大脑细胞的血液供应，促进脑代谢，修复受损脑细胞。本案患者上肢肌力重于下肢，故辅以肢体局部腧穴以通经活络。本例患者病情较轻，仅有肢体活动不利，经过针刺治疗两个月，基本恢复正常。

案二

李某，男，47 岁。2006 年 3 月初诊。

主诉：左侧肢体活动欠灵活两个半月。

患者两个多月前无明显诱因出现左侧肢体活动不利，送医院后诊断为右侧基底节区脑梗死，住院治疗 1 个月后，病情平稳，回家休养。今为求进一步康复来我处针灸。现左侧肢体活动不利，伴饮水呛咳，睡眠欠佳。既往高血压史 5 年。神志清楚，声音嘶哑，面色少华，形体适中。查体：卧位颈静脉不怒张，双肺呼吸音清，心浊音界正常范围内，心律整，心音纯，腹软，双下肢无浮肿。双侧瞳孔等大同圆，对光反射存在，眼球各方向运动灵活，左侧肢体肌张力正常，下肢肌力 IV 级，上肢肌力 III 级，左侧肱二头肌反射、肱三头肌反射、桡骨膜反射、膝跳反射均亢进，双侧巴彬斯基（+），左侧面部、肢体感觉麻木。右鼻唇沟变浅，伸舌偏右。舌红，苔白，脉弦滑。

中医诊断：中风（风痰阻络型）。

西医诊断：脑梗死。

治则：化痰息风，活血通络。

处方：于氏头穴顶区、顶前区，风池^{双侧}、翳风^{双侧}、丰隆^{双侧}、廉泉、肩髃^{患侧}、曲池^{患侧}、外关^{患侧}、合谷^{患侧}、髀关^{患侧}、血海^{患侧}、足三里^{患侧}、悬钟^{患侧}。

操作方法：顶区和顶前区采用针体与皮肤呈 15° 角刺入帽状腱膜下，深约 30mm，针刺后捻转约 200 次/分，每根针捻转约 1 分钟，留针 8 小时。留针期间，开始每隔 30 分钟捻转 1 次，重复两次，之后每隔两小时捻转 1 次，直至出针。廉泉取穴直刺 30～35mm，捻转 2～3 分钟后拔出不留针。体针常规针刺，得气后留针 30 分钟。每日 1 次，1 天为 1 个疗程。

治疗两个月后，左侧肢体肌力有所恢复，达到 V 级弱。

按语：本案患者平素工作压力较大，劳倦过度，正气不足，脉络空虚，卫外不固，则风痰乘虚而入，流窜经络，闭阻脑窍，神不导气而发病。治宜化痰息风，活血通络。采用针刺于氏头穴顶区和顶前区，刺激大脑运动区和感觉区，以促进肢体功能的恢复。针刺头穴产生的针场可以穿过颅骨，作用于大脑皮质的功能区，具有活血通络、调神益智的功效。风池、翳风活血化瘀，疏经通络；丰隆穴祛痰通络；太冲穴平肝息风；廉泉穴开窍除痰，缓解饮水呛咳之症。针刺患侧局部体穴以活血通络，调畅气血。本例患者病程较长，治疗存在一定困难。连续治疗两个月后，患者一般状态有所好转，左侧肢体肌力有所恢复。

案三

丛某，女，76 岁。2006 年 2 月初诊。

主诉：右侧肢体活动不利，伴语言障碍 11 天。

患者于 2006 年 1 月 25 日早晨 6 点无明显诱因突然出现右侧肢体活动不利，语言不利，无意识障碍，无头痛，无恶心，无呕吐，送入医院后头部 CT 检查示左颞叶、基底节区脑梗死，收入神经内科住院治疗，具体用药不详，经过 11 天治疗，症状缓解。为进一步康复来我院针灸治疗。现患者右侧肢体活动不利，语言障碍，仅能发出啊、哦等单音，饮水反呛，吞咽困难，鼻饲喂食。轮椅推入诊室，神志清楚，言语不能，双瞳孔等大等圆，对光反射存在，右侧上肢肌力 Ⅰ 及，下肢肌力 Ⅱ 级，右巴宾斯基征（+）。舌淡紫，苔白腻，脉弦滑。

中医诊断：中风（痰瘀阻窍型）

西医诊断：脑梗死。

治则：化痰通络，祛瘀开窍。

处方：于氏头穴顶区、顶前区、项区、颞区、肩髃^{患侧}、曲池^{患侧}、外关^{患侧}、合谷^{患侧}、髀关^{患侧}、血海^{患侧}、足三里^{患侧}、悬钟^{患侧}、金津、玉液。

操作方法：顶区、顶前区和颞区选择 0.3mm×40mm 毫针平刺帽状腱膜下，深度为 30mm，快速捻转 3～5 分钟，留针 8 小时，中间行针 6～7 次。项区向对侧鼻尖直刺 10～15mm，患侧体穴常规针刺，得气后留针 30 分钟，中间行针 2～3 次。针刺结束后，金津、玉液点刺放血。

治疗 1 个月，出院时右侧肢体活动灵活，语言欠流利。

按语：中风后失语是由脑血管病变引起颞叶语言中枢损害出现的并发症。根据大脑皮质功能定位，失语证主要包括运动性失语、感觉性失语、命名性失语和混合性失语四种。本案患者为老年女性，平素吸烟、饮酒多年，导致脾胃损伤。脾虚则津液输布失职，日久化热，痰浊内生，津血同源，血滞不通则为瘀，痰瘀闭阻脑窍，窍闭神昏则发为中风。治宜化痰通络，祛瘀开窍。头穴选择于氏头穴的顶区、顶前区，以刺激大脑运动区和感觉区，促进肢体运动和感觉功能的修复。针刺项区刺激椎－基底动脉，增强大脑后循环的血液供应。患者言语不能，理解能力下降，属混合性失语，根据大脑皮质功能定位理论，颞叶为言语控制中枢，故配以针刺颞区治疗语言障碍；配金津、玉液点刺放血，以化瘀通窍，促进舌体灵活；配患侧肢体局部腧穴，以调畅气血，通经活络。

案四

孟某，男，55 岁。2005 年 8 月初诊。

主诉：突然神昏、右侧肢体麻木不仁 1 月余。

患者 1 个月前在家人去世过度悲伤后出现突然神昏、语言障碍、右侧肢体麻木不仁的症状，家人将其送至医院后以脑梗死收入院，治疗后意识恢复，症状有所改善，但语言和肢体功能仍存在障碍，为进一步康复来我处求诊。现右侧肢体活动不利，语言不利，伴心情烦躁，食少纳呆，睡眠质量差，大便秘结，小便正常。既往有右侧多发性腔隙性脑梗死，出现左侧半身活动不利，经针灸治疗好转。轮椅推入病房，神志清楚，面色萎黄，神情烦躁，双瞳孔等大同圆，对光反射存在，右侧肌张力升高，上肢肌力Ⅱ＋，下肢肌力Ⅲ＋级，右侧半身痛觉减退，巴宾斯基征（＋）。舌淡，苔薄白，脉细弱。

中医诊断：中风（虚风内动型）。

西医诊断：脑梗死。

治则：滋阴息风，通经活络。

处方：于氏头穴顶区、顶前区、颞区，肩髃[患侧]、曲池[患侧]、手三里[患侧]、外关[患侧]、通里[患侧]、合谷[患侧]、髀关[患侧]、血海[患侧]、足三里[患侧]、阳陵泉[患侧]、悬钟[患侧]、太冲[患侧]。

操作方法：头穴顶区、顶前区和颞区平刺入帽状腱膜下，捻转速度约200 次/分钟，每根针捻转约 1 分钟，留针 8 小时。留针期间，开始每隔 30 分钟捻转 1 次，重复两次，之后每隔两小时捻转 1 次，直至出针。体针常规针刺，得气后留针 30 分钟，每日 1 次，10 次为 1 个疗程。

治疗 3 个疗程后，语言流利，右侧肢体活动自如。

按语：本案患者悲伤过度，暗耗心血，营血不足，阴血亏虚，以致阴虚风动，风阳上扰脑窍而发为中风。治宜滋阴息风，通经活络。患者主要症状为肢体活动不利、语言不利，能够听懂话语，但不能表达，属运动性失语。根据大脑皮质功能定位理论，运动性语言中枢位于中央前回的 1/5 处，故针刺颞区，以激活受损的脑细胞，促进语言功能的恢复。顶区为从百会至前顶（或前顶至百会）及其向左、右各1～2寸的平行线，顶前区为从前顶至囟会（或囟会至前顶）及其向左、右各1～2寸的平行线。顶区和顶前区为中央前回和中央后回的一部分，针刺可激发运动和感觉功能的恢复。心开窍于舌，通里为手少阴心经的络穴，针刺通里可治疗舌强不语。配合患侧肢体局部腧穴，舒经活络，调畅气血，缓解痉挛。

案五

刘某，男，75岁。1996年7月初诊。

主诉：左半身完全性瘫痪、尿便失禁1年。

患者1年出现右侧大脑半球大面积脑梗死伴脑干梗死，经救治后病情稳定，但左半身肢体完全瘫痪，大小便失禁，需导尿管导尿，饮水呛咳，不能饮食，因做过胃部切除术，不能下胃管，而是插入十二指肠管（右侧腹部切口，将胃管直接插到十二指肠内）加压输入营养液，维持生命。现患者左半身完全瘫痪，声音嘶哑，饮水呛咳，小便失禁，伴情绪激动，善悲欲哭，睡眠欠佳。既往冠心病史，做过搭桥手术，因胃出血做过胃大部切除术。患者卧病在床，神志清晰，形体消瘦，萎靡不振，双瞳孔等大同圆，对光反射存在，左侧上肢肌力0级，下肢Ⅱ级，肌张力较高，巴宾斯基征（＋），吞咽反射减弱。舌质紫暗，苔薄，脉细涩。

中医诊断：中风（瘀阻脑窍型）

西医诊断：脑梗死伴尿失禁。

治则：活血化瘀，通经活络。

处方：于氏头针顶区、顶前区、项区，次髎^双侧、中髎^双侧、肩髃^患侧、肩髎^患侧、曲池^患侧、手三里^患侧、外关^患侧、八邪^患侧、髀关^患侧、伏兔^患侧、足三里^患侧、血海^患侧、阳陵泉^患侧、阴陵泉^患侧、悬钟^患侧、八风^患侧、十宣。

操作方法：顶区、顶前区平刺入帽状腱膜下30～35mm，捻转速度约200次/分钟，每根针捻转约1分钟，留针8小时。留针期间，开始每隔30分钟捻转1次，重复两次，之后每隔两小时捻转1次，直至出针。项区向对侧鼻尖直刺10～15mm；次髎、中髎斜刺入皮下10～15mm，不要刺入骶后孔；体穴常规针刺，得气后留针30分钟，每日1次，10次为1个疗程。十宣穴点刺放血，每穴4～5滴，5日1次。

用头穴丛刺长留针的方法连续治疗近3个月，患者大小便正常，饮食正常，能自己站起，扶着墙壁缓慢行走。

按语：尿失禁是脑血管病常见的并发症之一，发生原因可能与桥脑以上的脑损伤导致中枢抑制解除，膀胱出现高反射性，引起脊髓自主排尿功能丧失有关，长期尿失禁可导致皮肤溃烂，甚至褥疮，严重影响患者的生活质量，是脑血管病病死率升高的重要因素。常用的治疗方法是导尿，但仅能解决对症问题，还容易诱发尿路感染，增加患者痛苦。从大脑功能定位理论分析，大脑皮质中央前会的旁中央小叶是高级排尿中枢的部位，于氏头穴的顶区为百会至前顶的区域，顶前区为前顶至囟会的区域，与排尿高级中枢相吻合，也是诸身阳气会聚之所，故而选择针刺顶区和顶前区以升举收摄，增强大脑对排尿的抑制作用。支配膀胱运动的副交感低级中枢位于第2~4骶髓，刺激后能通过骶神经作用于膀胱逼尿肌和尿道内括约肌，促使排尿。次髎和中髎穴为八髎穴的一部分，分别位于第2和第3骶后孔处，是骶2和骶3神经的出入部位，针刺次髎和中髎可以降低骶神经的兴奋性，减少排尿次数。同时针刺项区以活血通络，改善脑部供血，促进受损神经元恢复。本案患者左侧半身完全瘫痪，故而配以局部肢体腧穴治疗，特别是加用八邪、八风等手足部位腧穴，刺激末梢神经，以促进肢体功能恢复。患者病情日久，舌脉象提示乃瘀血阻滞证，《素问·针解》载"菀陈则除之，是出恶血也"，故选十宣穴刺络放血，以使瘀血除，新血生，达到活血化瘀通络之效。

二十五、脑出血

刘某，男，46岁。2006年4月初诊。

主诉：右侧肢体瘫痪20天。

患者20天前情绪激动后突然感觉头痛，右侧肢体活动不灵活，语言不清，5分钟后右侧肢体完全瘫痪。家属将其送往医院，经脑CT诊断为左侧基底节出血，破入脑室，行手术治疗。为求进一步康复来我处针灸。现患者右侧肢体活动不利，语言不利，右侧嘴角下垂，伴头晕，睡眠欠佳。既往高血压病史10年。患者由人扶入病室，神志清晰，精神萎靡不振，呼之能应，偶尔情绪激动，哭笑不得，右侧上肢肌力0级、下肢Ⅲ级，右侧霍夫曼征（＋），右侧巴宾斯基征（＋）。舌质红，苔微黄，脉弦数。

中医诊断：中风（肝阳化风型）。

西医诊断：脑出血恢复期伴中枢性面瘫。

治则：滋阴息风，通经活络。

处方：于氏头穴顶区、顶前区、颞区、额区，牵正[患侧]、地仓[患侧]、颊车[患侧]、肩髃[患侧]、曲池[患侧]、手三里[患侧]、外关[患侧]、髀关[患侧]、伏兔[患侧]、足三里[患侧]、三阴交、悬钟[患侧]。

操作方法：头部顶区、顶前区、颞区、额区采用夹持法平刺入帽状腱膜下，进针后捻转约200次/分钟，每根针捻转约1分钟，留针8小时。留针期间，开始每隔 30 分钟捻转 1 次，重复两次，之后每隔两小时捻转 1 次，直至出针。牵正、地仓、颊车斜刺进针 10～15mm，得气后，留针 30 分钟。每日 1 次，10 次为 1 个疗程。

治疗 1 周后，精神有所恢复，右侧上肢肌力 I 级。治疗两个月后患者语速较慢，上肢肌力达到 IV - 级，可缓慢行走，中枢性面瘫治愈。

按语：脑出血的病情特点为进展快，危险性大，病死率高。其中基底节出血为最常见的脑出血形式，80% 以上的出血原因与高血压有关。本病患者因情绪激动突然出现血管破裂，导致脑出血，属中医学"中风"范畴。中医学认为，性情暴躁，肝失条达，阳气逆乱上扰，窍闭神昏，则发为中风。治宜滋阴息风，通经活络。《灵枢·邪气脏腑病形》云"十二经脉三百六十五络，其气血皆上于面而走空窍"，说明针刺头部腧穴能够调和阴阳，通经活络。顶区、顶前区是大脑中央前回和中央后回在大脑的投影区，刺之能改善肢体运动和感觉功能障碍；颞区是语言中枢的投影区，刺之可以改善言语不利的症状；额区是情感中枢的投影区，刺之可以改善情绪异常、苦笑不能控制的症状；牵正、地仓、颊车为面部腧穴，可疏通局部气血经络，改善面部嘴角下垂，流涎的症状；三阴交为肝、脾、肾经的交会穴，刺之则调节阴经之气，以滋阴息风。同时辅以肢体局部腧穴，以疏通经络，调和气血，使病情得以缓解。

第十三章 医话杂谈

第一节 经络是什么

　　早期的经络学说一般是在社会哲学思想的影响下对某种或某类临床表现和诊治方法进行解说，是通过对人体生命现象的观察和临床实践的积累而建立起来的一种直观朴素的认识模式。经络理论的产生与古代解剖学、医疗实践及阴阳、五行、藏象学说密不可分。

一、经络理论的形成基础

（一）古代解剖知识

1. 中国解剖学的历史

　　解剖这门学科，人们总以为是现代科学的产物，其实在中国医学史上就有人体解剖的萌芽。

　　远在新石器时代，人体结构的秘密已吸引着原始人类。他们对人体的一些生理现象常不能理解，而另一些病理现象又使他们感到恐惧。那时，社会生产力十分低下，人类普遍树立起上帝和神的神秘观念。但当他们在日常生活中用石刀、石斧剖开动物体腔，或部落间征战发生而造成残肢断体、开肠剖肚时，使其初步了解了动物和人体内部的构造。这是人体解剖思想萌芽和形成的基础。

　　产生于战国时期的地理学著作《山海经》记载有这样一段传说："鲧死三岁不腐，剖之以吴刀，化为黄龙。"意思是说，天帝派"鲧"治水不成，将"鲧"治以死罪，不料"鲧"死后尸体居然三年不烂。天帝感到奇怪，于是给了另一个天神一把宝刀——吴刀，让他去剖"鲧"，不想手起刀落，却自"鲧"的体内飞出一条黄龙。黄龙腾空而起，降而成"禹"。传说中的治水英雄禹，就是这样剖腹而生的。如果古人从未有过用刀剖开肚子这一实践，怎能产生这样生动的剖腹传说呢？

　　神话传说仅仅是臆测，考古发掘的实物为我们提供了较为确切的证据。三千年以前刻在甲骨上的象形文字中有不少与人体医学有关的记载，如"儿"字，象征小儿头囟未闭合；"孕"字为人大腹之形，且有子在腹中；

"蛊"字为肚子里有寄生虫的意思。这些象形文字的创造是以对人体正确认识为前提的。

2. 古代解剖学

司马迁在《史记·扁鹊仓公列传》中曾介绍过一位上古时代的名医。"上古之时，医有俞跗，治病不以汤液醴洒，镵石，挢引，案扤，毒熨，一拨见病之应，因五脏之输，乃割皮解肌，诀脉结筋，搦髓脑，揲荒爪幕，湔浣肠胃，漱涤五脏。"看来俞跗是一位手术高明的解剖者，只是传记的神奇性让人难以信置。但是这份记载却是条理分明，层次清楚：先是割开皮肉，疏通经筋，按摩神经，接着拉开胸腹膜，抓起大网膜，最后洗浣肠胃，漱涤五脏，使人怀疑作者在写作时加进了西汉时期的解剖知识。此外，《史记·殷本纪》有商封王"剖比干，观其心"，《列子·汤问》有扁鹊为鲁公扈、赵齐婴换心术等例子，皆说明在汉代时我国的解剖知识已相当丰富，因为金属刀具的大量使用已为解剖学的发展创造了物质条件。

著名医书《黄帝内经》开始正式记载人体解剖。"解剖"两字最先在《灵枢·经水》中出现，云："若夫八尺之士，皮肉在此，外可度量切循而得之，其死可解剖而视之。其脏之坚脆，腑之大小，谷之多少，脉之长短，血之清浊，气之多少……皆有大数。"两千多年前的中国医者开创了解剖尸体的先例。《内经》中的肠胃篇、经筋篇、骨度篇、脉度篇等都是记述解剖学的专章。其中对人体的骨骼、部位、脏腑、血管等，均有长度、重量、体积、容量的详细记载。书中一些解剖学的名称、主要脏腑的命名到现代还在运用。

《内经》中的《灵枢·肠胃》叙述了消化道中各个器官。云："唇至齿，长九分，口广二寸半。齿以后至会厌，深三寸半，大容五合。舌重十两，长七寸，广二寸半。咽门重十两，广一寸半。至胃长一尺六寸，胃纡曲屈，伸之，长二尺六寸，大一尺五寸，径五寸，大容三斗五升。"这说明，古人已注意到口、唇、齿也是消化道的重要部分。同时，该书对胃肠道的形状描绘得也十分细致，如"小肠（指十二指肠和空肠）后附脊，左环回周叠积，其注于回肠者，外附于脐上，回运环十六曲，大二寸半，径八分分之少半，长三丈三尺；回肠（其中包括结肠上段）当脐左环，回周叶积而下，回运环反十六曲，大四寸，径一寸寸之少半，长二丈一尺；广肠传脊（指乙状结肠和直肠），以受回肠，左环叶脊上下，辟大八寸，径二寸寸之大半，长二尺八寸；肠胃所入至所出，长六丈四寸四分，回曲环反，三十二曲也"。书中消化道长度的记载，与近代解剖学的记载基本一致。

古人对血液与心脏的关系已有所认识，"诸血者，皆属于心"，指出血液是受心脏控制的。"营周不休，五十而复大会。阴阳相贯，如环无端"。这段记载表明，当时人们已意识到血液的流动是周而复始的，如环之无端。事实上已经包含有血液循环的概念。

综上看来，中医学理论在形成时期就有着解剖实践的基础，虽然这种解剖在今天看来是粗浅的、简单的，但却可以看出古代医学家对科学事业的大胆探索和实践精神。

3. 古代解剖学在解剖史上的业绩

在我国解剖学史上，汉朝和宋朝都有过大规模的解剖活动。

公元16年（天凤三年），王莽捕获了一个由翟义领导的反对党党徒，名王孙庆。王莽对他进行了极其残酷的杀戮，"使太医、尚方与巧屠共刳剥之，度量五脏，以竹筳导其脉，知所终始，云可以治病"。他们把竹枝通到王孙庆的经脉中去，搞清了血管的来龙去脉。这份由杀戮而制得的早期解剖学史料，因年代久远而散佚了。

公元1041～1048年，广西起义领袖欧希范、蒙干等人，由于中了宋官吏杜杞的圈套，在假意犒赏义军首领的宴会上，欧等人酒醉如泥，于是束手就擒，两天中有56人斩首于市。宜州推官吴简对其进行了解剖，并与画工将所见绘成图谱，名曰《欧希范五脏图》。这幅图虽然失传了，但从尚存的一些著作中仍可窥见它的大概。当时，吴简还做了文字记录："喉中有窍三，一食、一水、一气，互令人吹之各不相戾。肺之下，则有心、肝、胆、脾。胃之下，有小肠，小肠下有大肠。小肠皆莹洁无物，大肠则为滓秽，大肠之傍则有膀胱。若心有大者，小者，方者，长者，斜者，直者，有窍者，无窍者，了无相类。唯希范之心，则红而石垂，如所绘焉。肝则有独片者，有二片者，有三片者。肾则有一在肝之右微下，一在脾之左微上，脾则有在心之左。至若蒙干多病嗽，则肺且胆黑。欧诠少得目疾，肝有白点……其中黄漫者，脂也。"这段记录虽然与现代观察比较存在一定错误，但是肝、肾、脾、心、大网膜等内脏器官位置的描述基本上是正确的。特别可贵的是，图中有病理解剖的记载：如蒙干常咳嗽，肺是皱而黑的；欧希范少年时得过眼病，肝上有白点。这是历史上一次大规模的解剖活动。

宋代崇宁年间（1102—1106年），解剖学家杨介根据泗州处死的犯人尸体解剖材料，绘成《存真图》。此图对人体胸、腹部内脏的前面与背面，右侧胸、腹腔及其主要血管关系，横膈膜及在其上穿过的血管、消化、泌尿及生殖等系统都较《欧希范五脏图》更为详细和正确，为解剖学提供了更为科学的材料，可惜此图也失佚了。然而它对后代医学家的影响很大，明代针灸学家高武的《针灸聚英》，以及杨继洲写的《针灸大成》里都引用了

《存真图》的内容。元代学者孙焕在 1273 年重刊的《玄门脉内照图》一书中也保存了不少《存真图》中的珍贵资料。

此外，尚有一些解剖学资料散存于《难经》《针灸甲乙经》《千金方》《东斋纪事》《梦溪笔谈》《岩下放言》《内外二景图》《洗冤录》等历代著作中。我国藏族同胞在解剖学方面也做出了不可磨灭的贡献。这与藏族的风俗习惯密切相关。

4. 古代解剖学王清任及其著作《医林改错》

要说在我国医学解剖史上值得大书特书的当推清代医学家王清任（1768—1831 年）。王清任是河北玉田县人，他精于医术，在北京一带颇负盛名。在行医的过程中，他深感解剖知识的重要，"业医诊病，当先明脏腑"，否则"本源一错，万虑皆失"。他在研究了古代的一些脏腑书籍和图形后发现，里面存在不少矛盾，于是感慨地说"著书不明脏腑，岂不是痴人说梦，治病不明脏腑，何异于盲子夜行"，于是他致力于人体脏腑研究达42 年。

据王清任自述，他在 30 岁那年，正在河北滦州稻地镇行医，当时小儿瘟疫流行，每天有病孩被夺去生命。在穷人以席代棺的义冢墓地，王清任每天清晨都去观看犬食之余的小儿尸体，十余天内，看了 20 多具完整的儿童尸体，可惜的是他始终没有见到横膈膜。以后在奉天和北京，他又 3 次去刑场察看尸体。在没有尸体供解剖研究用时，他就饲养家畜做比较解剖实验。他是我国解剖史上第一个做动物解剖实验的医学家。然而，他还是没有看到人的隔膜形态、位置，为此他很不甘心。有一次他出诊看病，偶然遇见一个亲眼见过横膈膜的人，王清任大喜过望，虚心求教，终于弄清了横膈膜的位置。1830 年，王清任根据临床心得编写并绘有脏腑图谱的《医林改错》一书刊行于世。1 年后，王清任逝世于北京友人家中。

《医林改错》中共有 25 幅图谱。王清任把古人画错的和他自己改正的进行了对照。他纠正了古人认为肝有 7 叶、肺下有 24 行气孔和气管直入心脏的错误说法。他发现气管有两个分支和小支气管，同时他还发现了许多过去医书上从来没有提到过的重要器官，如腹主动脉（王清任称其为卫总管或气管）、上腔静脉（荣管即血管）、颈总动脉（左右气管）、肾动脉、肠动脉、幽门括约肌（遮食）、胆总管（津管），胰脏、十二指肠的入口（津门）等。此外，他还发现了视神经，并指出视神经与脑的关系，从而叙述了对脑功能的看法。在怀胎、天花方面他都有精辟独到的认识。

王清任在观察内脏的过程中发现尸体内瘀血颇多，由此联想到治疗瘀血的重要性。他结合临床经验，自创新方 31 个，化裁古人妇产科方剂两个。

这些方剂大部分现在还在运用，对于治疗冠心病、中风后遗症等均有相当的疗效，是中医学伟大宝库中的一份珍贵遗产，值得进一步研究总结和提高。当然，由于历史条件的限制，《医林改错》中不可避免地存在着一些错误。这些都无损于王清任敢于创新和大胆实践的精神。

中国解剖学的起源很早，但是由于封建礼教和文化的落后，严重地阻碍了它的发展。那些"身体发肤，受之父母，不可毁伤，孝之始也"的孝道，触犯了就要遭到杀身之祸。历史上有这样的例子：南朝有个叫唐赐的人临死前吐了20多条虫子，他的妻和子按照他临死前的嘱咐解剖了他的尸体，结果统治者以不孝不道的罪名，将母子斩首于街头。刑律规定不能剖尸验病，把这视作对死者的伤害。对于王清任的大胆实践，一些封建礼教的维护者辱骂其为"教人于骸骼堆中、杀人场上学医道"。凡此种种无不影响我国解剖学的进步。

由此可见，古人在认识经脉的过程中，对解剖结构的认识是促使经脉理论形成的重要基础。古人通过解剖实践了解到经脉是真实存在的物质结构，所以当时血管应该被认为是经脉的主要形态基础。

（二）藏象学说

中医藏象学说之脏腑功能，包括现代解剖的脏腑功能多为脏腑之外的功能。因此认为中医藏象学说是一个功能单位。

1. 藏象的内容

张景岳《类经》云："象，形象也。藏居于内，形见于外，故曰藏象。"藏是指藏于体内的内脏，象是指表现于外的生理、病理现象。藏象就是藏于体内的内脏所表现于外的生理、病理现象。人体的内脏总称为脏腑，包括五脏、六腑和奇恒之腑。五脏包括肺、肝、心、脾、肾，具有化生和储藏精气的作用；六腑包括大肠、胆、小肠、胃、膀胱及三焦，具有受盛传化水谷和糟粕的作用；奇恒之腑包括脑、髓、骨、脉、胆、女子胞，多具有藏的功能。

藏象学说是指通过人体生理、病理现象的观察，研究人体各个脏腑的生理功能、病理变化及其相互关系的学说。

2. 五脏的位置与功能

（1）心 心位于胸中，有心包卫护其外，是人体的生命主宰。《内经》认为，心有三大主要生理功能。

其一，主血脉。即心推动血液运行和促使脉管跳动。若心跳停止，脉跳亦停，血液不流，人体各组织器官就"断炊"而死亡。

其二，主神明。"神明"指人的精神意识，思维活动。心功能正常，则神志清晰，对外界反应灵敏；若心有病变，则会出现心悸、心烦、失眠、多梦等"心神不宁"的症状。中医学认为，血是精神意识、思维活动的物质基础，临床上接受心脏移植的人，术后其性格、爱好、兴趣、爱憎都倾向于授予脏器者，足以说明心脏是人的主宰。

其三，开窍于舌。开窍是指心脏与体表五官九窍的特定联系。透过舌质的淡红、淡白、紫暗，可知血的亏损和血中有热，此皆与心紧密相连。《灵枢·脉度》曰："心气通于舌，心和则能知五味矣。"

（2）肺　位于胸腔，左右各一，在人体脏腑中位置最高，故称肺为华盖。中医学认为肺为国之宰相。肺有四大生理功能。

其一，主气，司呼吸。全身气机（即气的升降出入运动），随着呼吸而动。肺也是人体吸入清气的场所，清气是维持人体生命活动的重要物质。修炼瑜伽功法，除"调身""调心"外，更重要的是"调息"，只有配合腹式呼吸才能达到真正的功效。

其二，主宣发肃降。"宣发"可呼出浊气，把脾胃吸收的水谷精华宣发至全身；"肃降"可吸入清气，把吸入的清气和脾转输来的水谷精华向下布散。

其三，通调水道。肺的宣肃作用可将水津宣发至体表化为汗液排出体外，并通过呼吸化成水气，呼出体外。同时使水液肃降下行，化为尿液，使水液内外上下畅通而行，故中医治疗水肿病往往采取治肺之法。

其四，朝百脉。即人体的"百脉"之血都聚会于肺，经过气体交换后又朝向百脉，使血液正常运行。也就是说，肺朝百脉可辅助心脏维持正常的血液循环。

（3）肝　位于腹腔，横膈之下，右肋之内。中医学认为肝为刚脏，性如将军。肝有四大生理功能。

其一，主藏血，可储藏血液，调节血量，防止出血，保持一定的循环血量。如人发怒时易出现咯血或吐血，这是因为怒使肝气疏泄太过而上逆，使肝藏血功能失职，血不收藏而外出所致。

其二，主疏泄。疏为疏通、舒畅之意，泄为排泄、发泄之意。肝能疏通人体的气机，以保持气机的畅通。若此功能失调，可见胸闷胁胀，甚则疼痛、多叹气。肝可调畅情志，肝的疏泄功能正常则人的精神舒畅。若疏泄功能失常，或疏泄不及，则情志抑郁、多愁善感；若疏泄太过，则性情急躁易怒。

其三，主筋，其华在爪。肝之气血充盛，筋膜得其所养，则筋力强健，运动灵活有力；爪甲坚韧明亮，红润光泽。

其四，开窍于目。眼之所以能视物，有赖于肝气之疏泄和肝血的濡养。眼睛的位置在全身至高之处，只有气血充足的人，眼睛才能神采奕奕。

（4）脾　位于中焦，在膈之下。中医学认为，脾为"仓廪之官"，即后勤部长。脾为人体营养物质的主要供应者，有五项生理功能。

其一，主运化。即主持人体饮食物的消化、吸收和运送，以营养机体各组织器官。若此功能发生障碍，则可出现消化不良、食欲不振、脘腹胀满，甚则腹泻、水肿等症。

其二，统血。即脾有统摄血液、防止血流于脉外的作用。若此功能失常，可发生出血证。

其三，主升清。脾可升提清气上至头目心肺；可升提内脏，使其固定于正常的位置。若此功能失调，则清气不升，可出现头晕、胀满、内脏下垂等症。人出生后主要依靠饮食物的濡养，即所谓"民以食为天"，各脏腑组织才能进行正常的生理活动，故脾又被称为"后天之本"。

其四，主肌肉、四肢。由于脾胃为气血生化之源，全身的肌肉都需要依靠脾胃所运化的水谷精微营养，才能肌肉发达丰满，通过脾气的升清和散精作用将水谷精微输送至四肢，以维持四肢的正常生理活动。四肢、肌肉的活动能力及肌肉的发达健壮与脾密切相关。

其五，开窍于口，其华在唇。口是进饮食、泌涎液、助消化的器官，"唇为脾余"，乃脾之外华。《灵枢·脉度》云："脾气通于口，脾和则口能知五谷矣。"说明脾脏的精气通于口，脾气功能正常，则舌能辨味。脾有病则影响口味，如脾虚，多觉口中淡而无味；脾有湿热，常感到嘴里发甜。

（5）肾　位于腰部，左右各一。肾藏精，能促进人体的生长发育和生殖，为人体生命之源。肾主要有5个方面的功能。

其一，主藏精。肾有生产、封存、储藏精气的生理功能。肾藏先天之精和后天之精。先天之精又称生殖之精，禀受于父母，与人的生育繁殖有关。后天之精又称脏腑之精，由脏腑化生水谷精微而成，主人体生长发育。

其二，主水液代谢。肾具有主持全身水液代谢、维持体内水液平衡的作用。人体的水液代谢包括两方面：一是津液输布全身；二是浊液排出体外。而水液代谢过程的实现主要依赖肾的"气化"功能。肾虚则水液代谢不利，导致水肿，眼睑是易发部位。黑眼圈、面色苍白无光是肾虚导致血液循环不畅所致。

其三，主纳气。中医学认为，"肺主吸气，肾主纳气"。肾摄纳肺所吸入的清气，从而保证人体内外气体的正常交换。如果肾虚不能纳气或纳气表浅（达不到腹式呼吸的深度）则会出现呼多吸少、体内供养不足所致的一系列症状。

其四，肾主骨。《素问·阴阳应象大论》说"肾主骨髓"。肾藏精，精生髓，髓能养骨。肾在体为骨，其华在发，开窍于耳及二阴，与人的骨骼、血液、皮肤乃至齿、耳都有极大关系。肾精充实，则骨髓充盈，骨骼得到骨髓的充分滋养，则坚固有力；如果肾精虚少、骨髓不足，不能营养骨骼，便会出现脱发、齿脱、耳聋、耳鸣、骨骼软弱无力等症状。

其五，开窍于二阴。二阴是前阴和后阴的总称。前阴包括尿道和生殖器，尿液的贮存和排泄虽为膀胱的功能，但需依赖肾的"气化"作用才能完成。因此，尿频、遗尿或尿少、尿闭多与肾的功能失常有关。后阴指肛门，粪便的排泄虽由大肠所主，但如果肾阴不足，会导致肠液枯竭而便秘。

一般认为，心主血脉，肺主气司呼吸，肝主藏血（只是肝脏功能之一部分），脾主运化，肾主水液代谢等，是解剖脏器的功能，其他则是非脏器之功能。所以认为，中医的藏象学说是一个受古代哲学思想影响的"功能单位"，也就是说，是包括了现代解剖脏器一部分功能及有中医思维脏腑功能的"功能单位"。

二、经络的概念与功能

在中国古代解剖学知识和藏象理论的基础上，古人逐渐认识到人体特定部位之间有密切的联系，即经络的客观存在。长沙马王堆汉墓出土的医学帛书《足臂十一脉灸经》与《阴阳十一脉灸经》是目前为止发现最早的记述人体十一条经脉循行路线的医学著作。据考证，马王堆的墓葬时间约为西汉时汉文帝初元十二年，可推测帛书的年代在此之前，可能为战国与秦汉时代。

据考证，《足臂十一脉灸经》是最早用"脉"字来描述气血运行的通道，成书较晚的《阴阳十一脉灸经》虽对十一脉的循行、主治病候进行了完善，但也尚未出现"经"的字样。《内经》以前的医籍普遍使用"脉"字代指"经"的含义，如《史记·扁鹊仓公列传》记载"臣闻上古之时……诀脉结筋""是以阳脉下遂，阴脉上争……"在《内经》中，血脉、经脉和络脉都是全称的概念，但在经脉的表述过程中，经常杂用简称的"经"与通称的"脉"，"血脉"与通称的"脉"也有混淆。事实上，脉有经脉和血脉之分。如《灵枢·经脉》曰"诸脉之浮而常见者，皆络脉也"，分析后可知第一个"脉"是经脉和络脉的总称。而《素问·脉要精微论》言"夫脉者，血之府也"，可知此处是血脉的意思，与现代血管的概念相同。随着古代医学的不断发展，脉由最初单纯的"行血"逐渐发展为"行气血"，由此形成了脉由"血脉"向"经脉"的延伸，并逐渐演化出经络的概念。

"经络"一词始见于《黄帝内经》，如《素问·通评虚实论》言"经络俱实何如"？此处经络中的"经"即是指"脉"，有时二者又合称为经脉，如《灵枢·本脏》云："经脉十二者，伏行分肉之间，深而不见……""经脉者，所以行血气而营阴阳，濡筋骨，利关节者也。"《灵枢·海论》曰："夫十二经脉者，内属于脏腑，外络于肢节。"这些论述都对经脉的功能、位置进行了概括。此外，《灵枢·脉度》还根据深浅横直对经脉进行了分类，有"经脉为里，支横着为络，络之别者为孙"的认识。由于《内经》的成书是多个作者不同时期的多家学说，因此对相近事物在概念及描述上也会有所不同，故而出现了"脉""经脉""络""经络""脉络"等多个概念的互用与混用现象。

关于经络，《中医基础理论》教材用了一整章来论述，可见对经络理论的重视。书中写到经络的基本概念为"经络是经脉和络脉的总称，是运行全身气血、联系脏腑形体官窍、沟通上下内外的感应传导系统，是人体结构的重要组成部分"。中医五版教材《针灸学》没有经络概念的论述。关于经络的作用，《中医基础理论》除概念外，没有单独的记述。《针灸学》则有联系脏腑、沟通内外；运行气血、营养全身；抗御病邪、保卫肌体的描述。关于经络学说的应用，《中医基础理论》除基本概念外，只说了经络学说的形成与经络系统的组成，没有如何应用的论述。

关于经络的应用，从《中医基础理论》的基本概念中可以理解为经络是具有运行气血、联系各部（脏腑、形体、官窍、上下）的感应传导系统。《针灸学》介绍的比较具体。我认为，经络应该具有运行气血、沟通脏腑、分经辨证，并可指导针灸与药物防治疾病的传导作用。如长沙马王堆帛书中以"是动则病""是……脉主治其所产病"来记述不同脏腑所属经脉的主治作用。宋代寇宗奭所著的《本草衍义》则采用经络理论对药物功能进行归类，并提出了引经药、向导药和报使药等理论，以"何经之病，宜用何经之药"指导临床用药。

三、经络的实质

《汉书·王莽传》曾记载"翟义党王孙庆捕得，莽使太医尚方与巧屠共刳剥之量度五脏，以竹筵寻其脉知所终始"，并且还有其长度。以竹筵寻其脉可知"脉"确有其物，并且是细长的，可以认为是血管、神经等的有形物质。

现代研究根据循经感传现象及经络生物物理学特性证实了经络的客观存在。如当患者或正常人接受针刺治疗时，常会出现酸、麻、胀、痛或流水样等异常感觉沿着一定的路径扩散，将这些线路描绘下来发现，其与古代针灸医籍所记载的经络图大体是一致的，与经脉主干在四肢的分布走向吻合度最大。经脉传导速度较慢，不同经脉或同一经脉的不同部位差异性较大，其与刺激穴位的方法、强度相关。其可被机械压迫或局部麻醉阻断，能绕过瘢痕组织，趋向病灶部位。经脉穴位被证实具有电学、光学、声学、热学及磁学等物理特性，如经脉穴位有低电阻点、可发射微弱的可见光、腧穴温度高于非经穴的特性。

经络是客观存在的，但其形态、结构到底是什么样的尚无定论。国家大力支持中医药发展，在20世纪70年代，经络实质研究曾被列入国家"七五"科技计划重大基础课题，中医学术界对经络概念的产生、内涵及经络是什么的问题进行了深入探讨。现代对于经络的研究主要有以下几个方面：一是经脉与脏腑相关性研究，将十二经脉体表循行路线与所对应的脏腑联系作为出发点，以寻找经络实物；二是经络走向的研究，采用循经感传检测发现经络是常用的方法；三是经络的客观检测，通过解剖学的神经、血管、淋巴、筋膜、肌肉等结构，认为经脉是借助神经、血管、淋巴管调整人体功能，而附着于筋膜组织的带状结构。主要的相关假说体现在以下几个方面。

（一）神经假说

关于经络实质的研究，神经假说较多，其可对许多经络现象做出解释，且占有支配地位。根据相关机制不同，可分为神经中枢扩散学说、神经反射联动学说和中枢–外周学说。

1. 神经中枢扩散学说

该学说认为，经络存在于中枢神经系统，经络线实际上是在大脑皮层或白质中的强联系网络在躯体上的映像。依据是截肢者在外周肢体离断后，肢体在中枢的镜像依然存在，肢体与神经系统可能存在镜像关系，针刺产生的针感可能在中枢内发生定向传递。

2. 神经反射联动学说

该学说认为，穴位中的感觉神经末梢受到刺激后产生兴奋，神经冲动传导至轴突分岔处，然后反转，逆向沿着另一分支传向皮肤。在此处释放扩血管或其他效应物质，从而使微血管壁的通透性增高，发生扩张。本学说对针刺时出现红线、皮丘疹等生理学现象进行了解释。

3. 中枢–外周学说

现代研究发现，体表腧穴具有与相关内脏相联系的功能，即经穴–脏腑相关。研究发现，每一穴位下都有神经纤维的分布，麻醉阻滞神经传导后，穴位的得气作用减弱或消失。此假说认为，经脉是中枢神经系统（尤其是大脑皮层）在体表发挥功能的通路。经脉现象是中枢与外周体表共同作用的结果。如循经感传可能是针刺腧穴后在相应器官和内脏产生效应，是神经冲动相继传入中枢神经系统，从而产生的主观感受。

（二）体液假说

在经络研究中，有人提出古人所说的经络就是现代解剖学中的血管系统，各经脉循行与所在部位的血管分布相关。如手太阴肺经与腋动脉、静脉，头静脉、动脉，桡返动脉、静脉之分支，桡动脉、静脉等血管系统相关。在人体太冲、涌泉等穴位注入墨汁后，经解剖发现，大部分墨汁可循经直到肢体的断面，这种结构一般为微小的静脉。亦有人采用 X 线观察了穴位处的显微结构，发现脉管的传导功能和穴位经络电泳显示为点的形态，提出经脉是淋巴管、络脉是血管的假说，认为经脉与血管、淋巴管有密切关系，但是随着循经感传现象的发现，这一观点受到了质疑。

日本学者藤田六郎提出经络可能是血管和淋巴管外的液体流动路径，这一路径上的疏松结缔组织较多，渗透性很好，对液体流动阻力较低。经脉作为一种具有低流阻特性的通道，一方面可使组织液运行，另一方面有助于组织中的化学物质进行运输和交换。也有人认为经络就是气道，即皮肤与肌肉骨骼之间的筋膜间隙，经络脉气是纵横间隙的组织液气，经络气道是纵横间隙的液气通道，经络结构是纵横分布的间隙结构，经络系统是气道相同的调控系统，经络实质是间隙液气的生命物质。

（三）筋膜假说

近年来，筋膜假说逐渐成为经络实质研究的热点。研究者在数字人的基础上，对人体筋膜结构进行分割、标记和三维重建，构建出与古代经络记载走行相似的可视性串珠样立体结构，进而对整个人体的筋膜进行重建，通过人体 14 条经脉 361 个穴位进行针刺，发现人体穴位的针刺部位均处于筋膜的不同层次，因此提出人体筋膜是经络的解剖学基础，穴位是富含神经感受器产生强烈生物信号的结缔组织汇集处，经脉为穴位间具有结构相连的筋膜结构。

根据以上假说，经络应该是神经、血管等的有形结构，能运行气血，沟通各部，并可指导针灸治疗与预防疾病的传导系统的功能单位。

经络是学说，学说就得证实。哲学思维是宏观的，具体问题还要用微观去证实，所以要具体问题具体分析，具体问题还要深入具体研究。

多年来，关于"经络实质的研究"花费了很长时间也无结果，经过多年的思考我认为，经络应该是以神经、血管等的条索样组织为基础，具有运行气血、沟通机体各部分，并可指导中医、针灸防治疾病的传导系统的功能单位，不一定要寻求其实质。理由如下：一是现代解剖学已经发展到超微结构，用新的解剖结构解释经络结构的可能性很小；二是人体的功能不是某一个器官能够全部完成的，许多功能是由递质、酶以及影响酶的物质参与的；三是经络的功能，想用一个或几个组织、器官解释很困难；四是中医的藏象学说就是一个功能单位，古人也有"解剖"，但其功能与解剖的脏腑功能不相同，如心主神明，就不是解剖意义上的心脏功能，心也可能影响神明，但不是心的主要功能。

第二节　腧穴为什么能治病

一、腧穴是生物进化的结果

"针灸为什么能治病"是针灸界的三大难题之一。通过长期的科研和临床实践，我总结出这样一个结论：针灸能治病主要是通过腧穴的作用而实现的，而腧穴的功能主要是通过对机体的调节来完成的，腧穴的形成是生物进化的结果。

生物为了个体与种族的延续与存在，在进化过程中产生了许多功能和相应的组织与器官，腧穴便是其中的一个。机体都有相对的两个功能，如产热与散热、血糖的多与少等，共同维持机体正常功能的发挥。西医学认为，机体具有维持内环境稳定状态的功能，使机体处于稳定状态，即稳态。如果这个稳态或平衡被破坏，则机体便会发病。

机体本身具有自我调节功能，有的小病不治也可自愈。但其功能有限，超限则须外界帮助，即治疗。治疗方法有加、减功能，或加减双重功能（调节）。腧穴即是调动自身功能的一个部位。针法与灸法，合称针灸治疗，可以通过刺激腧穴调节机体功能。腧穴不但可接受针灸的刺激，其他物理刺激也可以。

我们现在研究"非创伤的方法"有电锃针、电锃针罐、电锃头针等，刺激腧穴的方法就是一个新型的物理刺激疗法。目前的研究主要涉及磁（包括我们研究的脉冲磁）、超声、激光等，它们都是无痛刺激方法，应予以扩大研究，让全世界的人都能方便、安全、经济、无损伤地应用中国的针灸及其方法，防治疾病与保健这是我的"中国梦"。

二、腧穴是调动自我调节的开关

动物为什么能吃东西，是因为具有饮食功能的器官。这些器官是怎么来的？是生物进化来的。怎样进化来的？是遗传与突变的结果（父母基因的结合，多少有点变化，外界条件的影响，基因又可能有变化，这些基因再继续多次遗传，就进化了）。饮食的目的是补充消耗的能量（后天之本）。机体所有的功能，都是为了个体的生存与种族的繁衍。

结合针灸疗法，我认为，针灸之所以能防治疾病，是因为有腧穴。腧穴是进化的结果。机体都是动态的平衡。动态平衡一旦被打破，就会产生疾病。机体除有自我调节功能外，还有潜在的调节功能，刺激潜在的功能点，就能启动机体潜在的调节功能。腧穴则是调动机体潜在调节能力的开关（开关说）。当疾病或疾病待发的潜伏期，机体的自我调节功能有限时，刺激这个点，即相应的腧穴，就能启动机体潜在的调节功能，从而调动机体潜在的调节能力，以减轻或治愈疾病。如中风，病灶"中心"被破坏，不易恢复，其周围的细胞呈"超限抑制"状态（半暗带），如果不予帮助则不易恢复。"诱发电位"证明电位呈平线的"波形"，针刺后可产生相应的"波形"，从而有助于运动障碍的恢复。这说明，腧穴治病不是只有加法或减法而改善机体功能，而是根据机体的状态既有"加"也有"减"，是双向调节治疗疾病。可以说，"腧穴是生物进化过程中为了启动自身潜在的调节功能的启动点（开关）"，启动此开关的方法，不仅仅是毫针针刺，也包括其他刺激方法，已知的有电针、推拿、拔罐、刮痧、截根、激光、按压的锃针，以及我们正在研究的电锃针、电锃针罐、脉冲磁锃针等。

三、腧穴的双向调节作用

双向调节作用是刘亚光教授于 1977 年首次作为医学概念提出的，后来被用于解释针灸效应。腧穴具有"使机体功能向健康方向发展的良性调节作用"。腧穴治病的原则是以"调虚实、平阴阳"为根本，通过腧穴调整机体的自主调节系统，达到"阴平阳秘"的健康状态。《灵枢·九针十二原》云："节之交，三百六十五会……所言节者，神气之所游行出入也，非皮肉筋骨也。"《灵枢·四时气》云："灸刺之道，得气穴为定。"古代文献中的腧穴是机体"神气"出入的部位。生理状态下，腧穴是经络气聚之所，是"脉气所发"；病理状态下，腧穴是病证的反应点，是"邪气所聚"之处；治疗疾病时，腧穴是针灸的施术部位，是"主治所及"。

古代医籍虽无腧穴双向调节的记载，但却有恢复机体平衡的描述。如

《灵枢·五邪》云"邪在脾胃，则病肌肉痛。阳气有余，阴气不足，则热中善饥；阳气不足，阴气有余，则寒中肠鸣、腹痛；阴阳俱有余，若俱不足，则有寒有热，皆调于三里"，指出足三里具有损有余、补不足的双向效用，能够调节脾胃阴阳寒热虚实的盛衰。这可以认为是针灸双向调节观点的萌芽。由此可知，腧穴的自身特殊性是针灸双向调节作用的关键点。刺激相应腧穴就能影响"神气"的出入，损其有余，补其不足，从而恢复机体的阴平阳秘状态。

四、腧穴治病的场说

1985 年，谢菲尔德大学的贝克教授研究发现，磁刺激线圈放置于健康人大脑皮质的运动区后，手部的肌肉会发生抽动，将表面电极放置于小指外展肌后，能采集到运动诱发电位。针刺头部的相应腧穴，可在手部的鱼际肌处记录到运动诱发电位，因此可以说刺激腧穴能产生"针场"作用，能够调动机体潜在的调节功能。超声波可以透过颅骨作用于大脑的神经细胞，由此可推断"针场"也能透过颅骨激活大脑皮层的神经元而发挥作用。此外，可用针刺前后局部的物理、化学变化，如温度、电波、磁场、离子等的变化来证明"针场"的存在。

第三节　干针疗法与针灸疗法

干针疗法是一种治疗技术，是让训练有素的物理治疗师将小号无菌长丝针直接插入肌筋膜触发点。这可以产生抽搐反应，有助于释放肌肉紧张和疼痛。该处理可用于治疗肌筋膜疼痛综合征、疼痛和僵硬的肌肉。在美国，干针是这样定义的：用针灸针或不含药液的注射针去刺激肌筋膜压痛点、肌肉、结缔组织，以治疗肌肉疼痛与运动损伤的方法叫作"干针疗法"。干针是相对湿针而言的，最早是在激痛点注射镇痛剂治疗肌筋膜痛证，后来发现注射针里没有药物，止痛效果也很好，所以叫干针。因此早期的干针是采用空心的注射针头，后又采用实心针或针灸针作为治疗工具。

针灸是一种治疗技术，包括针法和灸法。针法又称刺法、砭刺，是通过不同的针具或非针具，采用一定的手法或方式刺激机体部位以防治疾病的方法。中国的针灸疗法中，在经络、腧穴内注入适量药物，称为穴位注射，又称水针。与其相对应的，针刺工具为单纯毫针或注射器针头刺入痛点（肌肉），针具里没有药物，且具有良好止痛作用的方法称为干针或者旱针。

一、中西方对干针的不同认识

（一）中国人对干针的认识

在中国古代针灸文献中未见"干针"的提法。黄龙祥在其《针灸学术史大纲》中提到"气针"与"血针"，这是三国到唐代期间的针刺方法。气针是指用毫针刺穴不出血的针法。血针是指刺破血管的放血疗法。

在中国许多地方，人们习惯把单纯针刺、不出血、不带注射用液体或不加其他治疗方法（如电疗等）的针具叫"干针"，操作上称"扎干针"或"打干针"。如山东胶辽官话中就认为干针是针灸用的针；新疆原官话或兰银官话中，把针灸治疗叫"扎干针"；江苏盐城的江淮官话中，针灸就叫"针干针"；云南大理的西南官话、广东海康的闽语、广东信宜的专语，都把针灸治疗称为"打干针"。干针也是蒙医学中针灸方法之一，表示单纯针刺。如《内蒙古卫生年鉴》就明确提出：（内蒙古）拥有火针、温针、干针、灸法等许多非药物疗法。

中华人民共和国成立后，河南伊阳县老中医任秀举首次报道了"干针局部刺入疗法"治疗甲状腺肿的病例。1959 年，北京医学院的傅正恺发表了题为"干针疗法治疗甲状腺功能亢进的初步观察"，治疗中所用的干针疗法其实就是毫针刺法。干针在针刺麻醉方面也有应用，1973 年，裘法祖在《一般外科学》中介绍了"干针得气留针"的方法，即根据经络理论，按照循经取穴原则，在针刺穴位患者有得气感后即可留针，留针 30 分钟开始手术。这里的所谓干针，也是指普通的毫针针刺。此后"干针"这一词条被收录到辞书中。如《汉英双解针灸大辞典》认为干针是用于针刺麻醉中的毫针刺法；《中国针灸辞典》《实用汉英针灸辞典》和《中国针灸词典》都沿用了这一解释，认为干针就是指单纯的针刺，与电针、水针等相对而言；《中医辞海》将干针解释为单纯的针刺。

（二）西方人对干针的认识

西方人将干针称之为 dry needling，湿针为 wet needling。他们认为的湿针主要是中医针灸中的穴位注射疗法，即将药物与穴位结合起来的一种新型针灸疗法，也叫水针。1938 年，英国曼彻斯特大学的 John Kellgren 医生首次将现代神经生理学的概念与针刺技术结合起来，发明了针刺穴位注射疗法。治疗时先查找肌肉敏感压痛点，然后将药物注射于疼痛部位，以减轻患者的疼痛。此后发现，仅用针刺不结合药物也可达到镇痛的作用。1947年，Paulett 首次报道了单独使用注射针头和痛点局部注射生理盐水或普鲁卡因治疗腰痛的效果，治疗作用与注射药物无直接相关，并提出干针之名。用干针刺激肌筋膜上的靶点，以减轻疼痛的做法与中国的毫针针刺并无差别。此后，从事干针研究工作的其他学者，如梅尔扎克、特拉维尔及伦兹勒等报道了干针与肌筋膜病疼痛的有关案例。中华人民共和国成立后，通过相关报道获取了一些俄罗斯的科技信息，推测当时的穴位注射疗法可能是将中国传统针灸疗法与俄罗斯的封闭疗法相结合（注：中国最早使用穴位注射疗法的时间是 1954 年将维生素 B_1 穴位注射治疗慢性疾病）。此后，穴位注射在全国推广，用于各系统疾病的治疗当中。在美国，理疗师可采用干针对疼痛类患者进行治疗。他们认为干针不是针灸学的一部分，不受针灸管理条例的监管。截至 2016 年，美国已有五个州立法将干针疗法纳入其他医疗范围，否认其属于针灸范畴。

二、干针与针灸的比较

（一）针具的对比

从定义可以看出，干针所用的针具为毫针或注射针头。针刺法所用的工具为针具或非针具，而不是单纯地使用毫针。在古代，《灵枢》记载的针具有九针，九针中的毫针是由银或马口铁做的，比现在的不锈钢毫针粗得多。另外，针灸的针具是随着时代的发展而不断完善和丰富的，如现在的激光针、超声针等。干针始于湿针，现在已发展成像针灸针一样的实心针，同样作为非药物的躯体刺激疗法，干针所用的针具实质上是中医的针刺法工具。

（二）理论基础的对比

干针的理论基础为激痛点理论或称触发点理论。活跃的触发点由肌肉内的多重结节组成，并可因受伤、肌肉骨骼功能障碍和过度使用而发展。主动触发点损害可加强或收缩肌肉的能力，从而导致肌肉缩短并压缩周围的结构而引起疼痛。干针可用于治疗各种肌肉骨骼问题，包括颈部、背部、肩部疼痛及手臂疼痛（网球肘、腕管、高尔夫球肘），头痛（偏头痛和紧张型头痛），下颌和牙疼，臀部和腿部疼痛（坐骨神经痛、大腿拉伤、小腿紧张或痉挛）。

针刺法是依据以痛为腧选穴，并形成了十二经脉、奇经八脉、十二经筋、十二皮部、十五络脉等经络学说。在此基础上，通过经络辨证判定疾病的病位、病性，从而为针刺取穴提供理论依据。在腧穴的分类中又根据穴位的名称、位置分为十四经穴、奇穴和阿是穴。无固定名称和固定位置的阿是穴是腧穴理论的早期产物，经穴和奇穴是从阿是穴发展而来的。长沙马王堆汉墓出土的《五十二病方》《足臂十一脉灸经》等医学帛书中均没有具体定名归经的穴位记载。《内经》中虽有100多个固定部位的穴名，但无穴名者亦有100余处。唐代医学家孙思邈基于"以痛为输"的理论及"按之痛或快然"的部位提出阿是穴一名。

干针中所取的穴叫"疼痛触发点"，与筋肉走行有关。其实质是针灸学中固定名称和固定部位的阿是穴。目前流行的浮针、横竖针法都与肌肉有关，止痛效果均较传统的针灸效果好。触发点也就是治疗点，凡能反映疾病的部位都是腧穴。当有疾病时，用相应方法刺激其部位，能调动机体潜在调节能力，减轻或治愈疾病的部位皆可称为腧穴，它是调动机体潜在调节能力的开关（开关说）。

（三）适应证的对比

中医针灸疗法可以治疗内、外、妇、儿等各科疾病，其均有一定的理论基础。WHO 在 1996 年公布了针灸的 64 种适应证，2002 年根据疾病的范围和疗效，针灸适应证增至 107 种。干针的适应证有其局限性，主要是治疗肌筋膜疼痛性疾病，对内科等疾病则不适合。比如抑郁症，采用中医辨证施治效果更好。

（四）技术上的对比

干针的效应主要是从操作技术过程来说的，干针治疗中的所谓经触诊找到挛缩的紧张性肌索或结节，在传统针灸疗法中同样有寻法、按法、扪法、触法等查找敏化穴区的操作手法。干针在刺激时追求引起肌肉收缩而达到"触发点"，灭活后立即出针而不留针，针灸"气至而有效"的得气操作是异曲同工。实际上，干针过去不留针，但近年干针有的会留针一段时间。而传统的针刺操作得气后可以留针，也可不留针。所以，从技术操作来说，干针与传统针刺操作也是相同或相似的。

（五）干针与合谷刺

干针的操作主要在肌肉层，是为了灭活所有激痛点或触发点，一般是进行扇形针刺，这与中医针灸的合谷刺有许多相似之处。《灵枢·官针》云："合谷刺，左右鸡足，针于分肉之间，以取肌痹，此脾之应也。"合谷刺的点是向患侧肌肉针刺，不只一针，呈鸡足样，用于治疗肌肉之痹证。由此可见，干针的针刺方法属古代针刺的一种，只是方法简单，容易掌握。

总之，干针就是针灸，穴位用的是阿是穴，手法用的是合谷刺，不留针。干针是针刺技术创新的一种，是以解剖学为理论基础，且临床有效的一种针刺方法。

第四节　浮刺与大叉穴及合谷穴

一、浮刺

《灵枢·官针》是《内经》专论刺法的篇章，主要讨论了两个方面的问题：一是叙述了九针的适应证、应用及其注意事项；二是详细论述了九刺、十二刺、五刺、三刺等 26 种刺法的具体操作和适应证。这四类 26 种刺法是因适应不同病证、不同经脉病变、不同内脏病变，以及病邪侵入人体部位的深浅不同而设计的。各种刺法既有同名不同法的，也有同法不同名的；既有讲刺法的，也有讲取穴的。《灵枢·官针》中的"凡刺有十二节，以应十二经"，是指刺法可分 12 种，以适应十二经脉的不同病证。根据十二经理论，其以十二节提出了 12 种针刺及配穴方法，包括偶刺、报刺、恢刺、齐刺、扬刺、直针刺、输刺、短刺、浮刺、阴刺、傍针刺和赞刺。

浮刺是古代 12 种针刺方法之一，首见于《灵枢·官针》。云："浮刺者，傍入而浮之，以治肌急而寒者也。"

该刺法是针对浅层肌肉因感受寒邪而发生肌肉拘急疼痛从病患处肌肉旁浅刺进入肌肉的刺法，是根据病灶深浅，刺激肌腱、肌膜、腱鞘等处，即刺激经筋的一种刺法。因为相对刺激经脉的位置较浅，故曰浮刺，也是一种浅刺。主要用于治疗寒邪外袭，客于肌腠的肌肉痉挛、风湿痹痛、重症肌无力、肌肉萎缩、肌筋膜炎等肌肉软组织损伤疾病。临床应用时需先找到病患最痛之处，然后将毫针在痛点旁边斜行刺入肌肉浅层。

《说文解字》云："傍，近也。""傍入而浮之"是指在疼痛部位的旁边刺入，且刺入宜表浅的意思。杨上善说："肌急寒病者，傍入浮之，故曰浮刺也。"马莳曰："浮刺，旁入其针，而浮举之，所以治肌之急而寒者也。浮刺似前扬刺，但彼有正纳旁纳，而此则只有旁入之针耳。"张介宾云："浮，轻浮也，旁入其针而浮举之故，可治肌肤之寒，此与上文毛刺义大同。"三位注家均认为浮刺是旁入的浅刺，马莳认为浮刺与扬刺相似，但扬刺为病患中央一针，周边四针，而浮刺仅刺入一针。张介宾认为浮刺与毛刺均为浅刺，两种刺法相同。

目前《针灸学》教材中，针刺的刺法就是将古人的记载与现在的实际应用相结合而整理出来的。在针灸技术"毫针刺法，针刺的深度和角度"

一节中，将针刺角度分为直刺、斜刺与平刺，其中平刺又称横刺或沿皮刺。平刺当属古代的浮刺，既可用于毫针，也可用于其他针具。现在临床应用的埋线、皮下注射及头皮针（项部穴除外）等都属浮刺的范围。因此，浮刺只是针刺的一种方法，将之称为"浮刺针灸疗法"不合适，更不能称为"浮刺针灸学"。

二、大叉穴

大叉穴是由董氏奇穴针灸医生左常波根据全息论提出的一种治疗百病的穴位。大叉穴位于虎口，食指与拇指中间的赤白肉际上，具有温阳补气、通调全身气血的作用，能够治疗百病。针刺选用的工具以半寸的毫针为主，越细越好。一般治疗时选取健侧大叉穴，特殊疾病男取左、女取右或者交替针刺。

1. 大叉穴针刺环境与时间要求

以选择 8～14 时的晴天为佳，光线为暗，以静为宜。

2. 进针方法

找准部位快速刺入皮下，进入皮下后轻轻缓慢捻转进针，根据治疗的疾病不同选择进针的深度，上部疾病进入天部就可以了，中部疾病进入人部，下部疾病进入地部。

3. 催气

进入相应深度后缓慢运针，一呼一吸运针 1 次，幅度以 180 度为佳，运针时间不限，患者有反应的时候可以暂停，但是最好每隔 5～10 分钟运针 1 次，留针时间超过 1 小时效果最好。

三、合谷穴

1. 合谷穴的名称与含义

合谷穴别名虎口、容谷、合骨、含口，有人认为虎口为经外奇穴。

合谷之合，汇也、聚也。谷，两山之间的空隙也。合谷之名指大肠经气血汇聚于此，并形成强盛的水湿风气场。本穴物质为三间穴天部层次横向传来的水湿云气，行至本穴后，由于本穴位处手背第一、二掌骨之间，肌肉间隙较大，因而三间穴传来的气血在本穴处汇聚，汇聚之气形成强大的水湿云气场，故名合谷。

2. 《针灸学》教材关于合谷穴的定位

合谷穴在手背，在第一、二掌骨之间，当第二掌骨桡侧的中点处。

简便取穴法：以一手的拇指指间关节横纹，放在另一手拇食指关节之间的指蹼缘上，当拇指间下即是此穴。

主治病证：①头痛、目赤红肿、齿痛、鼻衄、口眼㖞斜、耳聋等头面五官诸疾。②发热等外感病证，热病无汗或多汗。③经闭、滞产等妇科疾病。

3. 合谷穴的现代研究

针刺合谷对人体有广泛的调整作用。对中枢神经系统的调节作用主要表现在重刺激可使大脑皮层运动区抑制，轻刺激可使之兴奋。对免疫系统影响较大，可使细胞免疫趋于正常，在一定程度上可提高玫瑰花环形成细胞、非活性玫瑰花和淋巴细胞转化率。针刺可使正常人血清中球蛋白含量增加，病理情况下白细胞吞噬能力增强，抑制炎症灶白细胞游出。其抗炎、抗过敏、抗休克是针对不同机体状态实施调整作用的结果。针刺合谷对消化系统具有调节作用，可使胃蠕动波幅升高，胃蠕动增强，胃总酸度、游离酸度、胃蛋白酶偏低者恢复正常。重刺激可使食管癌患者的食管加宽，肿瘤部位上下段蠕动明显增强，钡剂通过肿瘤狭窄处的速度加快。针刺合谷等穴可增加肺通气量，减少呼吸道阻力，缓解支气管、细支气管平滑肌痉挛，使支气管黏膜血管收缩，水肿减轻，从而改善肺的通气功能，达到平喘目的。针刺合谷能改善冠状动脉血液循环，使冠状动脉供血不足患者的心冲击图复合波波幅明显降低；对血管舒缩功能也有调节作用，轻刺激可引起血管收缩反应，重刺激可引起血管舒张反应。对血压具有双向调节作用，可使高血压和早期脑动脉硬化患者的脑电图波形得到改善，重搏波好转，波幅增高，上升时间缩短，主峰变锐，降低脑血管的紧张性，改善动脉弹力，增强血液供应，改善脑供血。当白细胞偏低或偏高时，针刺合谷有明显的调节作用，可使血小板减少性紫癜和脾性全血细胞减少患者症状好转，血小板上升。对于疾病引起的血沉增高，针刺合谷可使症状好转，血沉逐渐下降，降低血中胆固醇含量。对内分泌系统的影响主要是对性腺功能、甲状腺功能、垂体－肾上腺皮质、肾上腺髓质功能及血糖具有良好的调节作用。针刺合谷等穴，可使孕妇子宫收缩，起到催产作用；还可使缺乳妇女血中泌乳素增加。针刺合谷穴还有良好的镇痛作用，能够提高人体的痛阈和耐痛阈，其有效镇痛点比其他穴位相对多而且作用快，尤其对头、面、躯干、颈、四肢等处的镇痛作用显著，是针麻的常用穴。

4. 取穴方法

确定此穴时让患者侧腕对掌，自然半握拳，合谷穴位于手背部位，第二掌骨中点，拇指侧（或在手背，第一、二掌骨间，第二掌骨桡侧的中点）。或者将拇指和食指张开呈45°夹角，位于骨头延长角的交点即是此穴。

5. 主治疾病

合谷穴的主治疾病为牙疼痛、牙龈疼痛、青春痘、赘疣、三叉神经痛、眼睛疲劳、喉咙疼痛、耳鸣、面神经麻痹、口眼㖞斜、打嗝等。合谷穴为手阳明大肠经上的重要穴道之一，治病效果非同一般。合谷穴指压有一个小窍门：指压时朝小指方向用力，而并非垂直手背的直上直下按压，这样才能取得更好的疗效。

关于合谷穴的主治，当以《针灸学》教材为准，教材是经过多年实践、诸多学者总结的结果。大叉穴的位置应当与合谷穴相同。

如果说合谷穴能治百病，那针灸技术就简单了。古人云"学好了足三里，一辈子不缺米"，也没有提出哪个穴位能治百病。

古人有透刺法，有的是一穴刺入从另一穴出来，有的是刺向另一穴。我曾用合谷透后溪治疗中风手张不开，效果很好，一边拔针，一边手就张开了，但过后又恢复了原样。也有人用合谷透劳宫，因为疼痛难以忍受，没继续应用。

穴位的位置，由于刺法及方向不同，其针下的部位也不同。穴位不论大小，都是一个面。若想取穴准确，当用"阿是之法"。

第五节　针刺镇痛与针刺麻醉

针刺麻醉（acupuncture anesthesia）在我国古代就有记载。唐代文学家薛用弱在《集异记》中记载：唐初政治家狄仁杰擅长医术，尤长针刺。显庆年中，狄氏应制入关，途中遇一约十四五岁的孩子，鼻端生一拳头大的肿瘤，疼痛难忍。狄氏给患儿针刺脑后穴位，并顺利为其摘除了鼻端的肿瘤。虽然历史事件无法还原，我们也无从考证，但可以看出针刺麻醉在我国是有深远历史的。

现代针刺麻醉出现于 20 世纪 30 年代，兴起于 60 年代，盛行于 70 年代。1958 年 9 月 5 日《解放日报》报道，上海市第一人民医院耳鼻喉科和中医科合作——采用针刺双侧合谷穴代替药物麻醉完成扁桃体摘除手术获得成功。到 1959 年年底，全国 12 种公开发行的医学杂志共刊登了 30 篇报道针刺麻醉手术的文章。同年，我国第一部针刺麻醉专著《针灸麻醉》出版。1960 年针刺麻醉首次成功用于肺切除术。1965 年针刺麻醉的临床应用得以推广，到了 1966 年初，全国已有 14 个省市开展了针刺麻醉，并完成了 8734 例针麻手术，初步总结出针刺麻醉的一些规律。同年，卫生部在上海召开了第一次全国针麻工作会议，针刺麻醉的成就得到肯定，从此针麻镇痛在全国范围内广泛开展。1971 年，新华社首次向全世界宣布了中国的这一伟大成就。同年，美国《纽约时报》在头版介绍了北京采用针灸疗法治疗阑尾炎术后腹痛、腹胀的经过，引起了国际对针灸的兴趣。1972 年，尼克松访华代表团参观了针刺麻醉下的甲状腺切除术和肺叶切除术。以针麻为契机，中医学第一次在国外产生了重要而深远的影响，国际社会掀起了"针灸热"。

一、针刺镇痛原理的研究历程

为了科学、客观地评价和认识针刺麻醉，我国科学家对针刺麻醉的作用机理进行了长期、多层次、多角度的深入研究。1965 年，著名神经生理学家张香桐教授在动物实验的基础上，提出了"针刺镇痛是来自穴位和来自痛源部位两种不同传入冲动在脑内相互作用的结果"的假说，并于 1973 年在《中国科学》上发表了题为《针刺镇痛过程中丘脑的整合作用》的著名论文，对针刺镇痛原理的研究起到了积极的指导作用。

1966 年 2 月，北京召开了针麻研究工作座谈会。会议认为，针麻时可能是针刺激发了体内抗痛物质，能够对抗手术时所产生的致痛物质，从而起到镇痛作用，并预言找到这类镇痛物质是可能的。

1972 年，北京医学院（现北京大学医学部）韩济生教授首次应用家兔脑室交叉灌流法证明，针刺镇痛过程中可能产生了某些具有镇痛作用的物质。

1974 年 12 月，在西安召开的全国针麻专业会议上，将针麻原理研究分为穴位与针感、经络感传现象、体表内脏联系途径、针刺调整作用、针刺镇痛作用五个方面，针刺镇痛原理研究成为针麻原理研究的一个主要部分。

1975 年，美国加州大学的科学家在一次国际疼痛会议上首次报告了"内源性阿片样物质参与针刺镇痛"的研究结果。同期的研究表明，多种神经递质与针刺镇痛有关，并找到了某些相应的中枢神经核团。

1978 年，上海医学院（现复旦大学上海医学院）曹小定教授发现，针刺镇痛时中央灰质灌流液中的内啡肽明显增加，且与镇痛效果呈正相关，多巴胺对镇痛产生不利的影响。

1979 年，中国科学院心理所的研究指出，心理因素不是针麻的决定性因素，但在镇痛过程中起一定的作用。

1979 年 6 月，首届全国针灸针麻学术研讨会在北京召开，会议对以往的工作进行了全面总结。会议指出，我们已经一定程度地掌握了针刺麻醉的临床规律和作用原理，特别是针刺镇痛的原理，推动了神经生理学、神经化学、神经药理学等学科的发展，在用现代科学技术整理研究中医学遗产方面迈出了可喜的一步。会议为针麻研究和发展制定了总规划。

1984 年，中国中医研究院（现中国中医科学院）的研究者指出，针刺镇痛的本质是以小痛（针刺）通过脊髓痛负反馈调节机制抑制大痛（疾病或手术引起）。同年，韩济生教授依据当时的研究结果绘制了"针刺镇痛的神经通路和神经递质原理图"，对针刺镇痛的神经生理学、神经化学机制进行了理论上的总结。

1986 年，中国针灸学会针刺麻醉研究会成立大会暨学术讨论会在上海召开，会上肯定了针刺穴位的镇痛作用，并分析了穴位的特异性及其作用物质。

1987 年，《针刺镇痛的神经化学原理》一书出版，1999 年《针刺镇痛原理》出版，对针刺镇痛原理的研究进行了全面总结。

从 1984 年起，韩济生教授对"电针耐受"过程中阿片/抗阿片这一对矛盾进行了系统研究，经过 15 年的研究证实，中枢八肽胆囊收缩素的抗阿片作用是决定针刺镇痛和吗啡镇痛有效性的重要因素，认为研究阿片类物质和抗阿片类物质的对立统一关系可为今后阐明大脑内多种神经递质之间的相互作用提供可借鉴的模式，并有助于提高针刺镇痛效果。

1997 年 11 月，在美国国立卫生研究院主持召开的针灸听证会上，韩济生教授作了题为《针刺镇痛的神经化学原理》的报告，曹小定教授作了题为《针刺改善机体免疫抑制的实验及临床验证》的报告。会议认为，针刺镇痛是有科学根据的有效治疗方法，使针刺疗法在美国主流医学占有了一席之地。

2005 年，上海仁济医院再次开展了针药麻醉下的心脏二尖瓣成形术，并在英国 BBC 治疗的《替代疗法：针灸》中收录播出。国家重点基础研发计划也多次立项支持针刺麻醉的临床研究。实践证明，针刺麻醉已从单纯的镇静镇痛逐渐向围术期脏器保护、术后预防方面发展。

二、针刺麻醉的特点

针刺麻醉是指用针刺止痛效应预防手术中的疼痛及减轻生理功能紊乱的一种方法，由于其作用类似于西医学的麻醉，故称针刺麻醉。针刺麻醉的发现，推动了人们从更广泛的范围应用各种现代科学方法研究针刺镇痛和针刺麻醉的作用规律、作用原理，开辟了针灸研究的新领域，促进了针灸学、现代痛觉生理学和现代麻醉学的发展。多年的研究发现，针刺麻醉主要有镇痛、抗内脏牵拉反应、抗创伤性休克、抗手术感染和促进术后创伤组织修复等作用。但是单纯的针刺麻醉不能完全达到临床麻醉的深度和标准，还存在肌肉麻醉不全、肌肉紧张、个体差异较大等缺点。

三、针刺麻醉的应用范围

针刺麻醉的临床实践经历了由最初的普遍应用到有选择地应用、从单纯针刺代替药物麻醉到针刺与药物复合麻醉的发展历程，其积累的资料为针灸学术发展提供了宝贵的经验和教训。现代麻醉技术是19世纪初发明的，极大地推动了外科学的发展，但现代麻醉对人体生理功能的干扰仍不可能完全避免，况且现代手术对患者生理功能的侵害更大，优良的麻醉处理不仅可保证患者的安全，还能使其平顺而快速地康复；麻醉处理不当或失误，轻则延迟患者恢复或引起某些器官的病理改变或功能障碍，重则危及患者的生命。因此，现代麻醉也同样存在风险问题。寻找更符合生理功能状态的麻醉方法一直是临床研究的重大课题。针刺的镇痛作用使之成为保证手术成功进行的有效手段之一。

目前，针刺与药物复合麻醉主要用于头面部、颈部、腹部、妇产科和四肢部的手术，麻醉效果经过临床确认的有剖宫产手术、输卵管结扎术、子宫全切术、拔牙术、甲状腺切除术、全喉切除术、上颌窦根治术、颅脑手术、颈椎手术、肺叶切除术等。针刺麻醉对于心、肝、肺、肾等对麻醉药物有严重不良反应及年老体弱患者是一种理想的麻醉方法。

四、针刺麻醉的独特优势

（一）安全，无副反应

针刺麻醉自1958年问世以来，已进行了数百万例针麻手术，尚未见到有因针麻这一方法本身而造成意外者。根据上海地区25万余例针麻手术病例的统计，无1例因针麻而造成死亡的事故。针麻对机体各器官系统无不良副反应，因此可以避免因用药引起的医源性疾病和因操作失误或用药过量而导致的意外。加之针刺对机体各器官系统的功能具有调节作用，故而还可提高某些手术的安全度，如药麻心脏手术，特别是心内直视手术，严重的心律失常十分常见，而针麻体外循环心脏直视手术出现严重心律失常的较少，而且采用一般方法都可纠正，提高了心脏直视手术的安全性。

（二）适用范围广

一般来说，针刺麻醉可用于各种外科手术，特别是心、肝、肾功能不全，药物过敏，年老体衰而不能施行药物麻醉者均可采用针刺麻醉。某些气管内肿瘤患者，因气管插管而不能施行药物麻醉，也可选用针刺麻醉。

（三）患者状态清醒，方便与医生配合

针刺麻醉本身不会影响人的意识过程，患者可保持清醒状态，对于手术过程中需要及时查看其感觉或运动功能状态的患者来说是十分有利的。以直径3cm以上的听神经瘤手术为例，针麻面神经保留率为80%，而全麻保留率仅有53.30%，针麻面神经保留率较高与针麻保持患者清醒和便于手术中及时检查面神经是否受累有关。在新喉再造术中，针麻优良率达到95%，发音功能、吞咽功能的成功率达到100%。在大脑功能区及深部肿瘤中，针麻成功率达到98%。

（四）术中生理扰乱较轻，术后恢复较快

针刺麻醉对机体的循环、消化、呼吸、免疫等功能具有良性的双向调节作用，因此术中血压、脉搏、呼吸一般较平稳，术后很少发生因药物麻醉而出现的后遗症。在肾移植手术中，针药复合麻醉的优良率为88%，由于术中有效减少了麻醉药对循环和呼吸功能的影响，故术后泌尿时间明显提前。

第六节　如何简化针灸配方

古代治疗疟疾的方剂大多用青蒿。屠呦呦研究的青蒿素，只是青蒿中的一部分。那么古方中的其他药物起不起作用呢？

联系到针灸，是否每次都要选那么多穴位呢？现在不少患者每次都选很多穴位，这有患者的因素，针刺的穴位少了，患者不满意。另外还有个收费标准的问题（在改革中）。我认为，应该研究少用穴也治病。当然应以最好的疗效为标准，最好是"一针灵"。我试过，有些急性腰痛患者，养老穴重刺激，配合肢体活动效果很好。也有报告用后溪穴和阳陵泉的。能够治疗疾病效果很好的一针灵，应该继续挖掘。

配穴方法应该简化，让一般人都能用。同时要改进针刺方法，选用无损伤的针具，在家就可应用。这样就可以大大减轻患者的经济负担，以及人力、物力和国家的负担，针灸技术也可以推广到全世界。

一般选用穴位（有的称选穴原则，或称规律更合适）分为局（近）部选穴、远部选穴和辨证对症选穴等。

一、局（近）部选穴

局（近）部选穴包括疾病的部位、疾病器官及其周围和内脏的体表。

疾病的部位不难理解，最好选用有压痛、有反应的部位。

疾病器官及其周围包括五官、二阴、乳房等。在器官上，如金针拨内障、口腔、咽喉病可在舌上、扁桃体及其周围选穴。至于距离，医者可根据临床情况或经验确定。

内脏体表：从教材的"十四经腧穴分布示意图"的躯干部位腧穴的主治范围可以看出，其代表的是背俞穴与募穴及背部足太阳经的第二侧线。内脏应包括中医的脏腑、奇恒之腑（包括脑髓）。脑髓当用头针方法选穴。

二、远部选穴

远部选穴一般是指距离病变较远的部位取穴，又称远道选穴。有的距离并不远。

有些全身性疾病无指定部位，不属于局部，也不属于远部，但与本文提出的一些方法有关。将这些方法简化，以便应用。

四总歌曰：肚腹三里留，腰背委中求，头项寻列缺，面口合谷收。腰背一些疼痛疾病需要一边手法，一边配合运动，所以委中不太合适，可改为养老。它们都是太阳经穴，养老是郄穴，多用于急性疼痛性疾病。也有人认为腰背中间痛属督脉腰痛，选人中两侧属太阳经腰痛，可用养老。又列缺是在骨头上，针刺使用不甚方便，故一般用合谷。在四总歌的基础上，有人加入两肋支沟取，心胸内关谋，比较多用。还有人加上两臂曲池妙，两腿肩井搜。因肩井深刺有危险，故又改为两腿阳陵搜。曲池与阳陵泉皆属局部选穴的范围。还有人认为上腹部可选足三里，下腹部或妇科病当选三阴交。这个比较合适，但妊娠时要注意胎动。以上是最简单的远部选穴，也包括了全身各部位的病证。

三、马丹阳十二穴

四总歌曰：三里内庭穴，曲池合谷接，委中配承山，昆仑穴太冲，环跳与阳陵，通里并列缺，合担用法担，合截用法截，三百六十穴，不出十二诀。

足三里：可用于腹部疾病、下肢病证；当属局部选穴，补后天以治虚损；保健。

内庭穴：属足阳明胃经荥穴。除治疗局部选穴的下肢外，可清阳明之热，如瘾疹、咽喉痛、上牙痛等。

曲池：治病属局部选穴，属阳明经穴（合），具有清阳明之热的作用。与合谷（原）合用，可清散上焦之风热，配头面部腧穴而治头面部疾病。

委中：歌中主要用于腰腿部病证。在临床放血或刮痧可用于霍乱。也有人用隔铜钱灸，治疗瘰疬。

承山：可用于便秘或腓肠肌痉挛。

太冲：为足厥阴肝经的原穴，除治疗局部病证外还有清肝的作用，如惊风、咽喉肿痛、眼部的热证等。与合谷皆属原穴，合谷主气，太冲主血，皆位于手足两歧骨间，合用被称为"四关"。可搜风理痹，通经行瘀。配丰隆、阳陵泉可治癫狂；配百会、神门可以镇静安神。

昆仑：歌中用于腰尻痛、喘证。本人应用不多。

环跳：用于下肢的痹证与痿证。因其刺在坐骨神经上，故要求针感达到整个下肢。

阳陵泉：歌中为治疗下肢病证。此外它为胆的下合穴。合治内腑，就是下合穴治疗腑病。奇穴中有一胆囊穴，在阳陵泉下一寸左右，胆囊疾病可有压痛，用之可诊断、治疗胆病。阳陵泉是筋之会穴，可治筋病，有人用此重刺激治疗肩周炎。

通里：为心经的络穴，主要用于治疗心病。本人经验不多，多用于失眠。

列缺：在四总歌中已介绍。本人应用不多。

四、特定穴

古代提出了不少特定穴，有的应用较广泛，有的甚至不用。

背俞穴与募穴：一般认为，脏病取俞，腑病用募。这些属于局部选穴。现在也有人用于诊断，寻找压痛点与低电阻点，也包括用郄穴。

原穴与络穴：古人有主客原络配穴法，现在有人用原穴进行诊断或体检。如不寐选神门、扁桃体肥大用蒜泥发泡灸太渊也是取原穴之意。

郄穴：古人认为郄穴可以治疗急性疼痛性疾病，也有人谓梁丘可治胃脘痛，可以参考。

八会穴：有人认为骨会为大椎，用治哮喘、缺乳（气滞性）选膻中取其气会之意。膻中治缺乳，是向两侧乳房方向刺入，使乳房有胀感，当属局部选穴。

下合穴：古人云"合治内腑"，临床曾用上巨虚配天枢治疗腹泻，效果满意。奇穴阑尾在足三里下，胆囊在阳陵泉下，发炎时有压痛，可作为诊断的参考，在一定情况下可用于治疗。有外科医生做阑尾手术时观察到，针刺阑尾穴时，阑尾活动增强。

八脉交会穴：这是一种配穴方法，其中内关配公孙治疗心、胸、胃疾病，经常被用到。

五、对侧选穴

肢体某部发生扭伤、急性疼痛性病证，可选用对侧相同部位，最好选择压痛点进行治疗，效果不错。关于某个腧穴到底有哪些作用应该逐个认证，这才是认真的态度。这需要很长的时间，不要只总结书本上的意见。关于辨证对症选穴，可根据教材的意见参考应用。

中医是科学，是科学就要发展。现在医学研究的一些方法与仪器不是西医专用的，不能叫"西医化"。古人在那样艰苦的条件下提出的一些理论是可贵的，有的现在仍然起着指导作用。科学不是艺术。传统的艺术，如梅兰芳的"霸王别姬"就得这样唱，但也应该有所改进。没有改进，就不能称为"大家"。所以我认为，将来中药不能永远用"四气、五味"来解释，现代的通信技术、航天技术、人工智能等过去都没有想过，宇宙的一切事物都是发展的，旧的理论、技术必然为新的理论和技术所代替。

第七节　腧穴的蓄积作用

《现代汉语词典》曰"蓄积：积聚储存"。《辞海》曰"蓄：蓄积，储藏"，没有"蓄积"一词的解释，有关于"蓄积中毒"的描述："连续给药而药物的吸收量超过消除量，使药物在体内蓄积到一定程度而产生的中毒。"

一、腧穴蓄积作用的内涵

百度搜索，有很多关于"蓄积作用"的解释，例如：①蓄积作用是指外来化合物一次性进入机体之后，可经代谢或原型排出体外，但当化合物与机体发生慢性接触，反复进入机体，且进入的速度或总量超过代谢转化与排出的速度或总量时，化合物就有可能在机体内逐渐增加并贮留，这种现象称为化合物的蓄积作用。②蓄积作用是环境污染物进入机体的速度或数量超过机体消除的速度或数量，造成环境污染物在体内不断积累的作用。③当外来化合物反复进入机体，而且进入的速度或总量超过代谢转化与排出的速度或总量时，就有可能在机体内逐渐增加并贮留，这种现象称为化合物的蓄积作用。④对实验动物多次给予小剂量的药物，当给予药物的时间间隔和剂量使药物进入机体的速度或总量超过机体的代谢转化速度和排泄能力时，导致药物在体内逐渐增加并贮留，这种现象称为药物的蓄积作用，由此引起的毒性作用称蓄积毒性作用。蓄积作用与剂量的大小和给予药物的间隔时间密切相关。当所给药物剂量较大、间隔时间较短时，就会有较多的药物呈现蓄积作用。相反，如果剂量较小，间隔时间较长，一般不易出现蓄积作用。蓄积作用包括两个含义，即物质蓄积和功能蓄积。前者指实验动物反复多次给予药物一定时间后，用化学分析方法能够测得机体或某些组织器官内存在该药物的母体或其代谢产物的现象；后者是指机体内虽不能检出药物母体或其代谢产物，但有慢性中毒现象。

针刺腧穴治疗疾病当属于功能蓄积，为此本团队进行了头皮针刺运动诱发电位研究。

二、腧穴蓄积作用的相关研究

（一）头穴针刺时间对中风偏瘫的影响

我们将 100 例中风患者分为甲乙两组，甲组患者在上午 9：00 和下午 1：30 各针 1 次，乙组患者仅在上午 9：00 施术 1 次，观察两组患者的即刻效应和远期效应。即刻效应主要观察日针两次和日针 1 次两种针法在 24 小时内的时间变化，分析针刺间隔时间长短对临床疗效的影响，探讨即刻效应与远期效应之间的内在关系。远期效应主要观察两个疗程后，肌力、关节功能和皮肤痛阈值等 3 种体征效应，以及 H 反射、干扰电位和胆碱酯酶 3 项指标的情况，以明确其机理。

肌力主要观察上肢的肱二头肌和肱三头肌，下肢的股二头肌和股四头肌。关节功能主要观察肩、肘、髋、膝等关节的活动幅度。皮肤痛阈主要观察上肢外关和下肢绝骨穴部位的皮肤痛阈值。在机理方面，主要以电生理为观察指标，选择诱发肌电图中的 H 反射，从随意运动时的肌电图中选择干扰电位进行观察，均采用单盲法和同样仪器，分别观察记录各项指标针刺前和针刺后的变化。即刻效应的记录时间分别为上午 8：40 时（或 9：00）、11：30，下午 1：30，4：20 及次日上午 8：40。电生理记录时间为上午 9：00 和下午 2：20。

结果表明，在远期临床疗效方面，甲组优于乙组，远期效应中体征三项和机理三项的改善，组内均有显著性差异，各项指标的变化均与疗程相关，与临床疗效判定结果相符；在即刻效应方面，三项体征在 11：30 组内均有显著性，4：20 组间存在显著性，次日 8：40 甲组均值优于乙组。在机理中的电生理各项指标方面，甲组的组内和组间均存在显著性差异，乙组组内无显著性，各项指标的变化与针刺时间相关，与远期效应相符。由此得出结论：针刺效应具有体液作用的特点，受针刺间隔时间的影响，随时间的推移而衰减，日针两次的疗效较日针 1 次效果更好，效应的高峰期相对延长，衰减期相对缩短，故而疗效较高，疗程较短，更适合中风偏瘫患者。

（二）头穴针刺次数对中风偏瘫的影响

将 60 例经 CT 证实为脑梗死所致偏瘫并无严重并发症的患者随机分为甲乙两组，每组 30 例。共观察 20 天，10 天为 1 个疗程，每个疗程前后进行测定。甲组日针 3 次，针刺时间分别为上午 8：00、中午 12：00 和下午 4：00 各针 1 次；乙组日针两次，分别为上午 8：00 和下午 4：00 各 1 次。

20 天后，将远期效应中的 40 例患者改为即刻效应观察，针刺时间及次数同远期效应。共取四组穴位：①瘫肢对侧前神聪透悬厘。②瘫肢对侧百会透曲鬓。③瘫肢同侧前神聪透悬厘。④瘫肢同侧百会透曲鬓。根据编好的顺序，每次取一组穴位。观察项目主要选择针对偏瘫患者半身不遂、肌肤不仁的两大体征——肌力、皮肤痛阈，通过两项指标的变化，了解头穴效应的疗效。治疗前后分别两次采血，检测血液流变学中血球压积、全血高切黏度、全血低切黏度、血浆黏度、红细胞电泳和血沉六项指标的变化，以揭示头穴针刺的机理。

即刻效应结果显示：①肌力：针刺后，两组患者瘫侧上肢和下肢的肌力均有不同程度的提高，但甲组优于乙组。组间比较，除前臂伸直、小腿伸直等变化无显著性差异外，其他运动肌群的变化均存在显著性差异，进一步证实日针 3 次的疗效优于日针两次。②皮肤痛阈：中风偏瘫患者的痛阈值高于正常人，与肌力的意义相反，针刺后两组患者的痛阈值均有明显下降，与针刺前比较，除乙组瘫侧下肢痛阈值变化无显著性差异外，其他各值均存在显著性差异，且甲组优于乙组。临床中我们发现，患者偏瘫大多上肢重于下肢，其痛阈值也是上肢相对高于下肢，而且痛阈值越高，针刺后下降的幅度越大，否则相反。因下肢皮肤痛阈异常程度相对上肢较小，故针刺后改善的程度不如上肢显著。

远期疗效结果显示：①肌力变化：治疗前后两组的 7 个肌群均发生了明显变化，患者肌力明显提高，针刺前后比较，差异显著。两组两个疗程后的 7 个运动肌群的变化均高于 1 个疗程，且日针 3 次的疗效优于日针两次。②痛阈变化：针刺后，两组的痛阈值均明显降低，两个疗程后的上肢和下肢痛阈值均低于 1 个疗程，且甲组的改善情况优于乙组。③血液流变学变化：与治疗前比较，针刺后两组血液流变学 6 项指标均有一定程度下降，除红细胞电泳外，均有显著性差异，且甲组的血液黏度改善情况优于乙组。

结果表明，通过对偏瘫患者的肌力、皮肤痛阈、血液流变学针刺前后变化的观察，本研究证实，头穴无论是日针 3 次还是日针两次，均对中风偏瘫有良好的治疗作用。同时说明，针刺头穴不同的间隔时间作用是存在差异的，日针 3 次的疗效明显好于日针两次，提示在疗程一定的情况下，增加针刺次数，缩短针刺间隔时间可以提高头穴治疗中风偏瘫的疗效，缩短治疗期。同时，头穴治疗后血液流变学的各项指标均有改善，说明针刺头穴可以疏通脑络气血，改善血液的浓、聚、凝状态，增加缺血半暗带的供血，使脑组织细胞有一定恢复，且日针 3 次的改善血黏度的能力优于日针两次，说明合理的蓄积针刺次数能够累计针刺疗效，加快中风患者血液流变学的改善。

（三）头穴针刺捻转速度对中风偏瘫的影响

针刺手法问题逐渐引起人们的关注，采用不同针刺手法治疗中风偏瘫取得了一定疗效，由此引发出不同针刺手法有无特异性的问题。为了解决头穴针刺不同捻转速度对中风偏瘫的影响，本课题组对头针刺激手法中快速捻转、慢速捻转、留针之间的特异性疗效进行了即刻效应和远期效应研究，旨在探寻最佳的针刺手法。

将住院的 60 例脑梗死偏瘫患者为研究对象，随机分为甲、乙、丙、丁 4 组，每组各 15 例。各组均给予常规控制血压、改善微循环治疗。甲、乙、丙 3 组采用头针治疗，甲组捻转速度为 200~250 转/分钟；乙组捻转速度为 60 转/分钟；丙组仅留针，不捻转；丁组为空白对照组，不予头针治疗。

头针操作方法：常规消毒后，采用 0.3mm×50mm 毫针在瘫痪对侧的顶颞前斜线，即前神聪至悬厘穴间透刺 3 针，深度为 30~40mm，捻转幅度均为先向前 180°，再向后 180°。甲乙两组每次行针两分钟，休息 10 分钟，重复 3 次，留针 40 分钟，每日 1 次。

即刻效应观察指标：针刺前、针刺后即刻瘫侧的肌力、痛阈变化。远期效应观察指标：仅对即刻效应研究的甲、乙两组患者进行头针不同捻转速度的远期效应观察，对应分为 A 组和 B 组。A 组为快速捻转组，B 组为慢速捻转组，治疗时长为 1 个月，治疗结束后测定肌力、痛阈和血小板凝集力变化，收集血液标本时要求空腹静脉血采集，并且两周内未服用过影响血小板的药物。

即刻效应结果显示：①肌力：与针刺前相比，针刺即刻后甲、乙、丙 3 组的肌力均有明显提高，差异存在显著性，丁组干预前后无显著差异；除上臂外展肌、小腿屈曲肌外，甲组肌肉肌力提高均优于乙组。②皮肤痛阈：针刺即刻后甲、乙、丙 3 组的皮肤痛阈均明显下降，丁组无明显变化；甲组上、下肢痛阈下降程度优于乙组，乙组下肢痛阈值下降程度优于丙组，而上肢痛阈变化与丙组无差异。

远期疗效结果显示：①肌力：两组治疗后上下肢 8 类运动肌群肌力均明显提高，A 组（快捻组）肌力提高程度优于 B 组（慢捻组），但均低于正常水平。②皮肤痛阈：两组治疗后痛阈均明显下降，上肢痛阈下降程度优于下肢，A 组痛阈下降程度优于 B 组。③血小板聚集力：治疗后两组患者血小板凝集性均明显下降，且 A 组血小板的最大聚集率和聚集百分率均低于 B 组。

研究结果表明，针刺头穴（前神聪透健侧悬厘）后，无论是快速捻转还是慢速捻转抑或不捻转仅留针手法，均对中风偏瘫患者有良好的治疗作用，而且针刺头穴采用快速捻转行针的疗效优于慢速捻转，慢速捻转行针的疗效优于仅留针的疗效。研究结果说明，针刺疗效与手法刺激量大小有关，也验证了中医针灸理论的"得气""行气"的实用性。课题组还发现，经过治疗，绝大多数患者的血小板高聚集性指标明显下降，并接近正常水平，说明头穴针刺有助于改善中风偏瘫患者的血小板异常功能，可促进脑神经功能的恢复。快速捻转对中风偏瘫患者具有泻实祛瘀、疏通经络、调和阴阳的作用，可改善患者脑部及全身气血运行，使之达到气血调和，阴平阳秘。

（四）头穴针刺捻转时间对中风偏瘫的影响

课题组就头穴针刺不同捻转时间对中风偏瘫患者的影响进行了即刻效应和远期效应的疗效观察。将诊断明确并经 CT 证实的 60 例急性脑梗死住院患者随机分为甲、乙、丙 3 组，每组 20 例。甲组为 3 分钟捻转组，刺入 3 针，每次每针捻转 1 分钟，持续捻转 3 分钟。乙组为 0.5 分钟捻转组，刺入 3 针，每次每针捻转 10 秒，持续捻转 0.5 分钟。丙组为空白对照组，不给予针刺治疗。各组均给予常规的脱水、控血压和改善微循环治疗。

头针操作方法：患者平卧，常规消毒后，采用 0.3mm×50mm 毫针在百会至健侧曲鬓穴区进行透刺，沿刺激区分三段接连刺入 3 针，刺入深度为 30～40mm。根据分组要求，持续捻转 3 分钟或 0.5 分钟，捻转速度为 200 转/分，捻转幅度均为先向前 180°，再向后 180°，中间休息 5～10 分钟，重复两次，留针 30 分钟后起针，每日 1 次。

即刻效应观察指标：针刺前和针刺即刻的肌力、患肢皮肤痛阈、体感诱发电位（SEP）和运动诱发电位（MEP）的变化。远期效应观察指标：针刺前和针刺 20 天后肌力、临床有效率、患肢皮肤痛阈、SEP 和 MEP 的变化。

即刻效应结果显示：①肌力：与针刺前相比，针刺即刻甲乙两组患者的上下肢肌力均有不同程度的提高，差异存在统计学意义，而丙组的肌力干预前后无明显差异。②痛阈：针刺即刻甲乙两组的痛阈均明显下降，与针刺前比较存在显著差异，而丙组干预前后无明显变化。③SEP：与针刺前相比，甲乙两组针刺即刻即可见皮层 SEP 波幅升高，重现缺失波幅，使延迟的潜伏期提前，而丙组 SEP 干预前后无明显变化。④MEP：甲乙两组针刺后，MEP 的异常率均明显降低，延迟的中枢运动传导时间（CMCT）恢复正常，重现了病灶侧皮层的复合肌肉动作电位（CMAP），而丙组干预前后 MEP 无明显变化。

远期疗效结果显示：①肌力：干预 20 天后 3 组患者的肌力均有不同程度的改善，与治疗前相比，甲乙两组的肌力提高更为明显，与丙组比较存在显著差异；组间比较结果显示，甲组的肌力提高程度优于乙组。②痛阈：干预 20 天后，3 组患者的上下肢痛阈均有显著下降，其中甲组的痛阈下降程度优于乙组，乙组优于丙组。③临床有效率：甲、乙、丙 3 组总有效率分别为 100%、85% 和 65%；显效加进步率分别为 70%、45% 和 20%；显效率分别为 40%、15% 和 5%。④SEP：与治疗前比较，干预 20 天后 3 组的 SEP 均有所恢复，组间比较显示，甲组的 SEP 异常率明显低于乙组，乙组与丙组无显著差异。⑤MEP：与治疗前比较，干预 20 天后 3 组的 MEP 异常率均有所降低，甲乙两组治疗前后比较有显著性差异，而丙组无统计学意义。

本研究结果显示，针刺对患侧肢体肌力、皮肤痛阈、SEP 和 MEP 的即刻效应及远期效应影响明显，能够提高瘫侧肢体肌力，降低痛阈，促进运动功能和感觉功能恢复，提示两种头穴透刺捻转方法均有良好的治疗急性脑梗死的作用，且脑梗死急性期是针刺治疗的有效适应期和最佳时机。头穴针刺的捻转持续时间不同，对机体的刺激调节作用不同，疗效存在显著差异，持续 3 分钟捻转（甲组）的疗效优于持续 0.5 分钟捻转（乙组），说明头穴针刺"得气"手法的实现与刺激量大小相关。头穴针刺能够有效缩短 SEP 皮层电位的潜伏期，重现和提高皮层电位的波幅，提示大脑皮层 SEP 可作为头穴针刺治疗效果和动态性的观察指标。头穴针刺能够缩短延迟的中枢运动传导时间（CMCT），提高复合肌肉动作电位（CMAP）的重现率，为头穴针刺改善偏瘫患者的运动功能提供了依据。头穴针刺治疗的电生理学研究表明，针刺能够提高急性脑梗死患者的脑神经细胞兴奋性，纠正抑制性泛化，使可逆神经元细胞复活或被抑制的神经细胞觉醒，加强皮层功能区之间的协调和代偿，使局部神经元的低氧超极化状态得到改善，从而促进神经功能尽快恢复。

（五）久留针配合间断行针法对中风偏瘫的影响

课题组将 62 例急性脑梗死患者随机分为对照组和留针组，每组 31 例。

对照组采用针刺操作后即出针；留针组采用针刺后留针 12 小时，并于针刺 6 小时和出针前各行针 1 次。

针刺部位：取头部病灶侧两个穴区，分别为前神聪穴透悬厘穴和百会透曲鬓穴。

针刺方法：采用 0.40mm × 50mm 毫针，沿上述穴区分三段透刺，刺入帽状腱膜下，深度为 30 ~ 40mm。双手拇食指同时捻针，速度为 200 转/分钟，每针捻转 1 分钟，留针 5 分钟，重复两次出针，每日针 1 次，10 次为 1 个疗程。

观察指标：临床神经功能恢复程度、临床有效率、脑电地形图（BEAM）和 SEP。

结果显示：①神经功能恢复程度：治疗前两组神经功能缺损程度积分无显著差异，治疗后两组神经功能缺损程度积分均明显下降，但留针组的神经功能缺损改善情况优于对照组。②临床有效率：留针组的治愈率为 25%，对照组为 10%；留针组的总有效率为 87.5%，对照组为 76.7%。③脑电地形图：针刺后两组患者的脑电地形图异常波型出现率均明显减少，但留针组异常 BEAM 的改善程度优于对照组。④SEP：治疗后留针组的 SEP 各波峰潜伏期和波峰间期均明显缩短，对照组变化不明显。

研究结果表明，头穴透刺久留针配合间断行针法，作用持久，操作简便，安全合理，是治疗急性脑梗死有效和患者易于接受的理想方法，适宜临床广泛应用。把握头穴针刺治疗急性脑梗死的最佳治疗时机并施以足够的针刺刺激量，对提高临床疗效至关重要。头穴透刺、间断行针可以激发经气、催气、行气，留针既可候气又可促使得气、运气。这种留针时的小量刺激与间断行针时的大量刺激交替不断，使针刺的治疗信息随经气运行，循环往复，"气至病所"，从而达到调和阴阳、疏通经络和扶正祛邪的作用。头穴透刺有助于急性脑梗死患者神经功能的恢复，以及降低致残率，减轻致残程度，提高生存质量。头穴透刺可促进大脑功能恢复，使脑电地形图异常率明显下降，并可改善异常体感诱发电位。

（六）头穴针刺对运动诱发电位（MEP）的研究

选取 16 例脑梗死或脑出血伴有运动障碍的中风患者为研究对象。中风患者针刺部位为头皮运动区，上点在前后正中线中点向后移 0.5cm，下点在眉枕线与鬓角发际前相交处。在上下两点连线上 1/5 与中 2/5 两段针刺，进针深度约 30mm。快速捻转（约 200 转/分钟）配合提插法（约 60 次/分钟），连续行针 5 分钟。记录对侧手拇短展肌 MEP 波形。

结果显示，与正常人比较，中风患者皮层 MEP 出现异常，表现为复合肌肉动作电位波幅降低或缺失，波峰潜伏期及运动中枢传导时间延长。头穴针刺运动区 MEP 表现出一定针刺潜伏期。这也恰好体现了 MEP 的检测过程是一个针刺效应的积累过程，只有当针效积累到一定程度，达到一定刺激量，才能检测到 MEP 的波峰电位。一般行针 3～5 分钟，MEP 检测出现率最高。同时，中风患者 MEP 表现出一定针刺后效应，即 MEP 不随行针的停止而立刻消失，而常常延续一段时间之后消失，表现为随着时间的推移，波幅逐渐变小，时限逐渐变短，直到消失。

针刺头皮运动区 MEP 的检测与针刺强度密切相关，我们曾对 15 例受试者做了留针 5 分钟观察（即针刺入穴位后不加任何手法），结果均未检测到明显 MEP 反应，说明针刺强度过小或不施行手法难以检测到 MEP 反应。

上述 6 个研究结果证明，针刺对腧穴具有蓄积作用。这样的话，就应该有个度。以强度而言，应以患者可以忍受为度。至于留针时间有待继续研究。

穴位埋线是长留针的一种，但不适用于家庭。电锟针对人体既无损害又经济，且使用方法简便，用阿是定位法即可，患者可以任意控制刺激强度、日针次数、留针时间等，因而大有推广前途。目前研究的有电锟针、电锟头针、电锟针罐，也曾研究过脉冲磁锟针，氦氖激光穴位照射治疗当属光锟针，还可考虑超声、超短波等作用于腧穴，这些均属无损伤、无痛苦疗法，有待进一步研究，以扩大刺激腧穴防治疾病的方法。

第八节　补泻商榷

实事求是是一切工作的核心，科学研究应该实事求是，标准的制定也应该实事求是。关于针刺补泻手法的制定、研究、实施、宣传、教学更应该实事求是。

针刺补泻法是根据《灵枢·经脉》中"盛则泻之，虚则补之"的治疗原则而确立的两种不同的针刺方法。它是针刺治疗疾病的基本法则。针刺常用的补泻手法包括呼吸补泻、迎随补泻、捻转补泻、提插补泻、徐疾补泻、开阖补泻、平补平泻法等。但古今对各种补泻手法及其操作的认识不一，存在很大的差异。本研究就针刺补泻及其操作方法进行探讨，以阐明古今针刺补泻的不同之处。

针刺补泻法源于《灵枢·经脉》"盛则泻之，虚则补之。"现代研究认为，针刺补泻法可以使机体虚弱或亢盛的功能状态恢复至正常的生理状态。针刺补法可以激发经气以补益正气，而泻法则通过疏泄邪气来调节人体脏腑组织器官的功能，促使阴阳平衡而恢复健康。但对于针刺补泻及其具体操作方法，一直有不同看法。现根据古代和现代一些教材和专著等有关"针刺补泻"的记载做进一步的探讨。

一、针刺补泻手法分类

补泻手法分单式补泻法和复式补泻法。复式补泻法是单式补泻法的组合，故本研究只讨论单式补泻法。

（一）呼吸补泻

呼吸补泻最早见于《素问·离合真邪论》："吸则内针，无令气忤……大气皆出，故命曰泻……呼尽内针，静以久留，以气至为故……大气留止，故命曰补。"这段话介绍了补泻手法的具体操作。泻法是在吸气时进针，刺入一定深度后产生针感后留针，此时留针是不使邪气散布，并在吸气时捻针以加强针感，呼气时退针是使邪气随针而出。而补法是在针刺前先行一些辅助手法，呼气时进针，以阻止外邪之气，然后开始长时间留针以候针感，有针感后吸气退针，并按针孔，使正气留于体内。在整个过程中，针刺的进出与气机的出入是相反的，逆其气则补，顺其气则泻，且更注意留针，以引动体内的正气邪气。《针灸聚英·呼吸》曰："明堂……令患者鼻中吸气入，自觉热矣……令患者鼻中出气，口中吸气……自觉清凉矣。"这说明口鼻呼吸是对补泻时凉热感觉的增强。

从以上内容来看，呼吸补泻可有以下内容：①进针时结合呼吸，吸气进针不使邪气散布，邪气随呼气而排出者为泻；补法是呼气时进针，以阻止外邪之气，退针并按针孔，使正气留于体内。②呼吸时进退针，进针时呼气，针进而气出，也有迎泻之意；吸气时进针，正气随针而入，则有随补之意。③呼吸结合针刺的出入，可产生凉热的感觉。呼吸，鼻中吸气则口中出气，自觉热感，相反则有凉感。实际上凉热的感觉不在鼻，而在口。鼻中吸气则口中出气，出气时张口哈气，则口中有热感；相反用口吸气时闭牙，张口，可吸入凉气。由口中之凉热，可诱发针下之凉热。笔者曾用强捻转结合吸凉气，治疗一些疼痛性疾病，如针刺后溪治疗腰痛，效果满意。一般治疗疼痛性疾病刺激较强，吸凉气也可分散其注意力，减轻疼痛的感觉。而古人不言口而言鼻，是因为补与呼气不合。

（二）迎随补泻

迎随补泻法出自于《难经·七十二难》："所谓迎随者，知荣卫之流行，经脉之往来，随其逆顺而取之，故曰迎随。"《针灸学》教材解释为进针时针尖随着经脉循行去的方向刺入为补法，针尖迎着经脉循行来的方向刺入为泻法。《难经》中对于迎随补泻法的描述主要包括两种含义：一为顺逆经脉而刺的"迎随"补泻法，后世多从之。但早期并未明言其操作方法，直至《针灸聚英》才阐明了针刺方向的逆顺；二为补母泻子迎随补泻法，其实质为泻法，故后世多不再将其纳入"迎随"范畴。按刺入方向，迎其方向，可以导邪外出；随其方向，可以送正入内。

（三）捻转补泻

现代研究认为，进针达到一定深度得气后，捻转幅度小、用力轻、频率慢、操作时间短为补法。反之，捻转幅度大、用力重、频率快、操作时间长为泻法。故捻转补泻一是可以用捻转的强度即幅度大小和速度的快慢来区别补泻，另一是依据捻转方向来区别补泻。捻转方向分左右（顺逆），补法是左转（拇指向前，食指向后），泻法是右转（拇指向后，食指向前），针灸大师杨继洲称此为"子午补泻"。并谓："左转从子，能外行诸阳；右转从午，能内行诸阴……而营卫自流通矣。"因卫气行于体表，属阳，左转可行卫气；营气行于经脉中，属里，属阴，右转可调营气。其中还有补法是大指向前，向内用力，食指向后、向外不用力；泻法是右转，大指向后用力，食指向前不用力。《标幽赋》曰"迎夺右而泻凉""随济左而补暖"，这句话说明右转为泻，左转为补。《针经指南·气血问答》认为："……以大指次指相合，大指往上进谓之左，大指往下退谓之右。"这是从"左阳、右阴"的阴阳理论演绎而来的。由于这一说法的推衍，捻转补泻则更为复杂了。如《金针赋》认为："男子者，大指进前左转，呼之为补；退后右转，吸之为泻""左右各异，胸与背不同，午前者如此，午后者反之。"《神应经》解释为以医生的左右手分别用于患者的对侧穴位的捻针来分补泻。《针灸问答》根据经脉循行的逆顺，提出上行的经脉（手三阳、足三阴、任脉）左转顺经为补，右转逆经为泻；下行的经脉（手三阴、足三阳、督脉）右转顺经为补，左转逆经为泻，因为顺经而转可以推动气血运行而补不足，逆经而转可以牵制气血运行而泻有余。以上的各种说法矛盾很大，无法应用。以上可以看出：捻转方向，其说不一；以拇指的方向而论者，认为拇指向前，是向前（内）用力，以使正气入内；拇指向后，是向外用力，以使邪气外出。

（四）提插补泻

提插补泻法是指进针达一定深度得气后，开始提插，提时用力轻、速度慢，插时用力重、速度快为补法；反之，提时用力重、速度快，插时用力轻、速度慢为泻法。故提插时以用力轻重和速度快慢来区别补泻。《难经·七十六难》曰"当补之时，从卫取气，当泻之时，从荣置气"也即此意。所谓从卫取气，即握针浅刺，得气后推向深部，以收敛流散之气，故为补法。而所谓从荣置气，即得气后，引向浅处，以放散积滞之气，故为泻法。杨继洲进一步发挥为："泻者先深而后浅，从内引持而出之；补者先浅而后深，从外推内而入之。"《灵枢·官能》篇指出，补法要"微旋而徐推（插）之"，泻法要"伸（提）而迎之。"后来《难经·七十八难》解释为："推而内之是谓补；动而伸之是谓泻。"后代医家据此而演绎成为"紧按慢提"是补、"紧提慢按"是泻的操作方法。"紧按"是按时用力，"紧提"是提时用力。但《八法手法歌》中却认为"急按慢提阴气升（泻），急提慢按阳气降（补）"，恰和前者相反。《金针赋》中又认为"男子……提针（紧提）为热（补），插针（紧按）为寒（泻）；女子……插针为热，提针为寒"。《医学入门》中还提出"男子午前提针为热，插针为寒，午后提针为寒，插针为热。女子反之"的方法。以上这些自相矛盾的记载，使后人很难操作。

（五）徐疾补泻

徐疾补泻法源于《灵枢·九针十二原》："徐而疾则实，疾而徐则虚。"《灵枢·小针解》解释为："徐而疾则实者，言徐内而疾出也；疾而徐则虚者，言疾内而徐出也。"一般认为，"徐"同时是"用力"。所谓"徐入"就是进针时用力，以使正气入内；"疾出"是出气时用力，以引邪气外出。现代研究认为进针时徐徐刺入，进针慢，分部进，先浅后深为补；出针快（1次退出）疾速出针为补法，反之为泻法。故此法是以进针、退针分快（疾）慢（徐）来区分补泻的。也有学者认为本法指穴位所在的皮肉等组织，按其深（内）浅（外）的位置分为外阳内阴。如《难经·七十难》丁注为："皮肤之上……阳气所行；肌肉之下……阴气所行。"因此，设想通过进针慢、退针快、先浅后深的徐疾补法，或者采取插针重（紧按）、提针轻（慢提）的提插补法操作，将浅部的"阳气"引入深部，就是所谓"从外推内而入之，阳之下为补"。相反，用进针快、退针慢，先深后浅的徐疾泻法，或插针轻（慢按）、提针重（紧提）的提插泻法操作，将深部的"阴气"引出浅部，即"从内引持而出之，阴上之为泻"。故认为通过这样"因阴阳内外而进退针"的操作，使得针刺部位的阴阳内外（深浅部）之气调和，就能解决脏腑器官的各种虚实偏盛现象。杨继洲在《三衢杨氏补泻》中解释："徐疾"二字，一作缓急之义，一作久速之义。其中缓急即快慢，是以进出针过程的快慢而区分补泻的，而久速是指以留针时间的长短区分补泻的。

（六）开阖补泻

开阖补泻是指出针时以开闭针孔区分针刺补泻的方法。相关描述最早见于《素问·刺志论》："入实者，左手开针空也；入虚者，左手闭针空也。"故此法解释为：补法为出针后迅速按压针孔，而泻法则为出针时摇大针孔而不立即按压。研究认为，出针后疾按之可以使正气不得外出，故而为补法；徐按之或不按或摇大针孔可以使邪气外出，故而为泻法。

（七）平补平泻

平补平泻法出自《灵枢·经脉》，"不盛不虚以经取之"，用于虚实不太明显的患者。现代研究认为，针刺得气后，施以均匀提插，捻转后出针即为平补平泻法。也有人认为，所谓"平补平泻"是指手法较轻、刺激量小的补泻手法；"大补大泻"则是手法重、刺激量较大的补泻手法。因此认为，"补法"有的属于弱刺激，有的属于强刺激；"泻法"也有属于强刺激、弱刺激之分。

由此可以看出，补泻手法是以术者的意愿而定的，凡是向内用力，使正气进入，或有热感者为补；凡向外用力，使邪气外出，或有凉感者为泻。另外一种补泻法有两种相反的操作方法，古人对此有不同看法，故正确的操作方法尚有待商榷。

二、针刺补泻手法见解

基于对针刺补泻手法的认识，特提出以下见解。

（一）补泻手法形成的时期

《内经》中的补泻针具为九针，后世论及针刺补泻多指毫针补泻法。有研究显示，针刺补泻法在金属毫针出现后才广泛用于临床。然而，《内经》中多个篇章均强调了九针在针刺补泻中的应用，说明针刺补泻法的施用并非特指毫针，而是九针均可施行补泻之法。因此，针刺补泻法应在九针盛行的《内经》时期就已形成。九针因形状各异，故可用于不同的补泻需要。临床主要根据病邪侵犯人体部位的深浅程度及病邪性质来选择相应的针具。如根据补泻用途可将九针分为3类：①用于治疗"微病"，如圆针和锃针，虽然可以祛除邪气，但不以补泻论之。②泻邪实，如泻血的锋针、泻脓血的铍针等。③补泻皆可，如圆利针、毫针和长针。

（二）针刺补泻与刺激量

由"迎随""徐疾""开阖"所描述的对象演变可以看出《内经》与后

世针刺补泻的不同。其一，《内经》时期的针刺补泻法多着眼于祛邪，而后世多侧重于调经气。其二，《内经》时期的针刺补泻法多重视脉诊，而后世多忽略之。其三，《内经》时期的针刺补泻法多着眼于调节气机，而后世则多重于术式。"徐疾"在《内经》针刺补泻法中描述的对象有 3 种：一是脉象的徐疾，脉疾为实，脉徐为虚。二是留针时间的长短，泻法留针时间短，为"疾出"；补法留针时间长，为"徐出"。三是出针的快慢，补则疾出针，泻则徐出针。

承淡安先生提出了针刺无补泻之别，只有刺激强弱不同的观点，主张对于刺激强弱与疾病虚实之间的关系，应由医者在治疗过程中，根据患者的体质情况和耐受程度、病之新久、得气难易及气感强弱随机应变，如其所言："进针后，即主要之捻运手法。手法古今不同，就古法言，目的在于补泻；以新理论，则为抑制与兴奋。如何谓之补，如何谓之泻，古今各家所说不一致。至元明时，手法名目更多，但皆属粗针浅刺，今之细针，不能效其方法……只言进针刺后应作兴奋或抑制之手法及反射或诱导之针法。"

承淡安先生是近代针灸技术的前辈，1930 年创办了中国历史上第一个针灸学术机构——中国针灸学社；1933 年创刊了中国历史上第一本针灸专业期刊——《针灸杂志》；1935 年创办了中国历史上第一个针灸专门学校——中国针灸讲习所；1936 年创办了中国历史上第一家针灸专科医院——中国针灸学研究社附设针灸疗养院。1951 年，中国针灸学研究社在苏州司前街恢复社业，承淡安先生带病参加教学和管理。1954 年，他被江苏省人民政府聘请为省中医进修学校（南京中医药大学前身）校长，后任中华医学会副会长。从此，他更加奋发有为、力疾从公，为中国针灸走向世界倾注了全部心血，被誉为中国针灸一代宗师，主编了近代最早的专著《中国针灸学》。2016 年 1 月在上海科学技术出版社出版了丛书《承淡安针灸经典》。承淡安及其弟子还将针灸广泛传播至东南亚及欧美等地，形成了"澄江针灸学派"。

承淡安先生的《中国针灸学》是一本愈读愈有韵味的书。初读时或许不以为然，但当有了一些临床经验后再读便会发现，书中对传统针灸书中的配穴应用得极好，许多古代针灸歌赋中故意隐晦、不肯直言的秘密皆在应用中全盘托出。卷首语的谆谆而言正是针灸入门的指针，拳拳之心，跃然纸上，大医胸怀，莫过于此！

全面理解针刺手法应该包括进针方向、进针深度、具体手法的选择、留针时间的长短等，但最关键的应该是具体施行的手法。如捻转幅度小、用力轻是指捻转时施行小幅度、高频率捻转，限度为 1/2 转，频率在每分钟

120 次以上，才能达到补的作用；而捻转幅度大、用力重是指大幅度、低频率的捻转，限度为一转以上，频率在每分钟 50 ~ 60 次，才能达到泻的目的。此外，捻转的补和泻与作用力的大小也有直接关系。施行补法时，术者手指轻轻捻转，然后自然退回，形成一个有节奏的捻转频率，便可达到徐徐激发经气的作用。

手法中施术所持续的时间与治疗效果有着至关重要的意义，它也是手法量学的核心。一般认为，每一次针刺治疗都有一定的、持续的治疗作用，持续时间又因病种而异。如针刺人迎穴治疗脑血管疾病（中风），一次治疗所持续的最佳作用时间是 6 小时。针刺后 20 分钟，患者的脑血流图改变更为明显，持续 6 小时后供血开始衰退。针刺治疗支气管哮喘，施行捻转补法 1 ~ 3 分钟后，肺内哮鸣音逐渐消失，症状缓解，最佳有效治疗持续时间达 3 ~ 4 小时，因此 3 ~ 4 小时后继续针刺治疗，才能达到有效的蓄积作用。因此可以认为，针刺是一种对躯体某一腧穴所进行的机械性刺激，针刺治疗必须达到一定的刺激量——最佳治疗量。刺激量小则病难去除，刺激量大则可能适得其反，产生一系列不良后果。

赵尔康认为，补虚是"补其虚而不足，令其正气存而勿泻"，泻实为"泻其实而有余，令其邪气去而勿留"。《中华针灸学》中提出了"迎随补泻法"（随其经行，济而不逆者为补；逆其经行，夺而不顺者为泻）、"进退补泻"（三进一退为补，三退一进为退）、"提插补泻"（提则为泻，插者为补，以进插胜于退提者为补，以退提胜于进插者为泻）。《简明针灸学》提出补泻方法要掌握的关键是进出针的快慢、针刺的深浅、捻运与留针、出针后的按与不按。

从以上论述及目前临床应用情况来看，影响补泻的因素很多，除疾病、环境、年龄等因素外，个体差异也很明显，因此，固定一个标准用于不同疾病和个体的患者，效果不会满意，应该根据不同情况，随机组成最佳方法。

（三）头针行针的补泻手法

此即焦顺发使用的捻转法、朱明清使用的抽气法和进气法，以及陈克彦使用的迎随补泻法（详见上篇第五章第二节行针手法）。

（四）补泻手法的实质

综合来看，补泻的方法是术者认为向内用力（输入正气）为补，向外用力（引邪气外泄）为泻。《灵枢·十二原》也说"补泻之时以针为之……泻曰必持内之，放而出之，排阳得针，邪气得泄。按而引针，是谓内温，血不得散，气不得出也。补曰……如留如还……外门以闭，中气乃实……"提出泻是"放而出之，排阳得针，邪气得泄"；补是"如留如还……外门以闭，中气乃实"。也就是说，泻是放而出之，使邪气得泻；补是外门以闭，使中气乃实。其他就是如何"放而出之"，如何"外门以闭"，目的就是想办法放出邪气和使中气乃实（保护中气）。

腧穴是调动机体调解能力的开关。当有"疾病"时，用相应的方法"刺激"相应腧穴，则能调动机体潜在的调节功能，从而减轻或治愈疾病。所以补泻的效果是以患者的功能状态而定的。古人有些补泻方法是根据推理，想象出来的。

（五）关于补泻手法的作用

虚证应该用补法，有无用泻法进行对照，目前还很少看到。如高血压用泻法而引起低血压或休克，低血压患者扎成高血压。《针灸学》"毫针刺法的异常情况的处理和预防"与"针刺注意事项"中皆未提到补泻问题。《中国医学百科全书》的《针灸分册》的"刺误"与《针灸学》"毫针刺法的异常情况的处理和预防"的"异常情况"都是因处理不当引起，没有一项是因为补泻错误引起的。再有，哪些疾病或患者不用"烧山火与透天凉"或其他补泻手法，病情就得不到改善或者无效，另外，不用或不会用补泻手法的医生治疗效果都不好吗？作为知识，针灸专家应该知道，教科书也可以介绍，但应该有相应说明，不能长期不变，更不应该以会不会讲或做"烧山火与透天凉"进行炫耀。

（六）补泻的刺激量问题

石学敏主编的《针灸学》提出，刺法的量学要素与刺激的强度和刺激（持续）时间有关。《新针灸学》也提出强刺激与弱刺激的问题，有的人则反对这种提法，认为补泻与量没有关系，强调古法补泻。一切事物都有量，针法与灸法也应该有量，石学敏的研究证实了这一点。我们在研究中用捻转强度、捻转时间、日针刺次数、留针时间长短也证实存在量的问题。比如，头针治疗中风偏瘫，刺激强度强就比刺激强度弱的效果好。

关于刺激量，既然有量就得有标准。这个量的标准应当是患者的感觉。我认为，强刺激对患者而言是比较痛苦的，但标准是能够忍受。弱刺激应该是有感觉，但没有痛苦或会有舒服的感觉。我用电锟针贴，贴在头部，适当通电后，可使头部的不适感消失或减轻或患者感到舒服，这就是弱刺激量的标准。对于疾病的治疗效果，我们的研究结果证实，强刺激的效果好于弱刺激。为了加强刺激量，我们采用延长留针时间的方法。我们在病房为患者采用头针治疗，早晨开始针刺，到下班前起针，中间捻转几次。我在加拿大，因为患者未能住院，住在附近的患者就上午针刺，下午过来起针。为了达到长留针的目的，我们研究出一种电锟头针，并提出"阿是定位法"，使患者家属也能方便使用，且无任何副作用。

（七）《毫针技术操作规范》中关于补泻问题的阐述

《毫针技术操作规范》中关于补泻的问题只写了针刺补泻是根据《灵枢·经脉》"盛则泻之，虚则补之，热则疾之，寒则留之，陷下则灸之"的理论原则而确立的两种不同的治疗方法，是针刺治病的一个重要环节，也是毫针刺法的核心内容。补法是泛指能鼓舞人体正气、使低下的功能恢复旺盛的方法。泻法是泛指能疏泄病邪、使亢进的功能恢复正常的方法。针刺补泻就是通过针刺腧穴，采用适当的手法激发经气以补益正气，疏泄病邪而调节人体脏腑经络功能，促使阴阳平衡而恢复健康。补泻效果的产生主要取决于以下三个方面。

1. 功能状态

当机体处于虚惫状态而呈虚证时，针刺可以起到补虚的作用。若机体处于邪盛而呈实热、闭证的实证情况下，针刺又可以泻邪，而起到清热启闭的泻实作用。如胃肠痉挛疼痛时，针刺可以止痉而使疼痛缓解。胃肠蠕动缓慢而呈弛缓时，针刺可以增强肠胃功能使其恢复正常。

2. 腧穴特性

腧穴的功能不仅具有普遍性，而且有些腧穴具有相对特性，如有的适宜补虚，如足三里、关元等；有的适宜泻实，如十宣、少商等。

3. 针刺手法

手法是促使人体内在因素转化的条件，是实现补虚泻实的重要环节。从腧穴的双向性来说，腧穴的调节作用是"使疾病向平衡方向"或"使疾病向恢复方向"发展，也可称为"使患者向健康方向发展"。

我们知道，写字是为了记录所要表达的内容，只要他人能看懂，能传承，就达到了目的。但书法也是写字，它属于"艺术"，其价值不是为了"实用"。针法是为了治病，那些似是而非不好理解、那些没有经过实践检验的一些方法，需要以后经过实践再下结论。"飞经走气""凤凰展翅"等针法效果不错，也应该加以研究。

第九节　十二经脉的名称与分布规律

关于十二经的名称，第 2 版国家级规划教材《针灸学》认为"十二经脉的名称由手足、阴阳、脏腑三部分组成。首先用手、足将十二经分成手六经和足六经；凡属六脏及循行于肢体内侧的经脉为阴经，属六腑及循行于肢体外侧的经脉为阳经。根据阴阳消长变化的规律，阴阳又分为三阴三阳。三阴为太阴、少阴、厥阴，三阳为阳明、太阳、少阳。按照上述命名规律，十二经脉的名称分别为手太阴肺经、手阳明大肠经、足阳明胃经、足太阴脾经、手少阴心经、手太阳小肠经、足太阳膀胱经、足少阴肾经、手厥阴心包经、手少阳三焦经、足少阳胆经、足厥阴肝经。"关于经脉与脏腑关系说得比较含糊。

《素问·金匮真言论》记载："夫言人之阴阳，则外为阳，内为阴；言人身之阴阳，则背为阳，腹为阴；言人身之脏腑中阴阳，则脏者为阴，腑者为阳，肝、心、脾、肺、肾五脏皆为阴，胆、胃、大肠、小肠、膀胱、三焦六腑皆为阳……故背为阳，阳中之阳，心也；背为阳，阳中之阴，肺也；腹为阴，阴中之阴，肾也；腹为阴，阴中之阳，肝也；腹为阴，阴中之至阴，脾也。此皆阴阳表里、内外、雌雄，相输应也，故以应天之阴阳也。"由此可见，属于脏者皆为阴经，属于腑者皆为阳经。胸腔内的内脏，行于上肢，为手经。腹腔中的内脏，行于下肢，为足经。根据阴气之相对多少，手经则肺为太阴（阳中之阴），心为少阴（阳中之阳），心包为心之外围，则为厥阴。足经则脾为太阴（阴中之至阴），肾为少阴（阴中之阴），肝为厥阴（阴中之阳）。属于六腑之经脉，则根据表里关系，太阴配阳明、少阴配太阳、厥阴配少阳。因此我认为，十二经的命名依据：一是每一脏腑皆统辖一条经脉，脏为阴，属五（六）脏统辖的经脉，皆为阴经，属六腑统辖的经脉皆为阳经；二是根据五（六）脏阴气的相对多少，分为太阴（肺、脾）、少阴（心、肾）、厥阴（心包、肝），因为阴气，胸部（背）：肺＞心＞心包，腹部（腹）：脾＞肾＞肝；三是在胸腔（背）的内脏所统辖（属）的经脉，行于上肢，故称手经；在腹腔（腹）的内脏所统辖（属）的经脉，行于下肢，故称足经；四是阳经则根据"表里"关系，多配多、少配少，阳明配太阴、太阳配少阴、少阳配厥阴。

关于十二经脉的分布规律，《针灸学》写道："与六腑相配属的六条阳经（六阳经）分布于四肢外侧和头面、躯干，上肢外侧为手三阳经，下肢外侧为足三阳经。"教材中未写明头面、躯干的分布情况。实际上，三阳经在头面、躯干的分布为阳明在前、太阳在后、少阳在两侧。这是因为人与动物不同，人能直立，人行走时，胸部在前，坐时坐北朝南，弯腰时背在上，在前的阳气盛，南属火，故阳明在前、太阳在后、少阳在两侧。阳经在四肢也是阳明在前、太阳在后、少阳在中。阴经则与阳经表里相配，在四肢则是太阴在前、少阴在后、厥阴在中。阴经在躯干部则为足三阴经脉皆分布在前部，是继承了"背为阳、腹为阴"的观点。

第十节　关于头针研究的几点想法

一、头针分区的研究

《针灸学》教材中头针有部分分区的主治与临床实际不符。如主治单一，有的部位仅治疗运动障碍或感觉障碍，而且是一部分；主治交叉，部分头穴仅治疗对侧疾病；额部发际上下，治疗内脏病；还有无项部治疗区的应用。《头穴标准化方案》中的"顶颞前斜线""顶颞后斜线"与"顶旁一线""顶旁二线"的主治作用经多方研究也与实际不相符。因此，我们应该继续进行针对性研究，并且扩大研究范围，以证明头针的主治范围和作用。实践是检验真理的标准，头针作用研究也是为追求真理而进行的探索。

二、有关"针场"的研究

应继续证明"针场"的存在，以为针灸治病机理提出新的科学依据。应观察头针前后局部有无物理改变及与疾病的关系。如用热像仪观察头部温度的改变；观察针刺前后的超声变化；用中医的体检仪器，观察头针治病与防病（"治未病"）的作用，以及电流、磁场等的改变。根据"针场"理论，划分新的头穴刺激区。我认为，头部治疗区的划分还可以简化，以方便临床应用。

三、头针的预防作用研究

头针疗法开始主要是治疗中风引起的偏瘫、失语等病证。随着西医溶栓技术的发展，中风后遗症没有过去那么严重了。以往的研究发现，头针可以改善脑的很多功能，还可改善脑的血液微循环、神经元代谢和炎症反应等，因此，头针疗法除继续用于中风后神经功能障碍外，还可尝试进行头针预防中风研究。如头针对中老年人的脑血流及脑神经功能等方面的疗效，以及电锟头针对脑病的预防作用。采用长时间、大样本、多中心的研究方法，利用脑功能成像技术，探究头针预防、保健等"治未病"的功能和作用。不断改革电锟头针针具，如考虑用脑电图帽固定电锟头针的电极、用脑电图桥式电极改装头针电极等。

四、无痛针刺的研究

研究"无创伤、无疼痛"的刺激腧穴方法，以圆"针灸世界化"之梦。初步设想有电锟针（包括电锟针、电锟头针、电锟针罐）、脉冲磁锟针（已做过两次研究）、超声锟针等，以及激光、超声波用于刺激腧穴的方法。无痛针刺可以消除患者对针刺的畏惧感，扩大针灸治疗疾病的范围，有助于针灸走向世界。无创伤还能避免感染，避免出血、血肿和滞针等情况的发生。

五、关于电针电极的安放

电针疗法首先由朱龙玉先生提出。朱龙玉是西医出身，开始应用时，为了慎重起见，在电极安放中提出"在胸、背部及延髓部位的穴位上使用电针时，不可将两个电极跨接在身体两侧"，在禁忌证中提出"患有严重心脏病者，应用电针应严加注意，避免电流经过心脏，以防意外"。在注意事项中也提出，"接近重要器官、大血管附近不宜用电针，以防刺伤内脏及大出血"。在延髓、心前区附近及胸背部穴位慎用或禁用电针是可以理解的，现在过了这么长时间，没有人质疑过这种提法，也没有见过电极安放在身体两侧是否出现医疗事故的报告。有学者曾报告在项部腧穴交叉通电对治疗昏迷、偏瘫、延髓麻痹等效果很好，因此电针的电极安放应经过研究再予定论。电针的电流是否经过重要脏器、对重要脏器是有好的作用还是不良反应，尤其是放在《技术操作规范》里，更应该经过研究而定。

六、头针标准化的研究

有学者认为中医针灸技术急需标准化、科学化、国际化，我认为这与我们的头针研究相符。如头针刺激部位对疾病的影响；治疗部位可选择顶旁一线、顶旁二线、顶颞前斜线、顶颞后斜线的一部分、顶区、顶前区等，研究对象可从中风患者开始，观察指标包括运动、感觉（各种感觉）、神经功能、血流等。可先进行预实验，每个研究对象不超 10 人，除选用运动、感觉的方法外，还可用超声（检查脑血流、血管功能等）、诱发电位、功能性核磁共振等仪器。在此基础上，后期可观察电锟头针的作用。此外，也应加强针具改进研究，紧跟时代步伐，实现针具产业化，使其"标准化、科学化、国际化"。

于志顺大事记

一、年谱

1931 年　出生于辽宁省大连市。

1946 年　就读于大连市第二中学。

1947 年　在关东医学院（现大连医科大学）系统学习西医课程。

1949 年　分配到关东医院（现大连医院附属第一医院）内科实习。

1950 年　为抗美援朝，分配到松江省富锦县战勤医院工作。

1952—1956 年　工作期间发现许多疾病西医治疗效果不好，对中医产生了浓厚兴趣。特别是在结核病科工作期间，在当地中医会诊采用中药治疗结核取得了显著效果，坚定了学习中医的决心。

1956—1958 年　天津中医研究班第一届西学中班结业。

1959 年　在黑龙江中医学院（现黑龙江中医药大学）中医针灸科工作。同年获卫生部突出贡献奖。

1963 年　参加卫生部主持的教材会议，参与第二部《针灸学》审稿工作。

1968 年　下农村巡回医疗。

1969 年　在兴隆镇分院工作。

1971 年　担任西医离职学习班、本科 59 级至 63 级的针灸学教学。

1973 年　回到黑龙江中医学院工作，开始头针治疗中风病研究。

1980 年　开始筹建针灸系。获聘东北针灸经络研究会第一届理事会理事。

1981 年　获聘针灸学硕士研究生导师。

1982 年　晋升为主任医师。

1985 年　获得"黑龙江省优秀教师"称号。获聘中国针灸学会第二届理事会理事。

1986 年　获聘东北针灸经络研究会第二届理事会理事。

1987 年　获聘针灸学博士研究生导师。

1988 年　获聘黑龙江省针灸学会第一届副会长。

1990 年　荣获黑龙江中医学院优秀共产党员称号。

1991 年　享受国务院政府特殊津贴。

1992 年　任国务院学位委员会第三届学科评议组（中医学评议组）成员。

1996 年　获聘黑龙江省学位委员会委员。

1998 年　获聘中国针灸学会针法灸法分会常务理事、委员。

2000 年　被授予黑龙江省突出贡献奖。

2001 年　获聘《中医药学报》《中医药信息》杂志编辑委员会委员。

2003 年　获聘黑龙江省针灸学会高级顾问。

2005 年　获聘黑龙江省第一届中医康复专业委员会顾问。

2008 年　获聘中国针灸学会针法灸法分会第三届委员会顾问。

2010 年　为"十五""十一五"全国名老中医传承研究项目专家。获黑龙江中医药大学附属第二医院"离退休专家特殊贡献奖"。

二、研究成果

（一）著作

1975 年 7 月　参编中医学院教材《针灸学》，上海人民出版社出版。

1979 年 7 月　参编全国高等医药院校实验教材《针灸学》，上海科技出版社出版。

1983 年　参编《晋升医师或相当职称考试复习参考资料·针灸部分》，黑龙江省出版局出版。

1984 年　独著《腧穴学讲义》《针灸配方穴讲义》，第一作者著《简明时间针法》，第二作者著《历次国际针灸学术大会简介》，黑龙江省出版局出版。

1986 年 11 月　参编《全国中医院校考试题解》（部分针灸题），人民卫生出版社出版。

1987 年 12 月　任《针灸大辞典》顾问，北京科技出版社出版。

1989 年 11 月　参编《中国医学百科全书·针灸学》，上海科技出版社出版。

12 月　主审《偏瘫患者的康复指南》，中国医药科技出版社出版。

1990 年 3 月　主编《针灸配方概论》，黑龙江科技出版社出版。

1991 年 8 月　参编《中国当地针灸名家医案》，吉林科技出版社出版。

1992 年 2 月　主编《头穴基础与临床》，中国医药科技出版社出版。

1995 年 8 月　任《新编针灸大辞典》顾问，华夏出版社出版。

1996 年 3 月　主编《针灸临床配方手册》，中国医药科技出版社出版。

1997 年 2 月　主编《常见病家庭针灸疗法》，参编《家庭医生丛书》之《常见病家庭按摩疗法》《常见病家庭药物疗法》《常见病家庭饮食疗法》，黑龙江科技出版社出版。

2002 年 8 月　主审《中国针灸头穴疗法》，中国医药科技出版社出版。

2013 年 8 月　总主编《中医临床辨证论治丛书》之《六淫病辨证》《脾胃病辨证》《肝胆病辨证》，中国中医药出版社出版。

2014 年 12 月　总主编《中医临床辨证论治丛书》之《气血津液病辨证》《肺肾心病辨证》，中国中医药出版社出版。

2017 年 8 月　总主编《中医临床辨证论治丛书》之《中医内科病症辨证论治》，天津科学技术出版社出版。

2018 年 6 月　总主编《中医临床辨证论治丛书》之《中医妇科病症辨证论治》，黑龙江科学技术出版社出版。

（二）科研成果及获奖

1980 年　《针刺家兔足三里捻转强度对小肠运动的影响》，黑龙江省卫生厅、医科院成果鉴定，第 1 名。

1984 年　《头部腧穴治疗脑血管病偏瘫及穴位特异性的研究》，黑龙江省科技进步三等奖，第 1 名。

1987 年　《头部腧穴治疗偏瘫的特异性研究》，黑龙江省自然科学技术优秀论文二等奖，第 1 名。

1988 年　《头穴治疗中风病的临床研究》，黑龙江省中医药管理局科技进步三等奖，第 1 名。

1990 年　《头穴治疗偏瘫时效关系及机理研究》，黑龙江省中医药管理局科技进步三等奖，第 2 名。

1991 年　《头部腧穴透穴针刺治疗急性脑出血的临床研究》，黑龙江省科技进步二等奖，第 2 名。

1992 年　《头穴针刺捻转速度治疗中风偏瘫的研究》，黑龙江省中医药管理局科技进步三等奖，第 2 名。

1995 年　《中国针灸学教学治疗专家系统》，国家科技成果完成者，第 2 名。

1996 年　《头穴治疗中风偏瘫针灸方法的研究》，第四届世界针灸大会优秀论文奖，第 1 名。

1997 年　《头穴透刺治疗急性脑梗塞的临床实验研究》，中医药科技进步二等奖，指导。

1999 年　《针刺调节缺血性心脏病患者心率变异性的临床与基础研究》，

黑龙江省教委科技进步三等奖，指导。

2001年 《电锟中风帽、电锟丛针治疗中风偏瘫的临床实验研究》，黑龙江中医药科技进步二等奖，第2名。

2002年 《头穴脉冲磁针治疗仪的应用研究》，黑龙江省科技进步三等奖，指导。《头穴丛刺法（于致顺头针）治疗急性脑梗塞的技术规范与疗效再评价》国家中医药管理局中医诊疗技术研究整理项目，指导。

2005年 《中医临床辨证穴选修课或参考资料编写的设想》，黑龙江省高等教育学会优秀高等教育科学研究成果三等奖。

2010年 《于氏头针丛刺针法的创立及治疗中风病的临床应用研究》，黑龙江省人民政府科技进步一等奖，黑龙江省中医药管理局科技进步一等奖。"十五"国家科技攻关计划：基于信息挖掘技术的名老中医临床诊疗经验及传承方法研究（名老中医学术思想经验传承研究），分课题——于致顺教授学术思想及临床经验研究。

2011年 《头穴丛刺针法的创立及治疗中风病的临床应用研究》，中国针灸学会科学技术三等奖。

（三）学术论文

1959年 《22名肝硬化患者经络测定的初步报告》，发表于《中医杂志》第6期，第1作者。

1959年 《对肾脏炎水肿的初步体会》，发表于《江西中医药》第7期，第1作者。

1959年 《中医对鞘膜积水（水疝）的认识（附两例报告)》，发表于《黑龙江中医药》第2期，第1作者。

1979年 《漫谈补泻》，发表于《中医药学报》第4期，第1作者。

1980年 《刺误》，发表于《中医药学报》第4期，第1作者。

1981年 《针刺家兔足三里捻转强度对小肠运动的影响》，发表于《中国针灸》第1期，第1作者。

1982年 《针刺方法》，发表于《中医药学报》第2期，第2作者。

1983年 《时间针法与时区时间》，发表于《中医药学报》第4期，第1作者。

1984年 《气功与针灸结合治疗神经官能症》，发表于《中医药信息》第1期，第3作者。

《音频电流波形图对针灸的临床意义》，发表于《中医药信息》第1期，第3作者。

《第二届全国针灸针麻学术讨论会在京召开并成立了世界针联筹委会》，

发表于《中医药信息》第 2 期，第 1 作者。

《头部腧穴治疗脑血管病偏瘫 500 例临床报告及穴位特异性的研究（摘要)》，发表于《中医药信息》第 2 期，第 1 作者。

《针刺百会透曲鬓治疗脑血管病偏瘫 500 例临床研究》，发表于《中国针灸》第 4 期，第 8 作者。

《百会透曲鬓和前顶透悬颅对偏瘫患者痛阈的影响》，发表于《中国针灸》第 2 期，第 2 作者。

《百会透双侧曲鬓和前顶透健侧悬颅对偏瘫患者肌力的影响》，发表于《黑龙江中医药》第 5 期，第 2 作者。

1985 年 《试论经络系统与耗散结构理论之关系》，发表于《针灸学报》第 1 期，第 2 作者。

《头部腧穴治疗偏瘫的特异性研究》，发表于《中国针灸》第 4 期，第 1 作者。

《针刺家兔"足三里"捻转强度对小肠运动的影响》，发表于《针刺研究》第 3 期，第 1 作者。

1986 年 《简述头部腧穴治疗中风偏瘫》，发表于《中国针灸》第 2 期，第 2 作者。

《双侧通天和前神聪透悬厘对中风偏瘫患者关节功能的影响观察》，发表于《黑龙江中医药》第 3 期，第 2 作者。

《双侧通天和前神聪透悬厘穴对中风偏瘫患者肌力的变化观察》，发表于《中医药学报》第 3 期，第 2 作者。

《耳针戒酒临床疗效与机制探讨》，发表于《中国针灸》第 5 期，第 2 作者。

1987 年 《耳针戒酒 310 例临床报告》，发表于《中医药信息》第 1 期，第 2 作者。

《针刺双侧正营穴和前神聪透悬厘穴对中风偏瘫患者痛阈的观察》，发表于《针灸学报》第 1 期，第 2 作者。

《头针刺激区与头部腧穴的关系》，发表于《中医药学报》第 1 期，第 1 作者。

《耳针戒酒 310 例临床报告》，发表于《中医杂志》第 3 期，第 2 作者。

《针刺通天与前神聪对偏瘫患者甲皱微循环的影响》，发表于《上海中医药杂志》第 9 期，第 3 作者。

《头针体针对中风偏瘫患者甲皱微循环和痛阈的影响》，发表于《针灸学报》第 1 期，第 3 作者。

1988 年 《前顶透悬颅对中风偏瘫患者脑血流图的影响》，发表于《江苏中医》第 4 期，第 4 作者。

《玉枕透天柱穴对偏瘫患者肌力的影响及其与运动区比较》，发表于《针灸学报》第 2 期，第 2 作者。

《灸"神庭"穴对中风患者微循环及痛阈效应的观察》，发表于《江苏中医》第 5 期，第 3 作者。

《针刺双侧通天和前神聪透悬厘对中风偏瘫甲皱微循环的影响》，发表于《针刺研究》第 2 期，第 2 作者。

《CLINICAL REPORT OF DRINKING INTERVENTION ON 310 CASES WITH AURICULO-ACUPUNCTURE》，发表于 *Journal of Traditional Chinese Medicine* 第 2 期，第 2 作者。

1989 年 《透刺传统头穴与运动区治疗中风偏瘫的比较》，发表于《针灸学报》第 2 期，第 2 作者。

《头针对偏瘫患者关节功能的影响》，发表于《上海针灸杂志》第 2 期，第 4 作者。

《头针体针对中风偏瘫患者甲皱微循环和痛阈的影响》，发表于《中国针灸》第 5 期，第 3 作者。

1991 年 《头穴改善偏瘫患者肌力效应的时间动态观察》，发表于《针灸学报》第 1 期，第 1 作者。

1992 年 《头穴针刺捻转速度治疗中风偏瘫的研究》，发表于《针灸学报》第 1 期，第 2 作者。

《头穴透刺治疗偏瘫的研究近况》，发表于《针灸学报》第 1 期，第 2 作者。

《头穴治疗偏瘫的不同疗程、刺激量与疗效的关系》，发表于《针灸学报》第 4 期，第 2 作者。

1993 年 《针刺头穴治疗中风手法的研究——小幅度快捻转与提插对比观察》，发表于《针灸临床杂志》第 1 期，第 2 作者。

《头穴手法研究进展》，发表于《针灸临床杂志》第 1 期，第 2 作者。

《头穴透刺治疗急性脑梗塞患者的临床研究》，发表于《上海针灸杂志》第 2 期，第 2 作者。

《头穴配穴方法述略》，发表于《中国针灸》第 6 期，第 2 作者。

《头穴针刺不同次数对中风偏瘫患者皮肤痛阈的影响》，发表于《针灸临床杂志》第 6 期，第 4 作者。

1995 年 《头穴针刺的不同刺激量对急性脑梗塞的肌力恢复的影响》，

发表于《针灸临床杂志》第 5 期，第 2 作者。

《头穴电锟针对急性脑梗塞患者体感诱发电位的影响》，发表于《针灸临床杂志》第 1 期，第 6 作者。

《头穴透刺对急性脑梗塞脑电地形图的影响》，发表于《中国针灸》第 2 期，第 2 作者。

1996 年　《针刺调节心脏植物神经功能的比较分析》，发表于《中国针灸》第 6 期，第 4 作者。

1999 年　《头穴透刺配合溶栓治疗急性脑梗塞的基础与临床研究（Ⅰ）——针刺对大鼠脑缺血再灌注脑血流的影响》，发表于《中国针灸》第 4 期，第 9 作者。

2000 年　《针刺对溶栓治疗急性脑梗塞患者 D-二聚体的影响》，发表于《中国针灸》第 4 期，第 5 作者。

《浅议提高头针治疗中风偏瘫疗效的方法》，发表于《中医杂志》第 5 期，第 2 作者。

《针刺对急性脑梗塞患者体感诱发电位的影响》，发表于《上海针灸杂志》第 4 期，第 5 作者。

2001 年　《头穴透刺配合溶栓治疗急性脑梗塞的临床机理研究》，发表于《中国针灸》第 4 期，第 6 作者。

《头穴丛刺长留针法治疗急性脑梗死的临床观察》，发表于《针灸临床杂志》第 11 期，第 6 作者。

2003 年　《于致顺主任医师头针治疗经验》，发表于《中国中医药现代远程教育》第 6 期，第 3 作者。

2004 年　《头穴脉冲磁针对脑梗塞患者血浆 t-PA、PAI-Ⅰ活性、D-dimer 含量的影响》，发表于《上海针灸杂志》第 12 期，第 4 作者。

2005 年　《头穴脉冲磁针治疗急性脑梗死的疗效观察》，发表于《中国针灸》第 8 期，第 4 作者。

2007 年　《头穴丛刺法对急性脑梗死大鼠病理学及神经生长因子和转化生长因子的影响》，发表于《中国康复理论与实践》第 6 期，第 5 作者。

2008 年　《头穴丛刺法对急性脑梗死大鼠病理形态学及凋亡相关基因 Caspase-3 的影响》，发表于《上海针灸杂志》第 9 期，第 3 作者。

2012 年　《针刺补泻及其操作方法商榷》，发表于《针灸临床杂志》第 8 期，第 1 作者。

《头穴丛刺法对急性脑梗死大鼠行为学及凋亡相关基因 bcl-2 的影响》，发表于《中国康复理论与实践》第 10 期，第 4 作者。

2013 年　《基于能力培养的〈针灸学〉教学改革实践》，发表于《时珍国医国药》第 10 期，第 6 作者。

2015 年　《电锟针罐对肌筋膜炎镇痛效应的临床观察》，发表于《针灸临床杂志》第 7 期，第 3 作者。

《电锟针罐治疗疼痛 32 例》，发表于《辽宁中医药大学学报》第 10 期，第 3 作者。

2016 年　《电针配合电锟针罐治疗腰背筋膜疼痛证候群疗效观察》，发表于《上海针灸杂志》第 1 期，第 3 作者。

2018 年　《中医妇科教学改革研究初探》，发表于《黑龙江科学》第 3 期，第 9 作者。

《浅谈"医工结合"对针灸针具改革的影响》，发表于《中华中医药杂志》第 12 期，第 2 作者。

《培养中医妇科临床思维的教学改革初探》，发表于《黑龙江科学》第 23 期，第 4 作者。

（四）专利

2009 年　实用新型专利电锟针，第 1 发明人。

2009 年　实用新型专利电锟丛针，第 1 发明人。

2012 年　实用新型专利电锟针罐，第 1 发明人。

2019 年　实用新型专利多功能电锟针灸罐，第 1 发明人。